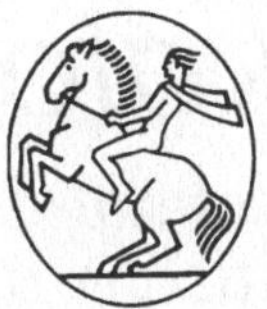

Angewandte Onkologie

Einführung in aktuelle diagnostische und therapeutische Konzepte

Ch. Dittrich (Hrsg.)

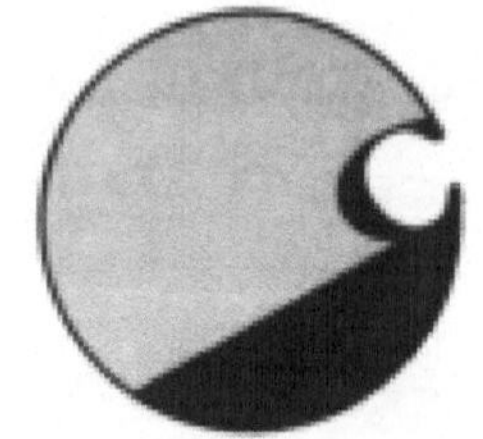

Springer-Verlag Wien New York

Mammakarzinom

Mit Beiträgen von

G. Berlakovich · C. Hausmaninger
H. Hausmaninger · B. Hirn
T. Hölzenbein · R. Jakesz · A. Reiner
G. Reiner · E. Salomonowitz · W. Seitz
B. Teleky · C. Zielinski

Springer-Verlag Wien New York

Univ.-Doz. Dr. Christian Dittrich
Universitätsklinik für Innere Medizin I, Wien
Abteilung für Onkologie

Gedruckt auf säurefreiem Papier

Mit 22 Abbildungen

Die Deutsche Bibliothek - CIP-Einheitsaufnahme

Mammakarzinom / mit Beitr. von G. Berlakovich ... - Wien ;
New York : Springer, 1992
(Angewandte Onkologie)
ISBN-13: 978-3-211-82313-2   e-ISBN-13: 978-3-7091-7615-3
DOI: 10.1007/978-3-7091-7615-3
NE: Berlakovich, Gabriela

ISSN 0935-3267
ISBN-13: 978-3-211-82313-2

Geleitwort

„Angewandte Onkologie" will als Fachbuchreihe eine Einführung in aktuelle diagnostische und therapeutische Konzepte geben. Ihre Intention ist die Information von niedergelassenen Ärzten, Spitalsärzten und Fachärzten, insbesondere aber von Kolleginnen und Kollegen, die auf dem Gebiet der Onkologie nicht spezialisiert sind, und von Studierenden. Während es eine Fülle von einschlägigen Werken auf dem einem äußerst raschen Wandel unterworfenen Gebiet der jungen Disziplin Onkologie gibt, wird die aktualisierte praktische Information häufig vernachlässigt.

Ziel dieser Buchreihe, deren dritter Band hiemit vorliegt, soll daher sein, diesem ständigen Wandel des aktuellen theoretischen Wissens und des davon abgeleiteten praktisch klinischen Handelns zu entsprechen und in zyklischer Abfolge bestimmte onkologische Themen zu behandeln.

Die für die einzelnen Bände gewählten Beiträge setzen sich primär aus den anläßlich der jährlichen Fortbildungsseminare für Klinische Onkologie vorgestellten Themen zusammen. Einzelne Tumorentitäten werden in diesem Rahmen überblicksartig behandelt, wobei der Bogen von der Epidemiologie und Pathologie über Diagnostik und Therapie bis zur Verlaufsuntersuchung und Prognoseerstellung reicht. Darüber hinaus sollen jedoch auch Neuerungen mit unmittelbarem Einfluß auf das praktisch klinische Handeln präsentiert werden.

Den Autoren der einzelnen Beiträge des dritten Bandes möchte ich für Ihre Mühe und Zusammenarbeit sehr danken. Mein Dank richtet sich auch an meinen Freund Dipl.-Ing. G. Welley, der sich mit der Kreation des Logo dieser Buchreihe sehr verdient gemacht hat. Besonderen Dank möchte ich dem Springer-Verlag, insbesondere Herrn Dir. R. Siegle, Herrn F. C. May und Frau E. Blecha, für deren Aufgeschlossenheit diesem Projekt gegenüber und deren Einsatz bei der Umsetzung der Idee zu einer onkologischen Fortbildungsreihe in die Realität aussprechen. Last but not least möchte ich meiner Frau, die mir bei diesem Projekt sowohl konzeptionell als auch redaktionell zur Seite gestanden ist, aufrichtig danken.

Wien, im November 1991 **Christian Dittrich**

Vorwort

Der dritte Band der Buchreihe „Angewandte Onkologie" ist dem Mammakarzinom gewidmet.

Dieses stellt aus mehrfacher Sicht eine interdisziplinäre Herausforderung dar. Einerseits kommt dem Mammakarzinom aufgrund seiner Häufigkeit als führender Karzinomtodesursache bei Frauen eine besondere Bedeutung zu, andererseits war und ist das Mammakarzinom jene Tumorentität, die zur Verbreitung des Einsatzes von zytostatischer Chemotherapie bei soliden Tumoren geführt hat sowie der Anlaß für die Entwicklung und die weltweite Anwendung adjuvanter Chemotherapie war. Neben diesen therapeutischen und vor allem konzeptionellen Aspekten handelt es sich beim Mammakarzinom auch um jene Tumorentität, für die exemplarisch die Bedeutung der Hormonrezeptoren – biologischer, tumorinhärenter Zellprodukte – als Prognosefaktoren, die in das Routinemanagement Eingang gefunden haben, etabliert wurde.

Inhalte, die kontroversiell beurteilt werden, wurden von den einzelnen Autoren aufgegriffen, und es wurde versucht, aktuelle Standpunkte einander gegenüberzustellen, um dem Leser zu ermöglichen, sich selbst eine Meinung zu bilden bzw. die jeweilig vertretene Auffassung nachzuvollziehen.

Aufrichtiger Dank gilt unseren Mitarbeiterinnen und Mitarbeitern, die an der Verwirklichung dieses Bandes Anteil haben. Insbesonders sei dem Springer-Verlag für die gute Zusammenarbeit sehr gedankt.

Wien, im November 1991 **Die Autoren**

Inhaltsverzeichnis

Autorenverzeichnis XV

Das Mammakarzinom: Epidemiologie in Österreich, Ätiologie und Prävention 1

Von Th. Hölzenbein und R. Jakesz

Einleitung 1
Epidemiologie 1
    Epidemiologie in Österreich 1
    Epidemiologie weltweit 3
Risikofaktoren 4
    Alter, Geschlecht und genetische Prädisposition 5
        Alter 5
        Geschlecht 5
        Vererbung 5
    Endogene hormonelle Faktoren 5
        Einfluß von Menarche und Menopause 5
        Schwangerschaft, Zeitpunkt der ersten Schwangerschaft,
         Parität und Stillen 7
    Exogene hormonelle Faktoren 8
        Östrogene als Ersatztherapie 8
        Kombinationstherapie mit Gestagenen 9
        Orale Kontrazeption 9
        Diäthylstilböstrol während der Schwangerschaft 10
    Diätetische Faktoren 11
        Konsum von Fett 11
        Konsum von Alkohol 12
        Vitamin A und beta-Karotin 13
        Selen 13
    Einfluß exogener Noxen 13

Ionisierende Strahlung 13
Vorangegangene Mammaparenchymerkrankungen 14
Benigne Mammaparenchymveränderungen 14
Kontralaterales Mammakarzinom 15
Prävention des Mammakarzinoms 15
Prävention durch Fettreduktion 15
Prävention durch Vitamin A, C, und E 16
Prävention durch Selen 17
Alkohol und Prävention 17
Vermeidung von ionisierenden Strahlen 17
Chemoprävention des Mammakarzinoms 18
Chemoprävention durch Tamoxifen 18
Screening 19
Früherkennung 19
Literatur 19

Das Mammakarzinom aus pathohistologischer Sicht 24

Von A. Reiner

Risikofaktoren aus klinisch-pathologischer Sicht 24
Histologische Klassifikation 24
Stadieneinteilung 26
Prognosefaktoren 26
Lymphknotenstatus 26
Tumorgrading 28
Steroidhormonrezeptorstatus 28
Faktoren mit zukünftiger Bedeutung 30
Wachstumsfraktion und Ploidie 30
Onkogene 31
Literatur 31

Klinik und Diagnostik des Mammakarzinoms 36

Von C. Hausmaninger und G. Reiner

Klinische Symptomatik 36
Diagnostik 37
Klinische Untersuchung 37
Nicht-invasive Zusatzuntersuchungen 38
Mammographie 38
Sonographie 38
Thermographie 39

Invasive Zusatzuntersuchungen 39
    Feinnadelaspirationszytologie 39
    Perkutane Stanzbiopsie 39
    Operative Biopsie 39
  Abklärung der mamillären Sekretion 40
  Abklärung klinisch okkulter, mammographisch suspekter Läsionen 40
Klinisches Staging 41
Literatur 42

Radiologische Mammakarzinom-Diagnostik 44

Von E. Salomonowitz

Einleitung 44
Mammographie 44
    Radiologische Mammographie-Sprechstunde 45
    Schwellengröße 45
    Screening 45
    Potentielle Karzinominduktion durch Mammographie 46
    Mammographische Fehlbefunde 46
    Technik der Mammographie 49
    Mammographische Bewertungskriterien 49
    Zukunftsperspektiven 51
Andere bildgebende Untersuchungsverfahren 51
Diagnostisch-therapeutische Maßnahmen 52
    Gezielte Nadelpunktion 52
    Duktographie 55
    Pneumozystographie 56
Präoperative Lokalisierung 58
Radiologische Problemzonen: Die dichte Brust 63
Radiologische Nachsorge 65
Literatur 65

Die operative Therapie des Mammakarzinoms mit besonderer Berücksichtigung des brusterhaltenden Eingriffs 67

Von G. Berlakovich und R. Jakesz

Historische Einleitung 67
Brusterhaltende Verfahren 68
    Terminologie 68
    Technische Faktoren bei brusterhaltender Therapie 70
    Eigene Ergebnisse der brusterhaltenden Therapie des Mammakarzinoms 71

Ergebnisse nicht-randomisierter und randomisierter Studien
nach brusterhaltender Therapie 75
Faktoren zur Entstehung eines Lokalrezidivs 78
Multizentrizität 79
Behandlung der axillären Lymphknoten 81
Adjuvante Radiotherapie 82
Modifiziert radikale Mastektomie 84
Terminologie 84
Technische Faktoren 84
Ergebnisse randomisierter und nicht-randomisierter Studien
nach modifiziert radikaler Mastektomie 84
Radiotherapie 86
Literatur 87

Adjuvante Chemotherapie beim Mammakarzinom 90

Von B. Teleky und R. Jakesz

Einleitung 90
Experimentelle Grundlagen und Hypothese 90
Prognostische Faktoren 91
Effizienz der Chemotherapie – allgemeine Überlegungen 94
Chemotherapie bei Patientinnen ohne axilläre Lymphknotenmetastasen 95
Zeitpunkt des Beginns, Dauer und Dosis der adjuvanten Chemotherapie 97
Monochemotherapie versus Polychemotherapie 100
Kombinationen mit Doxorubicin 101
Prognosefaktoren für das Ansprechen auf adjuvante Chemotherapie 102
Nebenwirkungen bei der adjuvanten Therapie 103
Zusammenfassung und Ausblick 104
Literatur 104

Endokrine Therapie des Mammakarzinoms 109

Von G. Reiner

Pathophysiologie 109
Steroidhormonwirkungsmechanismus 109
Rezeptorgehalt beim Mammakarzinom 110
Zusammenhang zwischen Hormonrezeptorbefund
und Ansprechen auf endokrine Therapie 111
Hormonrezeptoren und Prognose 111
Adjuvante endokrine Therapie 111
Endokrine Therapie des metastasierenden Mammakarzinoms 112

Ablative Behandlungen 113
Additive Behandlungen 114
Hormonantagonisierung 114
Steroidhormonsynthesehemmung 115
Literatur 116

Radiotherapie des Mammakarzinoms 119

Von B. Hirn und W. Seitz

Einleitung 119
Biologische Grundlagen 119
Radiotherapie nach brusterhaltenden chirurgischen Eingriffen 121
Brachytherapie des Mammakarzinoms 123
    Technik der ^{192}Iridium-Implantation 123
Postoperative Radiotherapie nach Radikaloperationen 124
    Lokalrezidiv 127
    Lymphknotenrezidiv 127
Präoperative Bestrahlung 127
Palliative Radiotherapie des metastasierenden Mammakarzinoms 127
Das männliche Mammakarzinom 128
Radiogene Nebenwirkungen 128
Literatur 129

Therapie des metastasierenden Mammakarzinoms 132

Von C. Zielinski

Einleitung 132
Chemotherapie 133
    Effektivität der Polychemotherapie 134
    Wertigkeit von Anthrazyklinen 135
    Bedeutung der innerhalb eines definierten Zeitraums
     verabreichten Zytostatika-Dosis 135
    Häufigkeit der Zytostatika-Applikation 137
Endokrine Therapie 138
    Ablative endokrine Therapie 138
      Chirurgische Verfahren 138
      Luteinisierungshormon-Releasing Hormon (LHRH)-Analoga 138
    Additive endokrine Therapie 139
      Tamoxifen 139
      Aminoglutethimid 140
      4-Hydroxyandrostendion 141
      Medroxyprogesteronazetat (MPA) 141

Kombinierte Chemo- und Hormontherapie 142
Prognosefaktoren für das Ansprechen einer Chemo- oder
  Hormontherapie bei metastasierendem Mammakarzinom 142
Zusammenfassung 144
Literatur 144

Nachsorge beim operierten Mammakarzinom 153

Von H. Hausmaninger

Einleitung 153
Patienteninformation 154
Optimierte Primärbehandlung 155
Erkennung und Behandlung postoperativer Funktionsstörungen 155
Rezidivfrüherkennung 156
    Weichteilmetastasierung 156
    Viszerale Metastasierung 157
    Skelettmetastasierung 157
Erkennung von Zweitneoplasien 159
Palliative Tumortherapie 160
Psychosoziale Rehabilitation 160
Dokumentation 161
Organisation der Tumornachsorge 161
Literatur 162

Autorenverzeichnis

Dr. *Gabriela Berlakovich*, I. Chirurgische Universitätsklinik, Alser Straße 4, A-1090 Wien.

Dr. *Claudia Hausmaninger*, I. Chirurgische Universitätsklinik, Alser Straße 4, A-1090 Wien.

OA Dr. *Hubert Hausmaninger*, Leiter der Onkologischen Ambulanz der Landeskrankenanstalten Salzburg, Müllner Hauptstraße 48, A-5020 Salzburg.

Univ.-Doz. Dr. *Brigitte Hirn*, Universitätsklinik für Strahlentherapie und Strahlenbiologie, Alser Straße 4, A-1090 Wien.

Dr. *Thomas Hölzenbein*, I. Chirurgische Universitätsklinik, Alser Straße 4, A-1090 Wien.

Univ.-Prof. Dr. *Raimund Jakesz*, I. Chirurgische Universitätsklinik Wien, Alser Straße 4, A-1090 Wien.

Univ.-Doz. Dr. *Angelika Reiner*, Institut für Klinische Pathologie der Universität Wien, Währinger Gürtel 18–20, A-1090 Wien.

Univ.-Doz. Dr. *Georg Reiner*, I. Chirurgische Universitätsklinik, Alser Straße 4, A-1090 Wien.

Univ.-Prof. Dr. *Erich Salomonowitz*, Ludwig-Boltzmann-Institut für radiologisch-physikalische Tumordiagnostik der Universität Wien, Alser Straße 4, A-1090 Wien.

Univ.-Prof. Dr. *Wolfgang Seitz*, supplierender Leiter der Universitätsklinik für Strahlentherapie und Strahlenbiologie, Alser Straße 4, A-1090 Wien.

Dr. *Bela Teleky*, I. Chirurgische Universitätsklinik, Alser Straße 4, A-1090 Wien.

Univ.-Doz. Dr. *Christoph Zielinski*, Universitätsklinik für Innere Medizin I und Ludwig-Boltzmann-Institut für pränatale und experimentelle Genomanalytik, Währinger Gürtel 18–20, A-1090 Wien.

Das Mammakarzinom
Epidemiologie in Österreich, Ätiologie und Prävention

Th. Hölzenbein und *R. Jakesz*

Einleitung

Das Mammakarzinom steht an weltweit erster Stelle der malignen Erkrankungen der Frau. Dies trifft auch für Österreich zu, wo die derzeitige Rate an Todesfällen durch das Mammakarzinom 17,3% aller Todesfälle beträgt. Bezüglich der Karzinominzidenz ist besonders eine Zunahme bei jüngeren Frauen zu bemerken. Dies ist der Grund, die Ätiologie dieser Krankheit näher zu beleuchten und eine Wertigkeit der Risikofaktoren vorzunehmen. Tierexperimentell bestehen Hinweise auf Möglichkeiten zur Chemoprävention; es gibt bereits auch Ansätze, diese im klinischen Bereich in Hochrisikogruppen einzusetzen. Studien, die eine Prävention des Mammakarzinoms im humanen System durchführen, sind bislang noch nicht publiziert worden.

Epidemiologie

Epidemiologie in Österreich

In Österreich kam es in den Jahren 1971 bis 1987 zu einem signifikanten Anstieg der Ersterkrankungen an Mammakarzinom. Im Jahr 1971 betrug die Anzahl an Ersterkrankungen 2.823 und stieg kontinuierlich auf 3.722 im Jahr 1987 (p<0,05). Da sich im gleichen Zeitraum die Bevölkerungszusammensetzung änderte, muß diese Zahl den tatsächlichen Bevölkerungsgegebenheiten angepaßt und nach Alter und Geschlecht korrigiert werden. Hier verdeutlicht sich dieser Trend. Es errechnet sich eine Zunahme der Inzidenz von 71,2 Ersterkrankungen im Jahr 1971 pro 100.000 Frauen auf 93,7 im Jahr 1987. Auffallend ist eine starke Zunahme der Erkrankungen in den letzten vier Jahren; die Zunahme war hier gleich hoch wie in den vorangegangenen 11 Jahren (Abb. 1). Unterteilt man die Population in 10-Jahres-Altersgruppen und faßt man die über 70-Jährigen und Frauen unter 40 Jahren zusammen, so ergeben sich rechnerisch 5 Gruppen. Die Inzidenz an Mammakarzinom nach Alter ist in Abb. 2 zusammengefaßt. Hier wird deutlich, daß die Inzidenz in allen Altersgruppen zunimmt. Die langsamste Zunahme ist in der Gruppe zwischen dem 40. und 50. Lebensjahr festzustellen; die Zunahme in den höheren Altersgruppen steigt mit dem Alter. Den deutlichsten Anstieg weist allerdings die jüngste Gruppe der Frauen bis zum 40. Lebensjahr auf (Abb. 3). Hier beträgt die Zunahme fast ein Drittel.

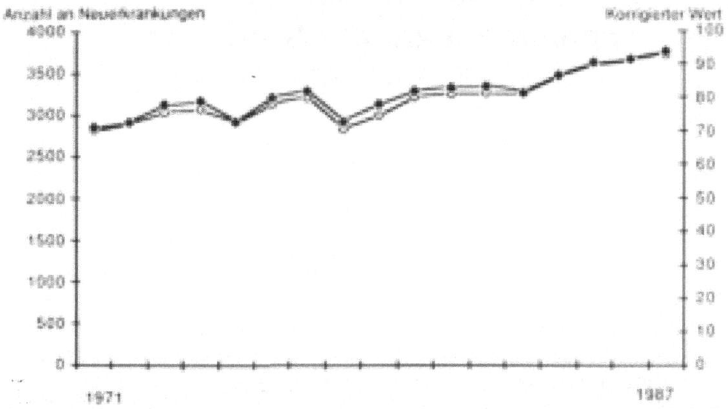

Abb. 1. Zunahme des Mammakarzinoms in Österreich von 1971 bis 1987; absolute Zahl an Neuerkrankungen und korrigierte Werte
◆ Absolute Anzahl an gemeldeten Neuerkrankungen; ◇ Korrigierte Werte (pro 100.000 Einwohner/Jahr)

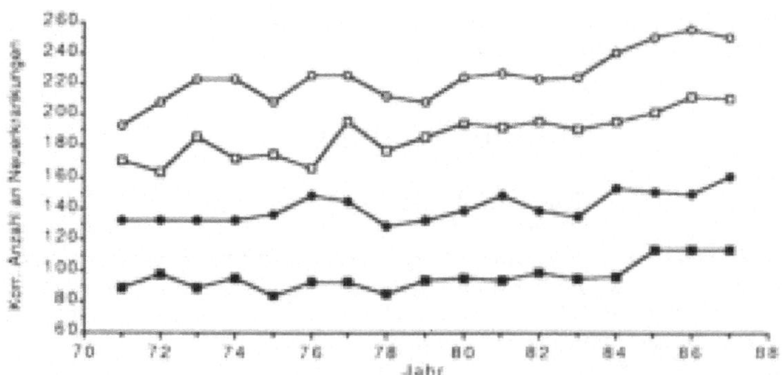

Abb. 2. Inzidenz an Neuerkrankungen von 1971 bis 1987 in den Altersgruppen über 40 Jahre
■ 40–49 Jahre; ● 50–59 Jahre; □ 60–69 Jahre; ○ > 70 Jahre

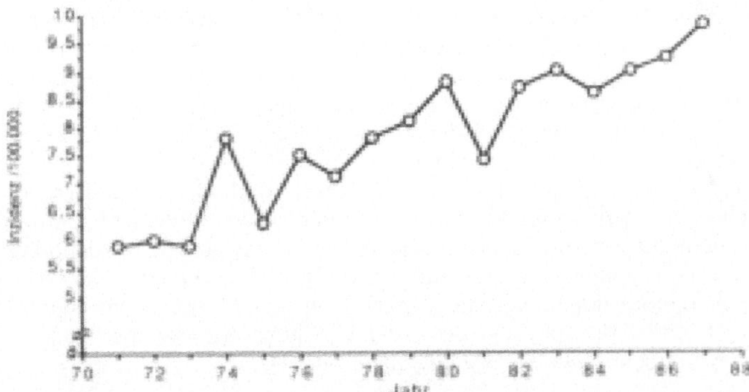

Abb. 3. Zunahme der Inzidenz des Mammakarzinoms bei den unter 40jährigen Frauen im Zeitraum von 1971 bis 1987 von 5,9 auf 10,2 pro 100.000 Einwohner. Dies entspricht einem Anstieg von 62%

Epidemiologie weltweit

Österreich liegt im europäischen Mittelfeld bezüglich der Todesrate an Mammakarzinom [1, 2]. Die niedrigsten Raten weltweit finden sich in Ostasien [2]. Hier betragen die Todesraten nur ein Fünftel der vergleichbar alten Frauen in Ländern wie Großbritannien oder den Vereinigten Staaten (Abb. 4).

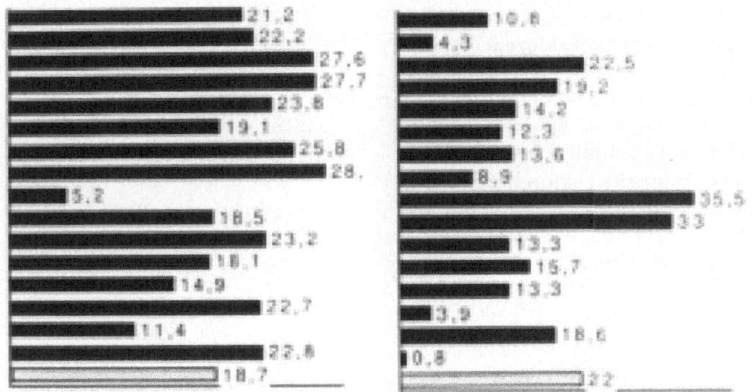

Abb. 4. Mammakarzinomletalität im internationalen Vergleich und Zunahme in den letzten 20 Jahren in den einzelnen Staaten; rechts: Mortalität an Mammakarzinom im internationalen Vergleich; links: Zunahme in Prozent zwischen 1958/59 und 1978/79; Säulen: Mortalität pro 100.000 Einwohner; Reihenfolge der Säulen von oben: USA Schwarze, USA Weiße, Schottland, England, Schweiz, Norwegen, Neuseeland, Niederlande, Japan, Italien, Israel, Frankreich, Finnland, Dänemark, Chile, Kanada, Österreich (markierte Säule). (Entnommen aus Mettlin und Schoenfeld [3])

Betrachtet man die Veränderung der Morbidität weltweit, so zeigt sich generell ein Ansteigen der Erkrankung. Die steilsten Anstiege werden dabei in den Ländern mit den niedrigsten Mortalitäten beobachtet. Rezente Studien weisen darauf hin, daß diese geographisch bedingten Unterschiede weniger den einzelnen rassischen Unterschieden zuzuschreiben sind, also zum Beispiel auf ein unterschiedliches Menarchealter oder traditionsbedingte ethnische Unterschiede, wie Parität, Stilldauer und ähnliches, sondern auf unterschiedliche kulturelle Verhaltensweisen [3]. Eine wesentliche Rolle dürfte das geographisch unterschiedliche Ernährungsmuster spielen. So konnte gezeigt werden, daß die Todesrate von japanischen Einwanderinnen in den Vereinigten Staaten beim Mammakarzinom nur unwesentlich gegenüber der Mortalität im Heimatland steigt, sich jedoch die Todesrate der in den USA geborenen Japanerinnen der der weißen weiblichen Bevölkerung angenähert hat [4].

Risikofaktoren

Eine Reihe von Risikofaktoren ist in der Literatur beschrieben und untersucht. Gesicherte prädisponierende Faktoren sind unter anderem Alter, Geschlecht und bestimmte hormonelle Faktoren. Ebenfalls gut untersucht und als gesichert gelten benigne Mammaparenchymveränderungen. Risikofaktoren, die nur

Tabelle 1. Risikofaktoren für das Mammakarzinom

Alter
Geschlecht
Genetische Faktoren
Endogene hormonelle Faktoren
  a) Alter zum Zeitpunkt der Menarche
  b) Alter zum Zeitpunkt der ersten Geburt
  c) Parität (vollendet und unvollendet)
  d) Alter zum Zeitpunkt der Menopause
Exogene hormonelle Faktoren
  a) Östrogentherapie in der Menopause
  b) Progesterontherapie in der Menopause
  c) Orale Kontrazeptiva
  d) Diäthylstilböstrol während der Schwangerschaft
Diätetische Faktoren
  a) Konsum von tierischem Fett
  b) Konsum von Alkohol
  c) Vitamingehalt der Nahrung
  d) Gehalt der Nahrung an bestimmten Spurenelementen
Ionisierende Strahlung
Benigne Mammaparenchymveränderungen
  a) Proliferative Läsionen
  b) Atypische Hyperplasie
Anamnestisches Mammakarzinom

durch groß angelegte epidemiologische Studien als relevant erkannt werden können und daher schwierig nach wissenschaftlichen Kriterien zu beweisen sind, finden sich in exogenen Faktoren, wie Zufuhr von bestimmten Nahrungsstoffen, ethnologischen Faktoren und Exposition von physikalischen Noxen. Eine Zusammenfassung aller derzeit untersuchten Risikofaktoren ist in Tabelle 1 dargestellt.

Alter, Geschlecht und genetische Prädisposition

Alter

Das Alter scheint einer der wesentlichen Risikofaktoren für das Mammakarzinom zu sein. Die Inzidenz nimmt mit zunehmendem Lebensalter zu und erreicht einen Gipfel in der 7. Dekade. Insgesamt finden sich über 60% aller Mammakarzinome in einem Alter über 60 Jahren (Abb. 3).

Nichtsdestotrotz darf man nicht darüber hinwegsehen, daß das Mammakarzinom eine Erkrankung jedes Lebensalters ist und gerade die Zunahme bei den jungen Frauen derzeit am stärksten ausgeprägt ist.

Geschlecht

Es steht außer Zweifel, daß das Mammakarzinom fast ausschließlich eine Erkrankung des weiblichen Geschlechts ist. Lediglich 0,5% bis 1% aller Erkrankungsfälle betreffen Männer [5]. Hier spielt ebenfalls das Alter eine wesentliche Rolle; der Häufigkeitsgipfel ist allerdings erst in der 7. bis 8. Lebensdekade zu finden [6].

Vererbung

Frauen mit einer Familienanamnese, die Brustkrebs enthält, haben ein erhöhtes Risiko, selbst an Brustkrebs zu erkranken. Das Risiko beträgt dabei bei Verwandten zweiten Grades 1,5 [7, 8]; bei Verwandten ersten Grades steigt das relative Risiko auf 1,7 bis 2,5 [7]. Manche Studien beschreiben ein noch größeres Risiko, wenn zwei Schwestern oder die Mutter und eine Schwester ein Mammakarzinom aufweisen [7, 9]. Besonders ausgeprägt ist dieses Risiko, wenn neben einer positiven Familienanamnese eine atypische proliferative Mastopathie besteht [10]. In diesem Fall steigt das Risiko auf das neunfache. Es gibt jedoch auch widersprüchliche Studien, die keine Erhöhung des Risikos in Zusammenhang mit der Anzahl an Mammakarzinomen in der Familie beschreiben.

Endogene hormonelle Faktoren

Einfluß von Menarche und Menopause

Die Menarche und die Menopause markieren Beginn und Ende der reproduktiven Phase der Frau. In dieser Zeit ist das Mammagewebe den wechselnden hormonellen Einflüssen des Ovulationszyklus unterworfen und so ebenfalls in einem ständigen proliferativen und involutiven Zyklus. Dieser Faktor legt die

Vermutung nahe, daß das endogene hormonelle Wechselspiel einen wesentlichen Einfluß in der Mammakarzinogenese hat.

Menarche

Eine frühe Menarche gilt allgemein als Risikofaktor für ein gehäuftes Auftreten von Mammakarzinom. Dies wird auch in den meisten Case control-Studien bestätigt [11]. Es gibt Angaben, nach denen das Risiko, an Mammakarzinom zu erkranken, um etwa 20% pro Jahr, in welchem die Menarche später eintritt, absinkt. Einen weiteren beeinflussenden Charakter besitzt auch die Zeit, die der weibliche Organismus braucht, um einen regelmäßigen Ovulationszyklus aufzubauen. Ist die Zeit zwischen Eintritt der Menarche und dem Wechsel zu einem regelmäßigen, d. h. „vorhersehbaren" Menstruationszyklus kleiner als ein Jahr, ist bei einem Menarchealter von unter 12 Jahren das Risiko, an Mammakarzinom zu erkranken, etwa viermal so hoch wie bei Frauen mit einem späteren Eintritt der Menarche und einer längeren Zeitspanne bis zum Erreichen eines regelmäßigen Zyklus [12]. Diese Beobachtungen, die auch von einer anderen Studie [13] bestätigt werden, lassen darauf schließen, daß das rasche Erreichen von regelmäßigen Ovulationszyklen einen positiven Einfluß auf die Entwicklung von Mammakarzinom hat. Somit liegt der Verdacht nahe, daß ein regelmäßiger Ovulationszyklus das Mammakarzinomrisiko der Frau erhöht [14]. Dies wird durch die Tatsache unterstützt, daß die kumulativen Östrogenspiegel in einer normalen Lutealphase höher sind als in einem anovulatorischen Zyklus [15]. Die Häufigkeit von ovulatorischen Zyklen läßt somit einen Rückschluß auf die kumulative Östrogenbelastung des Organismus zu. Weitere Unterstützung erfährt diese Ansicht durch die Untersuchungen von MacMahon et al [16], die die Zahl der Ovulationen in Relation zu Menarchealter und Zeit vom Eintritt der Menarche bei Mädchen zwischen 15 und 19 Jahren, welche mehreren Populationen mit unterschiedlichem Brustkrebsrisiko angehörten, untersuchten. In allen untersuchten Populationen war die Wahrscheinlichkeit von anovulatorischen Zyklen bei Frauen mit einem späten Menarchealter höher als bei solchen mit einem niedrigen bei der gleichen Zeit von Beginn der Menarche an. Korrigiert nach Jahren von der Menarche an, wurde die höchste Frequenz von ovulatorischen Zyklen in den Populationen mit dem höchsten Mammakarzinomrisiko gefunden.

Menopause

In gleicher Weise, in der das frühe Eintreten der Menarche und das Einsetzen eines regelmäßigen Ovulationszyklus mit einer erhöhten kumulativen Östrogenbelastung für den Organismus und damit einem erhöhten Brustkrebsrisiko einhergeht, beeinflußt auch eine späte Menopause in derselben Weise dieses Risiko. Eine späte Menopause „belastet" das Mammagewebe mit zusätzlichen Ovulationszyklen [17]. Somit wird verständlich, daß Frauen, deren Menopause in einem Alter von 45 Jahren oder darunter auftritt, nur die Hälfte des Risikos von Frauen, bei denen die Menopause erst mit einem Alter von 55 Jahren oder darüber eintritt, haben [18]. Eine artefizielle Menopause, die etwa nach Exstirpation der Adnexe oder Beckenbestrahlung auftritt, reduziert das Brustkrebsrisiko ebenfalls deutlich. Der Effekt scheint hier sogar deutlicher ins Gewicht zu fallen als bei natürlichem Auftreten der Menopause [18].

Schwangerschaft, Zeitpunkt der ersten Schwangerschaft, Parität und Stillen

Schwangerschaft

Die am frühesten bekannten und am besten gesichert erscheinenden Faktoren bei der Entstehung des Mammakarzinoms sind das geringere Risiko von Frauen mit einer höheren Parität gegenüber von Nulliparen. Der Arbeit von MacMahon und Mitarbeitern [19] kommt dabei eine bedeutende Rolle in dem heutigen Verständnis von Schwangerschaft und dem Risiko, an Brustkrebs zu erkranken, zu. Alleinstehende und nullipare Frauen haben ein erhöhtes Risiko, an Brustkrebs zu erkranken. Das Risiko ist etwa 1,4 mal höher als das verheirateter Frauen mit Kindern. In allen Ländern hatten Frauen mit Brustkrebs weniger Schwangerschaften als solche ohne Brustkrebs. Der durch die Schwangerschaften bedingte Effekt ist aber durch das niedrige Alter der verheirateten Frauen bei ihrer ersten Schwangerschaft bedingt. Frauen mit einer ersten Schwangerschaft vor dem 20. Lebensjahr haben nur etwa die Hälfte des Risikos, an Brustkrebs zu erkranken, von Frauen, welche ihre erste Schwangerschaft in einem Alter von 30 Jahren oder darüber haben.

Anzahl der Schwangerschaften

Die Anzahl an weiteren Schwangerschaften scheint in der Folge nur eine untergeordnete Rolle zu spielen. In der oben erwähnten Studie haben die Frauen mit Brustkrebs weniger Kinder als die Kontrollgruppe, weil das durchschnittliche Alter zum Zeitpunkt der ersten Schwangerschaft höher war [19]. Allerdings gibt es Studien, die einen geringen protektiven Effekt von einer zunehmenden Zahl an Schwangerschaften nachweisen [20, 21]. Rechnerisch relevant wird der Effekt allerdings erst ab der fünften Schwangerschaft [22]. Den hauptsächlichen protektiven Faktor dürfte allerdings das Alter bei der ersten Schwangerschaft darstellen.

Inkomplette Schwangerschaften

Es erhebt sich nun die Frage, welchen Einfluß eventuell vorangegangene abgebrochene Schwangerschaften auf das Mammakarzinomrisiko haben und ob dadurch das Risiko in gleicher Weise verändert wird. In der oben erwähnten Studie [19] läßt sich dieser protektive Effekt für inkomplette Schwangerschaften nicht nachweisen. Im Gegenteil, es gibt sogar Hinweise, daß ein Abortus im ersten Schwangerschaftstrimester, gleich ob spontan oder artefiziell, einen gegenteiligen Effekt haben könnte [23]. Inkomplette Schwangerschaften nach einer Lebendgeburt haben allerdings keinen nachteiligen Effekt auf das Karzinomrisiko. Dies konnte in einer Kohort-Studie [24] nachgewiesen werden, die Frauen mit einer Lebendgeburt auf das Risiko von Mammakarzinom hin untersucht hat. In dieser Studie blieb ein Abortus nach der ersten ausgetragenen Schwangerschaft ohne Einfluß auf das Mammakarzinomrisiko.

Zeitpunkt der ersten Schwangerschaft

Es gibt Vermutungen, daß der Grund für die Wichtigkeit der Schwangerschaft in den hormonellen Veränderungen des Stoffwechsels und des Hormonstatus durch die und nach der Schwangerschaft liegen. Diese Veränderungen sind in der ersten Schwangerschaft besonders ausgeprägt [25]. Zunächst steigt der Östrogenspiegel vor allem im ersten Trimester der Schwangerschaft stark an. In etwa entspricht dies der Östrogenbelastung von mehreren Zyklen. Dieser kurzfristig negative Effekt wird allerdings durch zwei langfristig gegenteilig wirksame Konsequenzen aufgehoben. Nach vollendeter Schwangerschaft sind die Serum-Prolaktin-Spiegel deutlich niedriger als bei nulliparen Frauen [26, 27]. Im Tierversuch hat Prolaktin bei der Ratte die Rolle eines primären Mitogens. Die Rolle von Prolaktin ist im humanen System allerdings nicht so gut untersucht; es dürfte jedoch auf zellulärem Niveau die mitotische Aktivität von Östrogen erleichtern [28]. Ebenso konnte gezeigt werden, daß die Serumspiegel von Sex hormone binding-Globulin bei nulliparen Frauen niedriger sind als bei solchen, die geboren haben [29]. Dieses Protein senkt die Menge an frei verfügbarem Östrogen. Somit wird nach einer stattgehabten Schwangerschaft die kumulative Belastung an endogenem Östrogen geringer.

Stillen

Der Laktation konnte weder ein positiver noch ein negativer Effekt auf die Inzidenz des Mammakarzinoms nachgewiesen werden. Geht man jedoch von der Hypothese aus, daß die Gesamtzahl von ovulatorischen Zyklen einen positiven Effekt auf die Entstehung des Mammakarzinoms hat, muß man einen positiven Effekt des Stillens annehmen, da nach vollendeter Schwangerschaft durch das Stillen eine Verzögerung im Wiederauftreten des Ovulationszyklus eintritt [17]. In China, einem Land, in dem traditionell eine lange Stillperiode eingehalten wird, konnte eine Reduktion des Brustkrebsrisikos um 30% bei einer Gesamtstilldauer von über 5 Jahren nachgewiesen werden [22].

Exogene hormonelle Faktoren

Exogen zugeführte Hormone werden in mehreren Indikationen verwendet. Einerseits finden Östrogene Verwendung in der Menopause als Ersatztherapie, andererseits im reproduktionsfähigen Alter als orale Kontrazeption. Auch sind Östrogene zur Schwangerschaftserhaltung beim drohenden Abortus vor allem in der Frühschwangerschaft in Verwendung.

Östrogene als Ersatztherapie

Zu diesem Thema gibt es mehrere Studien [30–33], die einander widersprechende Resultate liefern. In letzter Zeit häufen sich allerdings Kohort-Studien und Case control-Studien, die beweisen, daß der Gebrauch von Östrogen zur Therapie von menopausalen Symptomen zu einem Ansteigen des Brustkrebsrisikos führt [32, 33]. Das Risiko scheint dabei von der Dauer der Therapie und der Dosierung abhängig zu sein. Die Angabe des Risikos ist allerdings unterschiedlich. Eine prospektive Untersuchung der Sieben-Tage-Adventisten im Raum Kalifornien [34] ergab ein erhöhtes Risiko von 40% bei Frauen, die eine östrogene Ersatztherapie erhielten. Eine Abhängigkeit des Risikos von der Dauer der Therapie war nicht nachzuweisen. In einer schwedischen Studie [35] stieg bei einer Behandlungsdauer von neun Jahren das Risiko, an Brustkrebs zu erkranken, um 70%. Hier war die Dauer der Therapie ebenso statistisch signifikant wie der Typ des verwendeten Östrogens. Die Daten dieser Studie lassen darauf schließen, daß sich das Risiko ab einer Therapiedauer von über 2 Jahren erhöht. Der Unterschied in den einzelnen Studien scheint durch die in den einzelnen Ländern üblichen unterschiedlichen Östrogendosierungen bedingt zu sein, wobei in den Vereinigten Staaten eine höhere Dosierung (1,25 mg) als in Schweden (0,625 mg) eingesetzt wird und Unterschiede erklärbar macht [35].

Kombinationstherapie mit Gestagenen

Die Gabe von Progesteron als Zusatz zur alleinigen Östrogentherapie in der Menopause wurde in den letzten Jahren zunehmend verwendet. Der Grund dafür ist der positive Effekt auf die menopausale Osteoporose und die künstliche Simulation normaler Ovulationszyklen. Überdies gibt es Berichte, die zeigen, daß das durch alleinige Östrogentherapie erhöhte Risiko, an einem Karzinom des Endometriums zu erkranken, durch die Kombination mit Progesteron gesenkt wird [36]. Man glaubte, daß dies auch einen positiven Effekt auf das Brustkrebsrisiko hätte. In einer in Schweden jüngst durchgeführten Kohort-Studie fand sich allerdings ein eindeutiger Hinweis auf einen gegenteiligen Effekt [35]. Das relative Karzinomrisiko betrug 4,4 bei Frauen, die die Kombinationstherapie für mehr als 6 Jahre erhielten. Bei Frauen, die nach drei oder mehr Jahren von einer alleinigen Östrogentherapie auf eine Kombinationstherapie umgestellt wurden, fand sich ein relatives Risiko von 2,3. Somit kann dem Zusatz von Progesteron in der menopausalen Östrogenersatztherapie kein protektiver Effekt zugesprochen werden. Wenngleich Progesteron antiöstrogene Wirkungen im Mammagewebe hat, scheint doch, daß Östrogen in Kombination mit Progesteron ein höheres Brustkrebsrisiko in sich birgt, als dies durch alleinige Östrogentherapie der Fall ist [37].

Orale Kontrazeption

Seit den 60er Jahren stehen orale Kontrazeptiva weitverbreitet in Verwendung. Über eine Verbindung zwischen dem Risiko, an Brustkrebs zu erkranken, und der Verwendung von oralen Kontrazeptiva herrschen divergierende Meinungen. Es gibt eine Reihe von Autoren, die eine Erhöhung des Risikos auch bei Verwendung über die meiste Zeit der reproduktionsfähigen Phase des Lebens ausschließen [38–40]. Es sollen jedoch die Ergebnisse von mehreren Studien [41–44], die einen deutlichen Effekt der oralen Kontrazeptiva auf das Brustkrebsrisiko nachweisen (Tabelle 2), hervorgehoben werden. Diese Studien begnügen sich nicht nur, den generellen Gebrauch der Pille in das Risikoprofil miteinzubeziehen, sondern setzen sich mit dem Alter der Verwenderinnen und dem Verhältnis des Pillengebrauchs zum Zeitpunkt deren erster Schwangerschaft auseinander. Bereits 1983 findet sich in der Studie von Pike et al [41] bei einer Verwendung der Pille vor dem 25. Lebensjahr eine Erhöhung des Risikos, das von der Dauer der Verwendung abhängig ist. Das relative Risiko betrug nach einer Verwendung von einem Jahr 1,3 und stieg nach einer Verwendungszeit von über 6 Jahren auf 4,9.

Andere Autoren beziehen den Gebrauch von Kontrazeptiva auf die erste Schwangerschaft. Auch hier ist ein drastischer Effekt abzuleiten. Eine Studie [42] spricht von einer Erhöhung des relativen Risikos auf 3,1 nach einer Verwendung von mehr als 4 Jahren vor der ersten Schwangerschaft. Nach einer anderen Quelle [43] betrug bei einer Verwendungsdauer von 8 Jahren oder mehr das relative Risiko 4,4. Beide Studien berechnen aber nicht das Alter zum Zeitpunkt der Schwangerschaft. Eine schwedische Studie aus dem Jahr 1989 [44] beschreibt die Risikofaktoren noch genauer. Die Dauer des Gebrauchs vor dem 25. Lebensjahr und der Zeitpunkt des Beginns des Gebrauchs waren signifikante Risikofaktoren und zeigten einen statistisch signifikanten Trend. Das relative Risiko betrug für Frauen, die vor dem 20. Lebensjahr mit der Pille begannen, 5,8 und bei einem Gebrauch von über 5 Jahren vor dem 25. Lebensjahr 5,3. Die Zusammenschau dieser Daten zeigt doch ein deutlich erhöhtes Risiko, an Mammakarzinom zu erkranken, und dies vor allem bei frühzeitigem Gebrauch von oralen Kontrazeptiva.

Tabelle 2. Die Verwendung von oralen Kontrazeptiva als Risikofaktor für die Entstehung des Mammakarzinoms

Jahr	Untergruppe	Verwendungsdauer		Relatives Risiko*	Autor
1983	vor 25.	1–24	Monate	1,3	Pike et al [41]
	Lebensjahr	25–48	Monate	1,7	
		49–72	Monate	2,0	
		≥73	Monate	4,9	
1983	vor erster	1–12	Monate	1,2	McPherson et al [42]
	Schwangerschaft	13–48	Monate	1,7	
		≥49	Monate	3,1	
1986	vor erster	–3	Jahre	0,9	Meirik et al [43]
	Schwangerschaft	4–7	Jahre	1,5	
		≥8	Jahre	4,4	
1989	Alter	≥25	Jahre	1,0	Olsson et al [44]
		20–24	Jahre	2,1	
		≤20	Jahre	5,8	

* Verglichen zu niemals verwendet

Diäthylstilböstrol während der Schwangerschaft

Der erste Verdacht, daß exogen zugeführte Hormone das Risiko, an Mammakarzinom zu erkranken, erhöhen können, wurde bereits in den 60er Jahren geäußert. Der endgültige Beweis dafür wurde 1984 publiziert [45]. Daß Diäthylstilböstrol (DES), das in der Frühschwangerschaft eingesetzt werden kann, um einen Abortus imminens zu verhindern, in den meisten Fällen das Risiko bei der Mutter erhöht, darf heute als gesichert angenommen werden. Aus diesem Grund und wegen dem erhöhten Risiko der männlichen Nachkommenschaft, nach DES-Therapie an Hodenkrebs zu erkranken [46], wurde diese in den 40er und 50er Jahren übliche Therapie verlassen.

Diätetische Faktoren

Diätetische Faktoren werden oft als mitauslösende Ursache für die Entstehung von malignen Erkrankungen angesehen. Unterschiede in den Ernährungsgewohnheiten in den einzelnen Ländern werden als Erklärung für das unterschiedlich häufige Auftreten von Karzinomen angesehen. Es werden daher auch diätetische Ursachen als prädisponierende Faktoren für die Entstehung des Mammakarzinoms untersucht. Eine Reihe von Nahrungsinhalten scheint dabei eine präventive, andere wiederum eine fördernde Rolle zu spielen (Tabelle 3). Die Untersuchung diätetischer Faktoren am Menschen ist schwierig. Im Tierexperiment läßt sich unter standardisierten Bedingungen ein Einfluß leichter nachweisen als in einer inhomogenen humanen Population. Die Untersuchungen am Menschen sind nur unter Miteinbeziehung aller bekannten Risikofaktoren in einem großen Personenkreis und unter Anwendung diffiziler statistischer Methoden möglich.

Tabelle 3. Einfluß diätetischer Faktoren auf die Entstehung des Mammakarzinoms

Agens	Einfluß	Untersuchung	Ergebnis	Zitat
Selen	– –	T, E	gesichert	[63–66]
Vitamin A	–	T, E	fraglich	[61, 62, 77, 80, 82]
beta-Karotine	–	T, E	fraglich	[62, 77, 78]
Vitamin C	–	Z, T, C	unwahrscheinlich	[77, 78]
Vitamin E	–	T, E	unsicher	[51, 77, 82, 83, 87]
Totaler Fettgehalt	++	T, E, C	gesichert	[4, 47–55]
Fettreich/Ballaststoffarm	+	T, E, C	wahrscheinlich	[52, 55]
Gesättigtes Fett	+	T, E, C	wahrscheinlich	[53–55]
Ungesättigtes Fett	+	T, E, C	wahrscheinlich	[54]
Linolsäure	+	T, E, C	wahrscheinlich	[54]
Cholesterol	+	T, E, C	wahrscheinlich	[54]
Alkohol	++	T, E, C	sehr wahrscheinlich	[56–59]

– – hemmt die Entstehung sehr; – hemmt die Entstehung;
++ fördert die Entstehung sehr; + fördert die Entstehung
T Tierexperimentell; *E* Epidemiologische Studie; *Z* Zellkultur; *C* Case control-Studie

Konsum von Fett

Eine Korrelation zwischen dem pro Kopf-Verbrauch an Fett und Margarine und dem Auftreten von Mammakarzinom gilt als gesichert [47]. Gestützt wird diese These durch die Beobachtung, daß in Ländern mit einem hohen pro Kopf-Verbrauch von Fett eine höhere Mammakarzinomrate besteht als in solchen mit einem geringeren Verbrauch [48]. In Island und Japan, beides Länder, in denen der Fettverbrauch in den letzten Jahren gestiegen ist, wurde ein deutliches Ansteigen der Mammakarzinomrate verzeichnet [49]. Erhärtet wird diese Tatsache weiters durch die Beobachtung, daß Japanerinnen in ihrem Heimatland eine geringe Mammakarzinomrate besitzen. Auswanderinnen in die Vereinigten

Staaten haben in der ersten Generation eine annähernd gleich hohe Rate; die nachfolgende Generation hat eine bedeutend höhere Rate ähnlich der der weißen Bevölkerung [4]. Einwanderer in die USA aus europäischen Ländern haben diesen Generationswechsel nicht [50]. Erklärt wird dies mit der langsamen Übernahme der Ernährungs- und Konsumgewohnheiten der japanischen Einwanderer [4, 51]. In einer italienischen Studie [52] konnte gezeigt werden, daß Frauen, bei denen weniger als 28% des täglichen Kalorienkonsums durch Fett ausgemacht wurde, ein niedrigeres Risiko hatten, an Mammakarzinom zu erkranken, als solche mit einem Anteil von über 36%. Eine andere Studie [53], die die Population der Sieben-Tage-Adventisten, die nach strengen Ernährungsvorschriften lebt, untersucht, findet einen signifikanten Einfluß von gebratenen Kartoffeln auf das Brustkrebsrisiko, aber keinen Einfluß der Menge von Fleisch, die mit der Nahrung zugeführt wird. Eine 8 Jahre dauernde Studie [54] an fast 90.000 amerikanischen Krankenschwestern versuchte die Ernährungsgewohnheiten mit der Rate an Mammakarzinom in Beziehung zu bringen. Bei dieser Studie wurde der Gehalt an Cholesterin, gesättigten und ungesättigten Fettsäuren sowie der Gesamtfettkonsum untersucht. Ein eindeutiger Einfluß der einzelnen Komponenten auf die Entstehung des Mammakarzinoms konnte dabei nicht festgestellt werden. Die maximale Beobachtungszeit betrug allerdings nur 4 Jahre, und das Alter der untersuchten Frauen betrug 34 bis 59 Jahre. Tierexperimentell wurde unter kontrollierten Bedingungen der Einfluß von verschiedenen Fetten im Futter untersucht. Diese Studien zeigen deutlich die Korrelation zwischen Nahrungsfettaufnahme und der Entstehung von Mammakarzinomen [55].

Konsum von Alkohol

Alkoholgenuß scheint einen signifikanten Einfluß auf das Brustkrebsrisiko zu haben. Young [56] berichtet 1989, daß sowohl das Alter als auch die Menge an zugeführtem Alkohol das Risiko beeinflußen. Der Alkoholkonsum war bei den Mammakarzinompatientinnen signifikant höher als bei den gleichaltrigen Kontrollen. Das Alter zum Zeitpunkt des Konsums ist ebenfalls von Bedeutung. In einem Alter zwischen 18 und 35 Jahren betrug das relative Risiko je nach Alkoholkonsum zwischen 1,74 und 3,17 gegenüber Nichttrinkerinnen. Bei höherem Alter betrug das relative Risiko weniger: 1,13 bzw. 2,67 gegenüber Nichttrinkerinnen. Das Risiko von Frauen, die in der zweiten Altersgruppe mit dem Alkoholkonsum begonnen haben, war vergleichbar mit dem der Kontrollgruppe. Eine Verminderung des Risikos trat auch bei Beendigung des Konsums ab dem 35. Lebensjahr nicht ein. Eine frühere Studie [57] berichtet auch über ein erhöhtes Risiko durch Alkoholgenuß, wenngleich hier das Risiko etwas niedriger angegeben wird. Eine Hypothese besagt, daß der Alkoholkonsum ein Teil einer Konstellation von physiologischen und verhaltensbedingten Veränderungen im Rahmen einer frühen Pubertät darstellt, und somit soziale Konsequenzen einer frühen Pubertät sind.

In einer anderen Studie [58], die zusätzlich zu dem Alkoholkonsum in der frühen Pubertät das Alter zum Zeitpunkt der Menarche miteinbezieht, findet sich auch ein Zusammenhang mit dem Alkoholkonsum. In einer Case control-Studie [59], die in einem Weinbaugebiet in Italien durchgeführt wurde, fand sich ein doppelt so hohes Risiko für Weintrinkerinnen gegenüber nichttrinkenden Frauen.

Vitamin A und beta-Karotin

Vitamin A spielt eine wesentliche Rolle in der Zelldifferenzierung. Da Krebsentstehung mit einer Entdifferenzierung einhergeht, liegt der Gedanke nahe, daß dieses Vitamin einen Einfluß auf die Krebsinzidenz hat. Dies wurde auch bereits für das Bronchuskarzinom nachgewiesen [60]. Die Rolle des Vitamins A beim Mammakarzinom wird kontroversiell beurteilt. Graham [61] beschreibt einen signifikanten Einfluß auf die Inzidenz bei verminderter Aufnahme von Vitamin A. Aus einer Case control-Studie (1988) [62] geht allerdings hervor, daß kein Zusammenhang zwischen der erhöhten Aufnahme von Vitamin A und dem Risiko, an Brustkrebs zu erkranken, besteht. Diese Studie nimmt auch Rücksicht auf bekannte Risken und rechnet diese in das Risikoprofil mit ein. Retinol und beta-Karotin, die chemischen Vorläufer von Vitamin A, haben auch keinen Einfluß in dieser Studie. Ein protektiver Einfluß von vermehrter Vitamin A-Aufnahme scheint somit nicht gegeben.

Selen

Selen ist ein Spurenelement, das über das Trinkwasser aufgenommen wird. Es ist notwendig für das aktive Zentrum der Glutathion-Peroxidase, ein Enzym, das Gewebe vor oxidativen Einflüssen schützt. Die Wirkung von freien Sauerstoffradikalen gilt heute als gesichert in der Karzinogenese. In einer Studie [63], die die Selenaufnahme in Relation zu verschiedenen Karzinomraten setzt, findet sich eine starke Korrelation zwischen einer erhöhten Selenaufnahme und einer niedrigeren Rate an Mammakarzinom. Ebenso fand eine Case control-Studie [64] einen niedrigeren Blut-Selenspiegel als in gesunden Kontrollen. Der Blut-Selenspiegel ist bei Karzinompatienten deutlich erniedrigt [65]. In vitro-Studien [66] unterstützen die Hypothese, daß Selen einen protektiven Effekt ausübt. Dies konnte auch im Tierversuch nachvollzogen werden. Werden 2 PPM (parts per million) Selen dem Trinkwasser von C3H-Mäusen, einer Rasse, die eine hohe Rate an spontanen Mammakarzinomen aufweist, zugesetzt, so sinkt die Rate von 82% bei unbehandelten Mäusen auf 10% bei den behandelten [67].

Einfluß exogener Noxen

Ionisierende Strahlung

Die Bestrahlung des Mammagewebes mit ionisierenden Strahlen ist ein anerkannter Risikofaktor. Die frühesten Daten wurden dabei nach Exposition im Erwachsenenalter gewonnen. Als Beispiele mögen die Arbeiten über den Einfluß der Atombombenabwürfe in Japan herangezogen werden [68, 69]. Doch auch Exposition im frühen Stadium der Entwicklung der Mamma hat einen Einfluß auf

das Risiko, an Brustkrebs zu erkranken. Das Risiko, an Brustkrebs nach Bestrahlung im Kindesalter zu erkranken, wurde an Hand von mehreren Krankheitsbil-
dern untersucht. Mädchen, die wegen Skoliose der Brustwirbelsäule mehrfach
diagnostischen Röntgenuntersuchungen ausgesetzt waren, hatten ein erhöhtes
Risiko, an Mammakarzinom zu erkranken; das relative Risiko betrug 1,82
gegenüber nicht bestrahlten gleichaltrigen Kontrollen [70]. Das Risiko war
abhängig von der Anzahl an Röntgenbildern und stieg mit der Beobachtungs-
dauer. Eine amerikanische Studie [71], die das Mammakarzinomrisiko nach
Thymusbestrahlung im Kindesalter untersuchte, fand ebenfalls ein dosisabhängi-
ges Ansteigen des Brustkrebsrisikos. Gegenüber den nicht bestrahlten Schwestern der Karzinompatientinnen war das Risiko bei einer Bestrahlungsdosis bis zu
2 Gy (Gray) 6,7fach erhöht. Das Risiko sinkt mit zunehmendem Alter bei der
Exposition. Ähnliche Ergebnisse fanden sich in einer kanadischen Studie [72], die
den Einfluß von diagnostischen Röntgenaufnahmen von an Tuberkulose erkrank-
ten Frauen untersuchte. Das relative Risiko war streng dosisabhängig und betrug
bei einem Expositionsalter zwischen 10 und 14 Jahren 4,5. Das Risiko nimmt mit
zunehmendem Alter ab. Die Latenzzeit zwischen Bestrahlung und Auftreten der
Erkrankung beträgt nach Angaben der Autoren zwischen 25 und 34 Jahren.

Vorangegangene Mammaparenchymerkrankungen

Benigne Mammaparenchymveränderungen

Das relative Risiko einer Patientin mit einer Anamnese einer gutartigen
Mammaparenchymveränderung wird mit 1,86 bis 2,13 angegeben. In einer
retrospektiven Studie konnte gezeigt werden, daß das Risiko, bei gutartigen
Mammaparenchymveränderungen an Mammakarzinom zu erkranken, fast
vollständig den Patienten mit einer atypischen proliferativen Mastopathie oder
mit einer positiven Familienanamnese und atypischer Hyperplasie zuzurech-
nen ist. In einer Studie [10] wurden 3.303 Biopsien aus der gesamten Bevölkerung bewertet. Patientinnen mit einem Fall von Mammakarzinom in der
Verwandtschaft ersten Grades hatten eine höhere Inzidenz, später selbst an
Mammakarzinom zu erkranken. Es konnte keine Risikoerhöhung bei Patienten festgestellt werden, die keine proliferativen Läsionen hatten; diese mach-
ten etwa ein Drittel aller Patienten aus. Eine atypische Hyperplasie war in 7%
der Fälle diagnostiziert worden, doch das Risiko dieser Gruppe betrug das
vierfache. Fand sich zusätzlich eine positive Familienanamnese, so erhöhte
sich das relative Risiko auf das neunfache. In dieser Hochrisikogruppe war
die Inzidenz an Mammakarzinom in einem Beobachtungszeitraum von 25
Jahren 40%, und fast ein Drittel dieser Patienten starb an Mammakarzinom.
In einer zweiten Studie dieser Arbeitsgruppe [73], bei der zusätzlich 547
Fälle von sklerosierender Adenose in insgesamt über 10.000 durchgeführten
Mammabiopsien aus dem gleichen Zeitraum beobachtet wurden, fand sich
ebenfalls für diese Diagnose ein erhöhtes Risiko, später an Brustkrebs zu
erkranken. Dieses Risiko war unabhängig vom Auftreten einer atypischen

Hyperplasie. Auch hier war das relative Risiko abhängig von der Familien-anamnese der Patientin. Ohne familiäre Belastung war das Risiko doppelt so hoch und dreimal so hoch bei positiver Familienanamnese.

Kontralaterales Mammakarzinom

In einer Studie, die die Patientinnen nach erfolgreicher Therapie eines Frühstadiums von Mammakarzinom eine mittlere Zeit von 18,2 Jahren nachverfolgte, findet sich ein erhöhtes Risiko, auf der kontralateralen Seite ein Mammakarzinom zu entwickeln [74]. Das Risiko, ein Zweitkarzinom zu entwickeln, betrug etwa 6 Karzinome pro 1.000 Frauen pro Jahr ohne größere Schwankungen über die fast 20 Beobachtungsjahre hinweg. Das Risiko, an einem Zweitkarzinom zu erkranken, beträgt nach anderen Studien zwischen 0,53% und 0,76% [75, 76]. Wesentlichen Einfluß auf das kontralaterale Karzinom haben der Lymphknotenstatus und die Tumorgröße des ersten Karzinoms ebenso wie eine positive Familienanamnese. Daraus aber eine Indikation zur prophylaktischen bilateralen Mastektomie abzuleiten, ist aber nach Ansicht der Autoren nicht gegeben.

Prävention des Mammakarzinoms

Das Konzept der Prävention verfolgt mehrere Ziele. Einerseits soll die Inzidenz an Neuerkrankungen gesenkt werden, andererseits soll bei bereits bestehendem Mammakarzinom eine möglichst frühe Diagnosestellung zu einem längeren Überleben der Patienten führen. Das generelle Problem der präventiven Medizin liegt zunächst in der Diskrepanz zwischen den aufzuwendenden Mitteln und dem vorerst geringen oder nicht nachweisbaren Effekt. Überdies können wirksame präventive Maßnahmen nur durch groß angelegte Kampagnen in die Tat umgesetzt werden. Somit stellt sich die Frage, welche präventive Maßnahmen an welcher Zielgruppe am effektivsten zum Tragen kommen (Tabelle 4).

Prävention durch Fettreduktion

Die erhöhte Aufnahme von Fett in der Nahrung gilt als Risikofaktor, nicht nur für das Mammakarzinom alleine [47]. Die Rate an Mammakarzinom ist in Ländern mit einem höheren pro Kopf-Verbrauch an Fett höher [49]. Frauen, die aus Ländern mit einem niedrigen Fettverbrauch in ein Land mit hohem Fettverbrauch auswandern, haben ein erhöhtes Risiko, an Mammakarzinom zu erkranken [4, 48]. Im Tierversuch ist der Einfluß gesichert [5, 6]. Wenngleich beim Menschen der Einfluß der einzelnen Komponenten bislang auch in groß angelegten Studien noch nicht nachgewiesen werden konnte [54], so liegt doch die Vermutung nahe, daß durch eine Reduktion des Anteils von Fett in der Nahrung eine Verringerung von gewissen Erkrankungen erreicht werden kann. Der Nebeneffekt könnte dann auch eine Reduktion der Inzidenz an Mammakarzinom sein.

Tabelle 4. Prävention des Mammakarzinoms: Ansatzpunkte zu möglichen präventiven Programmen

Risikofaktor	Präventive Maßnahme	Zielgruppe	Zitat
Exogene Hormone	Reduktion der Verwendung	Medizinisches Personal	[30–46]
Tierisches Fett	Diätberatung	Gesamte Bevölkerung	[4, 47–55]
Vitamine	Diätberatung	Gesamte Bevölkerung	[51, 52, 62, 77, 78, 82, 83, 86, 87]
Selen	Zusatz im Trinkwasser/Salz	Gesamte Bevölkerung	[63–66]
Alkohol	Diätberatung, Aufklärung	Gesamte Bevölkerung	[56–59]
Ionisierende Strahlen	Reduktion	Medizinisches Personal	[68–72]
Mammaparenchym-veränderungen	Screening	Frauen ab 35 Jahren	[10, 73–76, 88–91, 98–100]
Hohes Risiko	Chemoprävention	Hochrisikopatientinnen	[96]

Zielgruppe dieser präventiven Maßnahme ist die gesamte Population, und wirksam kann eine solche Maßnahme nur durch eine groß angelegte, die gesamte Bevölkerung erreichende Kampagne werden.

Prävention durch Vitamin A, C und E

Generell glaubte man, durch erhöhte Aufnahme von Vitamin A, C und E eine Senkung der Inzidenz an Mammakarzinom zu erreichen. Die Rolle von Vitamin A und seinen Vorläufern ist am besten untersucht [77, 78]. Im Tierversuch gibt es zwar Hinweise auf eine mögliche präventive Komponente bei bestimmten Karzinomen; dieser Effekt wird allerdings nur durch kontinuierliche Zuführung erreicht. Der präventive Effekt entfällt bei Beendigung der Zuführung [79]. Jedoch gibt es auch Versuchsanordnungen, bei denen Retinoide einen verstärkenden Einfluß auf die Mammakarzinogenese haben [80]. Überdies sind Retinoide relativ toxische Substanzen, die sowohl chronische als auch akute Vergiftungen hervorrufen können. Ebenso sind Retinoide hoch teratogen [81], was den Gebrauch bei jungen Frauen in der reproduktionsfähigen Phase ausschließt. Der gesteigerten Aufnahme von Vitamin C wird auch eine protektive Wirkung bei der Karzinogenese nachgesagt [82]. Eine Case control-Studie [78] beschreibt eine niedrigere Vitamin C-Aufnahme von Mammakarzinompatienten gegenüber der gesunden Kontrollgruppe. Tierexperimentell gibt es ebenfalls keinen Hinweis auf einen protektiven Effekt von Vitamin C. Vitamin E wirkt als Antioxidant; der genaue Wirkungsmechanismus ist allerdings nicht bekannt. Gesichert scheint der Nachweis einer präventiven Wirkung bislang bei keiner malignen Erkrankung zu sein [83]. Dennoch gilt Vitamin E nach wie vor als potentielles Antikarzinogen [84]. Tierexperimentell gibt es allerdings Hinweise auf eine mögliche protektive Wirkung [85]. Diese ist jedoch beim Menschen nur äußerst schwierig nachzuweisen, da Vitamin E vorwiegend über pflanzliche Öle aufge-

nommen wird, und somit der alleinige Effekt nicht genau bestimmbar sein kann
[86]. Daher ist bei der Beurteilung der protektiven Wirkung von Vitaminen beim
Menschen eine gewisse Skepsis angebracht [87].

Prävention durch Selen

Selen wird über das Trinkwasser als Selenoxid aufgenommen. Gegenden, die
einen hohen Selenspiegel im Trinkwasser aufweisen, haben eine niedrigere
Mammakarzinomrate als Landstriche, die einen niedrigeren Selenanteil im
Trinkwasser aufweisen [63]. Dieses Spurenelement wirkt als aktives Zentrum
eines Sauerstoffradikal-abfangenden Enzyms, der Glutathion-Peroxidase. Der
präventive Effekt von Selenzusatz im Futter ist im Tierversuch nachgewiesen
[66]. Ebenso gibt es Case control-Studien [64, 65], die einen positiven Effekt beim
Mammakarzinom nachweisen. Somit kann ein potentiell präventives Potential
von Selen als gesichert angenommen werden. Um allerdings Selen in ein
präventives Programm aufzunehmen, muß durch eine Pilotstudie geklärt werden, ob durch den Zusatz von Selen, etwa im Trinkwasser oder als Beimengung
zu Speisesalz, keine negativen Wirkungen zu erwarten sind und ob die dadurch
entstehenden Kosten auch durch den volkswirtschaftlichen Nutzen aufgehoben
werden.

Alkohol und Prävention

Die Aufnahme von Alkohol, vor allem im jungen reproduktionsfähigen Alter,
kann als gesicherter Risikofaktor gelten [56]. Dies ist durch mehrere Case control-
Studien nachgewiesen, und das Risiko ist zahlenmäßig definierbar [56, 57].
Überdies ist der Genuß von Alkohol mit einer großen Zahl an weiteren Erkrankungen vergesellschaftet. Somit ist eine generelle Reduktion der pro Kopf-
Alkoholaufnahme nicht nur im Interesse der Senkung des Mammakarzinomrisi-
kos, sondern auch als allgemeiner Beitrag zur Verbesserung der Volksgesundheit
anzusehen. Die anzusprechende Zielgruppe ist die gesamte Bevölkerung, und,
betreffend das Mammakarzinom, hier vor allem die der jüngeren Frauen.

Vermeidung von ionisierenden Strahlen

Der positive Einfluß von ionisierender Strahlung auf das in Entwicklung befind-
liche Mammagewebe ist gesichert [68, 69]. Der durch Bestrahlung induzierte
Anteil an Mammakarzinomen dürfte zwar insgesamt als gering einzustufen sein,
aber die Vermeidung einer solchen Noxe kann zu einer Senkung der Inzidenz
beitragen. Hier sind zwei Ansatzmöglichkeiten gegeben: erstens die Vermeidung
von Röntgenexposition durch unnotwendig häufige Röntgenuntersuchungen im
Kindesalter [70]. Auch können bestimmte Krankheitsbilder, welche früher mittels
Röntgenbestrahlung behandelt wurden [71], durch alternative Behandlungs-
formen ersetzt werden. Die zweite Möglichkeit ist durch Einsatz von dosis-

ärmeren Röntgengeräten gegeben. Die Dosisbelastung pro Röntgenaufnahme kann durch Einsatz von empfindlicherem Filmmaterial, bessere Abschirmung der Strahlenquelle und Vermeidung von Streustrahlung durch bessere Bauweise gesenkt werden. Die Röntgenexposition im Erwachsenenalter hingegen darf als vernachlässigbar klein gelten. Aus diesem Grund ist die Mammographie mit einer durchschnittlichen Belastung von 0,15 cGy pro Mammographie auf das Drüsengewebe im Rahmen von Screeninguntersuchungen als nicht potentiell risikoträchtig einzustufen [72]. Dies gilt umso mehr, als in großen Screening-programmen ein eindeutig positiver Effekt auf das Patientenüberleben durch die Früherkennung beschrieben wird [88–91].

Chemoprävention des Mammakarzinoms

Chemoprävention durch Tamoxifen

Die Beobachtung, daß durch bilaterale Oophorektomie oder Bestrahlung in manchen Fällen von metastasierenden Mammakarzinomen eine deutliche Re-mission eintrat, hat zu der Überlegung geführt, daß Mammakarzinome in manchen Fällen hormonabhängig sind [92]. Nach der Entwicklung von anti-östrogenen Substanzen findet sich bei Einsatz derselben als adjuvante Thera-pie sowohl eine Verlängerung des Überlebens als auch des rezidivfreien Inter-valls [93]. Der kumulative freie Östrogenspiegel scheint ein wesentlicher Fak-tor in der Mammakarzinogenese zu sein. Dies ist einerseits im Tierversuch bewiesen [94], andererseits gibt es eine Reihe von Hinweisen beim Men-schen, die diese Theorie untermauern [17, 95]. Es gilt als gesichert, daß eine antiöstrogene Therapie den Verlauf der Erkrankung beeinflußen kann [93]. Daher liegt die Annahme nahe, daß ein präventiver Einsatz von Tamoxifen die Inzidenz an Mammakarzinom senken könnte. Eine solche Studie wurde zwar bislang noch nicht unternommen, aber die Möglichkeit einer Pilotstudie wird diskutiert [96]. Als zu untersuchende Hochrisikogruppe würden sich folgende Patientinnen anbieten: Patientinnen mit Nulliparität oder erster Ge-burt nach dem 28. Lebensjahr, Patientinnen mit positiver Familienanamnese und Patientinnen, die wegen einer proliferativen Hyperplasie oder einer skle-rosierenden Adenose in klinischer Beobachtung stehen [10, 73]. Nach Schät-zungen dürften etwa 5% bis 10% der Frauen über dem 50. Lebensjahr in diese Kategorie fallen [96]. Das relative Risiko dieser Frauen beträgt in etwa das dreifache. Zusätzlich kann die antiöstrogene Therapie als Prävention bei Patientinnen, die bereits wegen eines Mammakarzinoms behandelt wurden, eingesetzt werden [74, 93]. Die Nebenwirkungen der antiöstrogenen Therapie sind vor allem bei postmenopausalen Frauen gering. Bei prämenopausalen Frauen kommt es bei der Hälfte zu einer Beeinträchtigung der Menstruation, die nach Absetzen in den meisten Fällen reversibel ist. Bei einer kontrollierten Studie über 2 Jahre hinweg waren nur bei 4% der Frauen, die diese Therapie erhielten, die Nebenwirkungen so stark, daß das Medikament abgesetzt wer-den mußte [97]. Somit kann bei Hochrisikopatientinnen unter Akzeptanz von geringfügigen Nebenwirkungen eine Reduktion der Inzidenz erwartet werden.

Screening

Früherkennung

Früherkennung ist keine präventive Maßnahme an sich, aber sie hilft, Patientinnen in einem wesentlich früheren Stadium der Therapie zuzuführen und ihnen so bessere Überlebenschancen zu bieten. Bekannte Massenscreeningprogramme wurden in Schweden, Großbritannien, den Niederlanden und Italien durchgeführt [88–90, 98]. Als Beispiel für die Effizienz eines solchen Programms möge das erste derartige Projekt, die HIP-Studie (Health Insurance Plan Project) aus dem Jahr 1963 [91], herangezogen werden. Durch das Screening wurden Mammakarzinomfälle wesentlich früher entdeckt. Ein Befall der axillären Lymphknoten wurde in der Screeninggruppe in 45% gegenüber 57% in der gesamten Studiengruppe beobachtet. In der Gruppe mit im Screeningprogramm mammographisch entdeckten Mammakarzinomen waren 79% lymphknoten-negativ gegenüber 48% der Gruppe mit nur klinisch entdeckten Mammakarzinomen. Bereits nach einer 7jährigen Nachbeobachtungsperiode fand sich eine um ein Drittel niedrigere Mammakarzinomletalität in der Studiengruppe gegenüber der Kontrollgruppe, die sich nun nach 18jähriger Laufzeit des Projektes nicht verändert hat [99]. Verbesserte Mammographietechniken können zu einer noch früheren Erkennung beitragen und die Früherkennungsrate weiter verbessern [90]. Die positiven Erkenntnisse aller Früherkennungsstudien lassen doch den Schluß zu, daß neben der Prävention auch die Früherkennung ein wesentlicher Faktor in der Senkung der Mammakarzinomletalität darstellt. Die betroffenen Frauen müssen allerdings dazu motiviert werden, sich diesen Screeningprogrammen zu unterziehen [100]. Nur dann kann auch ein Erfolg dieser Programme langfristig erwartet werden.

Literatur

1. Jakesz R, Schemper M, Friedl HP (1985) Das Mammakarzinom in Österreich, Epidemiologie und Risikofaktoren. Wien Klin Wochenschr 98:1
2. Kurihara M, Aoki K, Tominaga S (1984) Cancer mortality statistics in the world. University of Nagoya, Nagoya
3. Mettlin C, Schoenfeld ER (1989) Race, geography, social class and breast cancer. Rev Endocr Rel Cancer 32:17
4. Buell P (1973) Changing incidence of breast cancer in Japanese-American women. J Nat Cancer Inst 51:1479
5. Bezwoda WR, Hesdorfer CL, Dansey R, et al (1987) Breast cancer in men. Cancer 60:1337
6. Crichlow RW (1972) Carcinoma of the male breast. Surg Gynecol Obstet 134:1011
7. Adami H, Hansen J, Jung B, et al (1981) Characteristics of familial breast cancer in Sweden. Cancer 48:1688
8. Sattin RW, Rubin GL, Webster LA, et al (1985) Family history and the risk of breast cancer. JAMA 253:1908

9. Baak JPA, van Dop H, Kurver PHJ, et al (1985) The value of morphometry on classic prognosticators in breast cancer. Cancer 56:347
10. Dupont WD, Page DL (1985) Risk factors for breast cancer in women with proliferative breast disease. N Engl J Med 312:145
11. MacMahon B, Cole P, Brown J (1973) Etiology of human breast cancer: a review. J Nat Cancer Inst 50:21
12. Henderson BE, Pike MC, Casagrande JT (1981) Breast cancer and the estrogen window hypothesis. Lancet ii:363
13. Apter D, Vihko R (1983) Early menarche, a risk factor for breast cancer, indicates early onset of ovulatory cycles. J Clin Endocrinol Metab 57:82
14. Henderson BE, Ross RK, Judd HL, et al (1985) Do regular ovulatory cycles increase breast cancer risk? Cancer 56:1206
15. Venturoli S, Porcu E, Fabbri R, et al (1986) Menstrual irregularities in adolescence: hormonal pattern and ovarian morphology. Horm Res 24:269
16. MacMahon B, Trichopoulos D, Brown J, et al (1982) Age, menarche, probability of ovulation and breast cancer risk. Int J Cancer 29:13
17. Henderson BE, Ross R, Bernstein L (1988) Estrogens as a cause of human cancer: the Richard and Hinda Rosenthal foundation award lecture. Cancer Res 48:246
18. Trichopoulos D, MacMahon B, Cole P (1972) The menopause and breast cancer. J Nat Cancer Inst 48:605
19. Trichopoulos D, MacMahon B, Cole P (1970) Age at first birth and breast cancer risk. Bull WHO 43:209
20. Tulinius H, Day NE, Johannesson B, et al (1978) Reproductive factors and risk for breast cancer in Iceland. Int J Cancer 21:724
21. Thein-Hlaing, Thein-Manny-Myint (1978) Risk factors of breast cancer in Burma. Int J Cancer 21:432
22. Yuan JM, Yu MC, Ross RK, et al (1988) Risk factors for breast cancer in Chinese women in Shanghai. Cancer Res 48:1949
23. Pike MC, Henderson BE, Casagrande JT (1981) Oral contraceptive use and early abortion as risk factors for breast cancer in young women. Br J Cancer 43:72
24. Hadjimichael OC, Boyle CA, Meigs JW (1986) Abortion before first live birth and risk of breast cancer. Br J Cancer 53:281
25. Bernstein L, Depue RH, Ross RK, et al (1986) Higher maternal levels of free estradiol in first compared to second pregnancy: early gestational differences. J Nat Cancer Inst 76:1035
26. Yu MC, Gerkins VR, Henderson BE (1987) Elevated levels of prolactin in nulliparous women. Br J Cancer 43:826
27. Musey VC, Collins DC, Musey PI, et al (1987) Long term effect of a first pregnancy on the secretion of prolactin. N Engl J Med 316:229
28. Muldoon TG (1981) Interplay between estradiol and prolactin in the regulation of steroid hormone receptor levels, nature, and functionality in normal mouse mammary tissue. Endocrinology 109:1339
29. Bernstein L, Pike MC, Ross RK, et al (1985) Estrogen and sex hormone-binding globuline levels in nulliparous and parous women. J Nat Cancer Inst 74:741
30. Brinton LA, Hoover R, Fraumeni JF (1986) Menopausal estrogens and breast cancer risk: an expanded case control study. Br J Cancer 54:825
31. Wingo PA, Layde PM, Lee NC, et al (1987) The risk of breast cancer in premenopausal women who have used estrogen replacement therapy. JAMA 257:209
32. Kelsey JL, Fisher DB, Holford TR, et al (1981) Exogenous estrogens and other factors in the epidemiology of breast cancer. J Nat Cancer Inst 67:327
33. Hoover R, Gray LA Jr, Cole P, et al (1976) Menopausal estrogens and breast cancer. N Engl J Med 295:401

34. Mills PK, Beeson WL, Phillips RL, et al (1989) Prospective study of exogenous hormone use and breast cancer in seventh-day-adventists. Cancer 64:591
35. Bergkvist L, Adami HO, Persson I, et al (1989) The risk of breast cancer after estrogen and estrogen-progestin replacement. N Engl J Med 321:293
36. Persson I, Adami HO, Bergkvist L, et al (1989) Risk of endometrial cancer after treatment with estrogens alone or in conjunction with progesterons: results of a prospective study. Br J Med 298:147
37. Key TJ, Pike MC (1988) The role of estrogens and progestagens in the epidemiology and prevention of breast cancer. Eur J Cancer Clin Oncol 24:29
38. The Cancer and Steroid Hormone Study of the Centers for Disease Control and the National Institute of Child Health and Human Development (1986) Oral contraceptive use and the risk of breast cancer. N Engl J Med 315:405
39. Paul C, Skegg DCG, Spears GFS, et al (1986) Oral contraceptives and breast cancer: a national study. Br Med J 293:723
40. Romieu I, Willett WC, Colditz GA, et al (1989) Prospective study of oral contraceptive use and risk of breast cancer in women. J Nat Cancer Inst 81:1313
41. Pike MC, Henderson BE, Krailo MD (1983) Breast cancer in young women and use of oral contraceptives: possible effect of formulation and age at use. Lancet ii:926
42. McPherson K, Weil A, Vessey MP, et al (1983) Oral contraceptives and breast cancer risk. Lancet ii:926 (letter)
43. Meirik O, Lund E, Adami HO, et al (1986) Oral contraceptives and breast cancer in young women. Lancet ii:1414
44. Olsson H, Möller TR, Ranstam J (1989) Early oral contraceptive use and breast cancer among premenopausal women: final report from a study in Southern Sweden. J Nat Cancer Inst 81:1000
45. Greenberg ER, Barnes AB, Ressequie L, et al (1984) Breast cancer in mothers given diethyl-stilbestrol in pregnancy. N Engl J Med 311:1393
46. Depue RH, Pike MC, Henderson BE (1983) Estrogen exposure during gestation and the risk of testicular cancer. J Nat Cancer Inst 71:115
47. Holm LE, Callmer E, Hjalmar ML, et al (1989) Dietary habits and prognostic factors in breast cancer. J Nat Cancer Inst 81:1218
48. MacMahon B (1982) Incidence trends in North America, Japan, and Hawaii. In: Magnus K (ed) Trends in cancer incidence. McGraw-Hill, New York, p 249
49. Bjarnason O, Day N, Snædal G, et al (1974) The effect of year of birth on the breast cancer age-incidence curve in Iceland. Int J Cancer 13:689
50. Staszewski J, Haenszel W (1965) Cancer mortality among the Polish-born in the United States. J Nat Cancer Inst 35:291
51. Willet WC, MacMahon B (1984) Diet and cancer – an overview, part II. N Engl J Med 310:697
52. Toniolo P, Riboli E, Protta F, et al (1989) Calorie-providing nutrients and risk of breast cancer. J Nat Cancer Inst 81:278
53. Phillips RL (1975) Role of life style and dietary habits in risk of cancer among seventh-day-adventists. Cancer Res 35:3513
54. Willett WC, Stampfer MJ, Colditz GS, et al (1987) Dietary fat and the risk of breast cancer. N Engl J Med 316:22
55. Comittee on Diet, Nutrition, and Cancer, National Academy of Sciences (1982) Diet, nutrition and cancer. Assembly of Life Sciences. Nat Acad Press, Washington, DC
56. Young ThB (1989) A case control study of breast cancer and alcohol consumption habits. Cancer 64:552
57. Harvey EB, Schairer C, Brinton LA, et al (1987) Alcohol consumption and breast cancer. J Nat Cancer Inst 78:657

58. Hiatt RA, Klatsky AL, Armstrong MA (1988) Alcohol consumption and the risk of breast cancer in a prepaid health plan. Cancer Res 48:2284
59. Toniolo P, Riboli E, Protta F, et al (1989) Breast cancer and alcohol consumption. A case-control study in Northern Italy. Cancer Res 49:5203
60. Bjelke EA (1975) Dietary vitamin A and lung cancer. Int J Cancer 15:561
61. Graham S (1984) Epidemiology of retinoids and cancer. J Nat Cancer Inst 73:1423
62. Marubini E, Decarli A, Costa A, et al (1988) The relationship of dietary intake and serum levels of retinol and beta-carotine with breast cancer. Cancer 61:173
63. Schrauzer GN, White DA, Schneider CJ (1977) Cancer mortality correlation studies III. Statistical associations with dietary selenium intakes. Bioanorgan Chem 7:23
64. McConnell KP, Jager RM, Bland KI, et al (1980) The relationship of dietary selenium and breast cancer. J Surg Oncol 15:67
65. Broghammer WL Jr, McConnel KP, Blotcky AJ (1976) Relationship between serum selenium levels and patients with carcinoma. Cancer 37:1384
66. Jacobs MM, Matney TS, Griffin AC (1977) Inhibitory effects of selenium on the mutagenicity of 2-acetylaminofluorine (AAF) and AAF derivates. Cancer Lett 7:319
67. Schrauzer GN, Ishmael D (1974) Effects of selenium and of arsenic on the genesis of spontaneous mammary tumors in inbred C3H mice. Ann Clin Lab Sci 4:441
68. Land CE, Boice JD, Shore RE, et al (1980) Breast cancer risk from low-dose exposures to ionizing radiation: results of parallel analysis of three exposed populations of women. J Nat Cancer Inst 65:353
69. Tokunaga M, Land CE, Yamamoto T, et al (1987) Incidence of female breast cancer among atomic bomb survivors, Hiroshima and Nagasaki, 1950–1980. Radiat Res 112:243
70. Morin MM, Visscher W, Harris BSH III, et al (1989) Breast cancer in women with scoliosis exposed to multiple diagnostic X-rays. J Nat Cancer Inst 81:1307
71. Hildreth NG, Shore RE, Dvoretsky PM (1989) The risk of breast cancer after irradiation of the thymus in infancy. N Engl J Med 19:1281
72. Miller AB, Howe GR, Sherman GJ, et al (1989) Mortality from breast cancer after irradiation during fluoroscopic examinations in patients being treated for tuberculosis. N Engl J Med 19:1285
73. Jensen R, Page DL, Dupont WD, et al (1989) Invasive breast cancer risk in women with sclerosing adenosis. Cancer 64:1977
74. Rosen PR, Groshen S, Kinne DW, et al (1989) Contralateral breast carcinoma: an assessment of risk and prognosis in stage I (T1N0M0) and stage II (T1N1M0) patients with 20-year follow up. Surgery 106:904
75. Storm HH, Jensen OM (1986) Risk of contralateral breast cancer in Denmark. Int J Cancer 54:483
76. Chaudary MA, Millis RR, Hoskins EOL, et al (1984) Bilateral primary breast cancer: a prospective study of disease incidence. Br J Surg 71:711
77. Bertram JS, Kolonel LN, Meyskens FL Jr (1987) Rationale and strategies for chemoprevention in humans. Cancer Res 47:3012
78. Graham S, Marshall J, Mettlin C, et al (1982) Diet in the epidemiology of breast cancer. Am J Epidemiol 116:68
79. Thompson HJ, Becci PJ, Brown CC, et al (1979) Effect of the duration of retinyl acetate feeding on inhibition of 1-methyl-1-nitrosourea induced mammary carcinogenesis in the rat. Cancer Res 39:3977
80. Welsh CW, Goodrich-Smith M, Brown CK, et al (1981) Enhancement by retinyl acetate of hormone-induced mammary tumorigenesis in female GR/A mice. J Nat Cancer Inst 67:935

81. Kamm JJ, Ashenfelter KO, Erhmann CW (1984) Preclinical and clinical toxicity of selected retinoids. In: Sporn MB, Roberts AB, Goodman D (eds) The retinoids. Academic Press, New York, p 287

82. Cameron E, Pauling L, Leibovitz B, et al (1979) Ascorbic acid and cancer: a review. Cancer Res 39:663

83. Willett WC, Polk BF,Underwood BA, et al (1984) Relation of serum vitamins A, E, and carotinoids to the risk of cancer. N Engl J Med 310:430

84. Summerfield FW, Tappel AL (1984) Vitamin E protects against methyl ethyl ketone peroxide-induced peroxidative damage to rat brain DNA. Mutat Res 122:113

85. Cook MG, McNamara P (1980) Effect of dietary vitamin E on dimethylhydracine induced colonic tumors in mice. Cancer Res 40:1329

86. Staehlin HB, Rosel F, Bess E, et al (1984) Cancer, vitamins and plasma lipids: prospective Basel study. J Nat Cancer Inst 73:1463

87. Willet WC, MacMahon B (1984) Diet and cancer – an overview, part I. N Engl J Med 310:633

88. Tabár L, Fagerberg G, Gad A, et al (1985) Reduction in breast cancer mortality by mass screening with mammography: first results of a randomized trial in two Swedish countries. Lancet i:829

89. UK Trial of Early Detection of Breast Cancer Group (1988) First results on mortality reduction in the UK trial of early detection of breast cancer. Lancet ii: 411

90. Verbeek A, Hendricks J, Holland R, et al (1984) Reduction of breast cancer mortality through mass screening with modern mammography: first results of the Nijmegen project, 1975–1981. Lancet i:1224

91. Shapiro S, Venet W, Strax P (1988) Periodic screening for breast cancer: the Health Insurance Plan Project, 1963–1986, and its sequelae. The John Hopkins University Press, Baltimore

92. Beex LV, Koenders AJ (1984) Is hormonal responsiveness in breast cancer age dependent? Rev Endocr Rel Cancer 19:5

93. Bonadonna G, Rossi A, Valagussa P (1985) Adjuvant CMF chemotherapy in operable breast cancer: ten years later. Lancet i:976

94. International Agency for Research on Cancer (1979) Sex hormones (II). IARC Monogr Eval Carcinog Risk Chem Hum 21:5

95. MacMahon B (1989) Cancer of the breast, hypothesis in cancer. In: DeVita VT, Hellman S, Rosenberg S (eds) Principles and practice of oncology. Lippincott, Philadelphia Toronto, p 95

96. Cuzick J, Wang DY, Bulbrook RD (1986) The prevention of breast cancer. Lancet i:83

97. Nolvadex Adjuvant Trial Organization (1985) Controlled trial of tamoxifen as a single adjuvant agent in management of early breast cancer. Lancet i:836

98. Palli D, del Turco MR, Buetti E, et al (1986) A case control study of the efficacy of a non-randomized breast cancer screening program in Florence (Italy). Int J Cancer 38:501

99. Strax P (1989) The Health Insurance Plan of New York study, clinical aspects. Cancer 64:2641

100. Brown H (1989) Motivating women to participate in breast cancer detection. Cancer 64:2690

Das Mammakarzinom aus pathohistologischer Sicht

A. Reiner

Risikofaktoren aus klinisch-pathologischer Sicht

Aus pathohistologischer Sicht sind Epithelhyperplasien der Mamma als wesentliche Risikofaktoren für die Entwicklung eines invasiven Karzinoms einzustufen. Dazu zählen lobuläre und duktale Epithelhyperplasien. Bei den duktalen Epithelhyperplasien werden solche mit und solche ohne Zellatypien unterschieden. Bei duktalen Epithelhyperplasien ohne Zellatypien ist das Risiko, ein invasives Karzinom zu entwickeln, nur unwesentlich um 1,5–2fach gegenüber der Allgemeinpopulation gesteigert [1]. Im Gegensatz dazu sind duktale und lobuläre Epithelhyperplasien mit Atypien ein wesentlicher Risikofaktor. Hier ist die Erwartung, in den nächsten 10–20 Jahren ein invasives Karzinom zu entwickeln, 4–5 x größer als in einer altersentsprechenden Vergleichsgruppe [1]. Den größten Risikofaktor stellt das Carcinoma lobulare in situ dar. Das Risiko für ein invasives Karzinom ist hier 10–11 x größer [2–4]. Subsequente invasive Karzinome treten in annähernd gleicher Häufigkeit in der ipsilateralen und kontralateralen Mamma auf [2, 5]. Mehr als ein Drittel der invasiven Karzinome entwickelt sich erst nach mehr als 20 Jahren [2]. Das Risiko aller Epithelhyperplasien wird noch durch das Vorliegen einer Familienanamnese mit Mammakarzinom gesteigert [6]. Allerdings kommen Epithelhyperplasien mit gesteigertem Karzinomrisiko relativ selten vor. Atypische duktale Hyperplasien sind in ca. 2% bis 6% aller Mammabiopsien zu finden, jedoch bei jungen Frauen seltener als bei alten Frauen. Atypische lobuläre Hyperplasien machen ca. 1% der Mammabiopsien aus und werden vor allem perimenopausal diagnostiziert.

Histologische Klassifikation

Das histologische Bild von Mammakarzinomen hat eine große Variationsbreite. Dementsprechend gibt es eine Vielzahl verschiedener Klassifikationen. Alle Klassifikationen beinhalten als wichtigste und häufigste Tumortypen das duktale und lobuläre Karzinom. Bei beiden Tumortypen ist eine invasive und eine in situ-Form zu unterscheiden. Die derzeit übliche Klassifikation beruht auf Klassifikationen der WHO [7] und von Azzopardi [8]. Sie ist in Tabelle 1 angegeben[9].

Der häufigste Tumortyp mit ca. 70% ist das invasive duktale Karzinom NOS (not otherwise specified). Invasive lobuläre Karzinome kommen in 10%–20% vor. Spezielle histologische Tumortypen sind seltener. Ihre Unterscheidung vom

Tabelle 1. Histologische Tumorklassifikation [9]

A. Präkanzerose
   1. Lobuläre Neoplasie (lobuläres Carcinoma in situ)

B. Malign
   1. Intraduktales Karzinom (duktales Carcinoma in situ)
      a) solid
      b) komedoartig
      c) papillär
      d) cribriform
      e) tapetoid – mural („clinging")
      f) arkuär („briging")
      g) intrazystisch – papillär
   2. Invasives duktales Karzinom mit vorwiegend intraduktalem Anteil
   3. Invasives duktales Karzinom NOS („not otherwise specified")
   4. Invasives lobuläres Karzinom
      a) klassischer Typ
      b) Varianten
   5. Muzinöses Karzinom
   6. Medulläres Karzinom mit lymphozytärem Stroma
   7. Invasives papilläres Karzinom
   8. Invasives cribriformes Karzinom
   9. Tubuläres Karzinom
   10. Adenoid-zystisches Karzinom
   11. Sekretorisches („juveniles") Karzinom
   12. Apokrines Karzinom
   13. Karzinom mit Metaplasie des Epithels und/oder Stromas
      a) plattenepithelzellig
      b) spindelzellig
      c) knorpelig
      d) knöchern
      e) andere
   14. Andere
   15. Paget-Karzinom
      a) isoliert
      b) mit invasivem duktalem Karzinom

invasiven duktalen Karzinom ist jedoch wichtig, da sie meist eine bessere Prognose haben. Tubuläre und muzinöse Karzinome haben die beste Prognose [10–13]. Auch medulläre und lobuläre Karzinome sollen eine etwas bessere Prognose haben als invasive duktale Karzinome [14–16]. Die 5-Jahres-Überlebensraten liegen bei invasiven duktalen Karzinomen NOS bei ca. 60%, bei lobulären und medullären Karzinomen bei 70% bis 80% und bei tubulären und muzinösen Karzinomen bei 90% bis 95%.

In situ-Karzinome sind von invasiven Karzinomen zu trennen. Auch hier werden lobuläre und duktale in situ-Karzinome unterschieden. Während das Carcinoma lobulare in situ als Risikofaktor eingestuft wird, ist das duktale Carcinoma in situ als Karzinom zu werten.

Bei intraduktalen Karzinomen unterscheidet man Komedo-, cribriforme, solide, papilläre und tapetoide Karzinome. Auch intrazystische Karzinome sind als intraduktale Karzinome einzustufen. Für intraduktale Karzinome ist anzumerken, daß in einem geringen Prozentsatz (5%) bereits bei Diagnosestellung axilläre Lymphknotenmetastasen bestehen [17]. Daher ist bei intraduktalen Karzinomen eine axilläre Lymphknotendissektion notwendig.

Stadieneinteilung

Die Angabe des Tumorstadiums stellt ein Maß für die Tumorausdehnung dar. Mammakarzinome werden nach dem TNM-Staging-System der UICC [18] klassifiziert (Tabelle 2). Es beruht auf der Beurteilung des Primärtumors, der axillären Lymphknoten und der Existenz von Fernmetastasen. Der Primärtumor wird nach seiner Größe beurteilt. Dazu wird lediglich die invasive Tumorkomponente berücksichtigt. Eine allfällige größere intraduktale Tumorausbreitung wird für das Tumorstaging außer Acht gelassen. Als wesentliche Grenzwerte für das Tumorstaging gelten Tumorgrößen von 2 cm und 5 cm. Für das Staging der axillären Lymphknoten wird berücksichtigt, ob die Lymphknoten tumorfrei sind oder ob sich Mikro- oder Makrometastasen finden. Außerdem wird beim Staging die Zahl der Lymphknotenmetastasen erfaßt.

Prognosefaktoren

Lymphknotenstatus

Der Status der axillären Lymphknoten ist der wichtigste prognostische Faktor beim Mammakarzinom [19–21]. Bei ca. 50% der Patientinnen bestehen bei der pathohistologischen Untersuchung axilläre Lymphknotenmetastasen. Die histologische Untersuchung der axillären Lymphknoten ist besonders wichtig, da bei der klinisch-palpatorischen Untersuchung der Lymphknotenstatus in 30% bis 40% falsch negativ und in bis zu 30% falsch positiv beurteilt wird [22, 23]. Eine sorgfältige pathohistologische Aufarbeitung der axillären Lymphknoten besteht in der feinen Lamellierung des axillären Fettgewebes und der Einbettung aller aufgefundenen Lymphknoten. Die Lymphknoten sollen in einer Stufenserie verarbeitet werden, damit auch Mikrometastasen mit großer Wahrscheinlichkeit nachgewiesen werden können. Im histologischen Befund sollen die exakte Anzahl der Lymphknotenmetastasen und die Zahl aller untersuchten Lymphknoten angeführt werden.

Tabelle 2. Pathologische TNM-Klassifikation [18]

---

pT – Primärtumor

pTX	Primärtumor nicht beurteilbar
pTis	Carcinoma in situ
pT1	Tumor ≤2 cm
a	Tumor ≤0,5 cm
b	Tumor >0,5 cm ≤1 cm
c	Tumor >1 cm ≤2 cm
pT2	Tumor >2 cm ≤5 cm
pT3	Tumor >5 cm
pT4	Tumor jeder Größe mit direkter Ausdehnung auf Brustwand oder Haut
a	Tumor mit Ausdehnung auf die Brustwand
b	Tumor mit Ödem, Ulzeration oder Satellitenmetastasen der Haut der gleichen Brust
c	Kriterien 4a und 4b gemeinsam
d	Entzündliches Karzinom

pN – Regionäre Lymphknoten

pNX	Regionäre Lymphknoten nicht beurteilbar
pN0	Keine regionären Lymphknotenmetastasen
pN1	Metastasen in beweglichen ipsilateralen axillären Lymphknoten
a	Nur Mikrometastasen ≤0,2 cm
b	Metastasen in Lymphknoten, zumindest eine >0,2 cm
i	Metastasen in 1–3 Lymphknoten, eine >0,2 cm, aber alle <2 cm
ii	Metastasen in 4 oder mehr Lymphknoten, eine >0,2 cm, aber alle <2 cm
iii	Ausdehnung der Metastasen über die Lymphknotenkapsel hinaus (alle <2 cm)
iv	Metastasen in Lymphknoten ≥2 cm
pN2	Metastasen in ipsilateralen axillären Lymphknoten, untereinander oder an andere Strukturen fixiert
pN3	Metastasen in Lymphknoten entlang der Arteria mammaria interna

pM – Fernmetastasen

pMX	Vorliegen von Fernmetastasen nicht beurteilbar
pM0	Keine Fernmetastasen
pM1	Fernmetastasen

                          A. Reiner

Tumorgrading

Das histologische Tumorgrading geht auf Bloom und Richardson [24] zurück und
wird heute auch von der WHO empfohlen. Die Kriterien, die dabei berücksichtigt werden, sind der Anaplasiegrad der Tumorzellkerne, die Mitosefrequenz und
die tubuläre Differenzierung des Tumorgewebes. Die Beurteilung erfolgt nach
einem Punktesystem (Tabelle 3). Der Tumorgrad I entspricht hoher Differenzierung, der Tumorgrad III niedriger Differenzierung.

Tabelle 3. Histopathologisches Tumorgrading (WHO) [24]

Anaplasiegrad	1–3 Punkte
Tubuläre Differenzierung	1–3 Punkte
Mitosefrequenz	1–3 Punkte
Tumorgrad I	3–5 Punkte
Tumorgrad II	6–7 Punkte
Tumorgrad III	8–9 Punkte

WHO World Health Organization

Beim histologischen Tumorgrading handelt es sich um eine subjektive
Beurteilungsmethode, die daher mit verschiedenen Schwierigkeiten verbunden
ist. Der größte Kritikpunkt liegt in der begrenzten Reproduzierbarkeit des Tumorgradings. Es besteht eine Varianz der Ergebnisse zwischen verschiedenen Befun-
dern, aber auch nur eines Befunders, wenn das Präparat zu verschiedenen
Zeitpunkten beurteilt wird [25–27]. Ein wesentlicher Faktor für die Genauigkeit
des Tumorgradings ist das andauernde Training des Histologen.
Trotz dieser Schwierigkeiten ist der histologische Tumorgrad ein wichtiger
prognostischer Parameter. Patientinnen mit hoch differenzierten Karzinomen
haben ein signifikant längeres Gesamtüberleben und rezidivfreies Überleben als
niedrig differenzierte Karzinome [21, 24, 28, 29]. Der histologische Tumorgrad
zeigt überdies Korrelationen zu verschiedenen Parametern, die Aufschluß über
die biochemische Differenzierung des Tumors geben. Hoch differenzierte Karzinome sind signifikant häufiger steroidhormonrezeptorpositiv als niedrig differenzierte Karzinome [21, 30–32]. Im Gegensatz dazu ist die Expression von
Wachstumsfaktoren wie z. B. des Epidermal growth factor-Rezeptors häufiger bei
niedrig differenzierten Karzinomen zu finden [33].

Steroidhormonrezeptorstatus

Die für das Mammakarzinom wichtigen Steroidhormonrezeptoren sind der
Östrogen- und der Progesteronrezeptor (ER, PgR). Für ihre Bestimmung stehen
die biochemische und die immunhistochemische Methode zur Verfügung. Die
biochemische Bestimmung erfolgt mit der etablierten Dextran-coated-charcoal-
Methode (DCC). Dabei wird das tiefgefrorene Gewebe homogenisiert und die
Menge an freiem Steroidhormonrezeptor durch radioaktiv markiertes Hormon

bestimmt. Die Auswertung dieses Assays erfolgt mit Hilfe der Scatchard Plot-Analyse. Bei der immunhistochemischen Methode (ICA) wird der Rezeptor mit Hilfe monoklonaler Antikörper direkt am Gefrierschnitt nachgewiesen. Die verwendeten Antikörper sind H222 gegen humanen ER [34] und KD68 gegen humanen PgR [35]. Vorteile dieses immunhistochemischen Rezeptornachweises (ER-ICA, PgR-ICA) sind, daß der Rezeptor im Gewebe genau lokalisiert und die Methode auch an sehr kleinen Gewebsproben, wie z. B. Stanzbiopsien und zytologischen Feinnadelaspiraten, durchgeführt werden kann. Daher ist der Rezeptornachweis auch an sehr kleinen Karzinomen, bei denen die biochemische Untersuchung nicht durchführbar ist, möglich. Ein Nachteil des immunhistochemischen Rezeptornachweises liegt darin, daß die Beurteilung lediglich semiquantitativ erfolgt. Aufgrund des geschätzten Prozentsatzes an rezeptorposi-

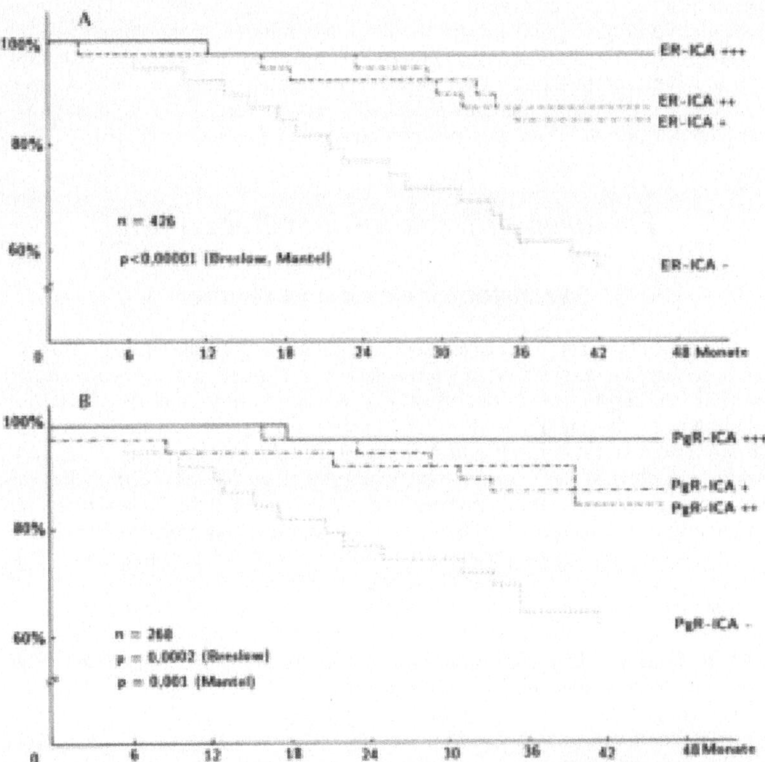

Abb. 1 A, B. Prognose und immunhistochemischer Nachweis (*ICA*) von Östrogen-rezeptor (*ER*) und Progesteronrezeptor (*PgR*). **A** ER-ICA, **B** PgR-ICA
+ schwach positiv, ++mittelgradig positiv, +++ hochgradig positiv, – negativ

tiven Zellen und der Intensität der Färbung wird der Rezeptorstatus als schwach, mittel- oder hochgradig positiv eingestuft. Falls keine positive Färbung vorhanden ist, gilt das Karzinom als rezeptornegativ.

In der Literatur [36–41] wird mehrfach über sehr gut übereinstimmende Ergebnisse zwischen immunhistochemisch und biochemisch bestimmtem Steroidhormonrezeptorstatus berichtet. Die prognostische Bedeutung des biochemisch bestimmten Steroidhormonrezeptorstatus ist allgemein anerkannt [31, 42, 43]. Auch im immunhistochemischen Assay ließ sich die prognostische Bedeutung von ER und PgR nachweisen. Patientinnen mit immunhistochemisch rezeptorpositiven Karzinomen haben ein signifikant besseres Gesamtüberleben und rezidivfreies Überleben als solche mit rezeptornegativen Karzinomen (Abb. 1 A, B). Beim Vergleich der klinisch-statistischen Daten mit denen der biochemischen Rezeptorbestimmung scheint nach ersten Ergebnissen die immunhistochemische Rezeptorbestimmung aussagekräftiger zu sein als die biochemische. Für das Gesamtüberleben sind die p-Werte für die Immunhistochemie höher signifikant als für die Biochemie (ER immunhistochemisch p<0,00001/ER biochemisch p=0,0002; PgR immunhistochemisch P=0,0004/ PgR biochemisch p=0,003). Diese klinischen Ergebnisse erscheinen erfolgversprechend; dies insbesondere auch deshalb, weil die vorerst wenigen Studien in der Literatur [40, 44–46] übereinstimmend positive Ergebnisse zeigen.

Faktoren mit zukünftiger Bedeutung

Wachstumsfraktion und Ploidie

Seit langer Zeit wird eine hohe Mitoserate innerhalb eines Tumors als Zeichen für ein besonders aggressives Wachstum angesehen. Diese Annahme wurde durch mehrere Studien belegt, in denen gezeigt werden konnte, daß der Thymidinlabelingindex als Maß für den Proliferationsindex prognostische Bedeutung hat. Bei Karzinomen mit hoher Proliferationsrate stieg die Wahrscheinlichkeit eines Rezidivs, und das Gesamtüberleben war schlechter [47–51]. Durch die Bestimmung des Proliferationsindexes war es auch möglich, Patientinnen mit gesteigertem Risiko zu identifizieren. Patientinnen mit negativen axillären Lymphknoten und hohem Proliferationsindex hatten häufiger Rezidive als Patientinnen mit niedrigem Proliferationsindex [52–55].

Da für die Bestimmung der Proliferationsrate mit Hilfe des Thymidinlabelingindexes frisches, vitales Tumorgewebe erforderlich ist, ist diese Methode nur beschränkt anwendbar. Es wurden daher neue Techniken mit Hilfe der DNA-Flowzytometrie entwickelt. Damit können die S-Phase-Fraktion als Maß für den Proliferationsindex und die Ploidie bestimmt werden. Das dazu erforderliche Gewebe kann tiefgefroren werden oder als Paraffinmaterial von der konventionellen histologischen Untersuchung stammen. Mit Hilfe dieser Methode konnte gezeigt werden, daß die S-Phase-Fraktion signifikante prädiktive Aussagekraft für das rezidivfreie und das Gesamt-Überleben hat [56–59]. Auch die Ploidie zeigte prognostische Bedeutung. Patientinnen mit aneuploiden Tumoren hatten ein kürzeres rezidivfreies Intervall [60, 61] und ein kürzeres Gesamtüberleben [58, 60–66]. Der prognostische Wert von Proliferationsindex und Ploidie kann noch gesteigert werden, wenn beide Faktoren kombiniert betrachtet werden [67].

Onkogene

Ein Gebiet, dem in jüngster Zeit großes Interesse gilt, ist das der Onkogene und Protoonkogene. Onkogene spielen eine Rolle im Rahmen der Transformation von Tumoren. Wichtige Vorgänge im Zusammenhang damit sind Chromosomentranslokation, Genamplifikation und Promotoraktivierung.

Das für das Mammakarzinom wichtigste Onkogen ist HER-2. Andere Bezeichnungen dafür sind HER-2/neu und c-erbB-2. Eine Vielzahl von Studien korreliert die HER-2-Amplifizierung mit der Prognose. Einige Berichte [68–72] zeigen, daß HER-2 prognostische Bedeutung hat. In anderen Studien [73–75] ist die prognostische Bedeutung nur marginal, oder es besteht diesbezüglich keine Korrelation [76, 77]. Diese widersprüchlichen Ergebnisse wurden unabhängig davon gefunden, welche Nachweismethode angewandt wurde; das heißt, daß sowohl für den Nachweis auf der DNA-Ebene als auch für den Nachweis auf der Proteinebene mittels Westernblot und Immunhistochemie keine überzeugende Bedeutung als prognostischer Parameter gefunden werden konnte. Die klinische Bedeutung des HER-2 scheint zunächst auf Patientinnen mit positiven axillären Lymphknoten beschränkt zu sein, da in der Literatur [75, 78, 79] durch die Bestimmung von HER-2 bei Patientinnen mit negativen axillären Lymphknoten solche mit hohem Rezidivrisiko nicht eindeutig identifiziert werden konnten.

Literatur

1. Dupont WD, Page DL (1985) Risk factors for breast cancer in women with proliferative breast disease. N Engl J Med 312:146
2. Rosen PP, Liebermann PH, Braun DW (1978) Lobular carcinoma in situ of the breast. Am J Surg Pathol 2:225
3. Haagensen CD, Lane N, Lattes R, et al (1978) Lobular neoplasia (so-called lobular carcinoma in situ) of the breast. Cancer 42:737
4. Andersen JA (1977) Lobular carcinoma in situ of the breast. Cancer 39:2597
5. Hutter RVP, Foote FW (1969) Lobular carcinoma in situ: long-term follow-up. Cancer 24:1081
6. Rosen PP (1980) Lobular carcinoma in situ: recent clinico-pathologic studies at Memorial Hospital. Path Res Pract 166:430
7. Scarff RW, Torloni H (1968) Histologic typing of breast tumors. International Histological Classification of Tumors, No 2. World Health Organization, Geneva
8. Azzopardi JG (1979) Problems in breast pathology. In: Major problems in pathology, vol 11. Saunders, London Philadelphia Toronto
9. Österreichische Gesellschaft für Pathologie (1984) Histologische Tumorklassifikation. Histopathologische Nomenklatur und Klassifikation der Tumoren und tumorartigen Veränderungen. Springer, Wien New York

10. Melamed MR, Robbins GF, Foote FW Jr (1961) Prognostic significance of gelatinous mammary carcinoma. Cancer 14:699
11. Silverberg SG, Kay S, Chitale AR, et al (1971) Colloid carcinoma of the breast. Am J Clin Pathol 55:355
12. Carstens PHB, Huvos AG, Foote FW Jr, et al (1972) Tubular carcinoma of the breast. A clinico-pathologic study of 35 cases. Am J Clin Pathol 58:231
13. Taylor HB, Norris HJ (1970) Well-differentiated carcinoma of the breast. Cancer 25:687
14. Richardson WW (1956) Medullary carcinoma of the breast – a distinctive tumor type with a relatively good prognosis following radical mastectomy. Br J Cancer 10:415
15. Bloom HJG, Richardson WW, Field JR (1970) Host resistance and survival in carcinoma of breast – study of 104 cases of medullary carcinoma in a series of 1411 cases of breast cancer followed for 20 years. Br Med J 3:181
16. Ashikari R, Huvos AG, Urban JA, et al (1973) Infiltrating lobular carcinoma of the breast. Cancer 31:110
17. Ashikari R, Hajdn SJ, Robbins SF (1971) Intraductal carcinoma of the breast. Cancer 28:1182
18. International Union against Cancer (UICC) (1987) TNM-Klassifikation maligner Tumoren. Springer, Berlin Heidelberg New York Tokyo
19. Say CC, Donegan WL (1974) Invasive carcinoma of the breast; prognostic significance of tumor size and involved axillary lymph nodes. Cancer 34:468
20. Stenkvist B, Bengtsson E, Dahlqvist B, et al (1982) Predicting breast cancer recurrence. Cancer 50:2884
21. Reiner A, Kolb R, Reiner G, et al (1987) Prognostic significance of steroid hormone receptors and histopathological characterization of human breast cancer. J Cancer Res Clin Oncol 113:285
22. Fisher ER, Gregorio RM, Fisher B, et al (1975) The pathology of invasive breast cancer. A syllabus derived from findings of the national surgical adjuvant breast project (protocol No 4). Cancer 36:1
23. Davies GC, Millis RR, Hayward JL (1980) Assessment of axillary lymph node status. Ann Surg 192:148
24. Bloom HJG, Richardson WW (1957) Histological grading and prognosis in breast cancer. Br J Cancer 11:359
25. Stenkvist B, Westman-Naeser S, Vegelius J, et al (1979) Analysis of reproducibility of subjective grading systems of breast carcinoma. J Clin Pathol 32:979
26. Stenkvist B, Bengtsson E, Eriksson O, et al (1983) Histopathological systems of breast cancer classification: reproducibility and clinical significance. J Clin Pathol 36:392
27. Davies BW, Gelber D, Goldhirsch A, et al (1986) Prognostic significance of tumor grade in clinical trials of adjuvant therapy for breast cancer with axillary lymph node metastasis. Cancer 58:2662
28. Le Doussal V, Tubiana-Hulin M, Friedman S, et al (1989) Prognostic value of histologic grade nuclear components of Scarff-Bloom Richardson (SBR). An improved score modification based on a multivariate analysis of 1.262 invasive ductal breast carcinomas. Cancer 64:1914
29. Parl FF, Dupont WD (1982) A retrospective cohort study of histologic risk factors in breast cancer patients. Cancer 50:2410
30. Alanko A, Makinen J, Scheinin TM (1984) Correlation of estrogen and progesterone receptors and histological grade in human primary breast cancer. Acta Path Microbiol Immunol Scand (Sect A) 92:311
31. Blanco G, Alavaikko M, Ojala A, et al (1984) Estrogen and progesterone receptors in breast cancer: relationships to tumor histopathology and survival of patients. Anticancer Res 4:383

32. Fisher ER, Redmond CK, Liu H (1980) Correlation of estrogen receptor and pathologic characteristics of invasive breast cancer. Cancer 45:349
33. Fitzpatrick SL, Brightwell J, Wittliff JL, et al (1984) Epidermal growth factor binding by breast tumor biopsies and relationship to estrogen and progestin receptor.. Cancer Res 44:3448
34. King WJ, Greene GL (1984) Monoclonal antibodies localize estrogen receptor in the nuclei of target cells. Nature 307:745
35. Press MF, Udove JA, Greene GL (1988) Progesterone receptor distribution in the human endometrium. Analysis using monoclonal antibodies to the human progesterone receptor. Am J Pathol 131:112
36. Mc Carty KS Jr, Miller LS, Cox EB, et al (1985) Estrogen receptor analyses: correlation of biochemical and immunohistochemical methods using monoclonal antireceptor antibodies. Arch Pathol Lab Med 109:716
37. Pertschuk LP, Eisenberg KB, Carter AC, et al (1985) Immunhistologic localization of estrogen receptors in breast cancer with monoclonal antibodies: correlation with biochemistry and clinical endocrine response. Cancer 55:1513
38. Reiner A, Spona J, Reiner G, et al (1986) Estrogen receptor analysis on biopsies and fine-needle aspirates from human breast carcinoma: correlation of biochemical and immunohistochemical methods using monoclonal antireceptor antibodies. Am J Pathol 125:443
39. King WJ, De Sombre ER, Jensen EV, et al (1985) Comparison of immunocytochemical and steroid-binding assays for estrogen receptor in human breast tumors. Cancer Res 45:293
40. Pertschuk LP, Feldman JG, Eisenberg KB, et al (1988) Immunocytochemical detection of progesterone receptor in breast cancer with monoclonal antibody. Relation to biochemical assay, disease-free survival, and clinical endocrine response. Cancer 62:342
41. Elashry-Stowers D, Zava DT, Speers WC, et al (1988) Immunocytochemical localization of progesterone receptors in breast cancer with anti–human receptor monoclonal antibodies. Cancer Res 48:6462
42. Allegra JC, Lippman ME, Simon R, et al (1979) Association between steroid hormone receptor status and disease-free interval in breast cancer. Cancer Treat Rep 63:1271
43. Clark GM, McGuire WL, Hubay CA, et al (1983) Progesterone receptors as a prognostic factor in stage II breast cancer. N Engl J Med 309:1343
44. DeSombre ER, Thorpe SM, Rose C, et al (1986) Prognostic usefulness of estrogen receptor immunocytochemical assay for human breast cancer. Cancer Res 46 [Suppl]: 4256s
45. Kinsel LB, Szabo E, Greene GL, et al (1989) Immunocytochemical analysis of estrogen receptors as a predictor of prognosis in breast cancer patients: comparison with quantitative biochemical methods. Cancer Res 49:1052
46. Reiner A, Neumeister B, Spona J, et al (1990) Immunocytochemical localization of estrogen and progesterone receptor and prognosis in human primary breast cancer. Cancer Res 50:7057
47. Meyer JS, Lee JY (1980) Relationships of S-phase fraction of breast carcinoma in relapse to duration of remission, estrogen receptor content, therapeutic responsiveness, and duration of survival. Cancer Res 40:1890
48. Gentili C, Sanfilippo O, Silvestrini R (1981) Cell proliferation and its relationship to clinical features and relapse in breast cancers. Cancer 48:974
49. Tubiana M, Pejovic MJ, Renaud A, et al (1981) Kinetic parameters and the course of the disease in breast cancer. Cancer 47:937
50. Meyer JS, Friedman E, Mc Crate MM, et al (1983) Prediction of early course of breast carcinoma by thymidine labeling. Cancer 51:1879

51. Tubiana M, Pejovic MH, Chavaudra N, et al (1984) The long-term prognostic significance of the thymidine labelling index in breast cancer. Int J Cancer 33:441
52. Silvestrini R, Daidone MG, Gasparini C (1985) Cell kinetics as a prognostic marker in node-negative breast cancer. Cancer 56:1982
53. Silvestrini R, Daidone MG, DiFronzo G, et al (1986) Prognostic implication of labeling index versus estrogen receptors and tumor size in node-negative breast cancer. Breast Cancer Res Treat 7:161
54. Courdi A, Hery M, Dahan E, et al (1989) Factors affecting relapse in node-negative breast cancer. A multivariate analysis including the labeling index. Eur J Cancer Clin Oncol 25:351
55. Silvestrini R, Daidone MG, Valagussa P, et al (1989) Cell kinetics as a prognostic indicator in node-negative breast cancer. Eur J Cancer Clin Oncol 25:1165
56. Hedley DW, Rugg CA, Gelber RD (1987) Association of DNA index and S-phase fraction with prognosis of nodes positive early breast cancer. Cancer Res 47:4729
57. Kallioniemi OP, Hietanen T, Mattila J, et al (1987) Aneuploid DNA content and high S-phase fraction of tumor cells are related to poor prognosis in patients with primary breast cancer. Eur J Cancer Clin Oncol 23:277
58. Kallioniemi OP, Blanco G, Alavaikko M, et al (1988) Improving the prognostic value of DNA flow cytometry in breast cancer by combining DNA index and S-phase fraction. A proposed classification of DNA histograms in breast cancer. Cancer 62:2183
59. Clark GM, Dressler LG, Owens MA, et al (1989) Prediction of relapse or survival in patients with node-negative breast cancer by DNA flow cytometry. N Engl J Med 320:627
60. Hedley DW, Rugg CA, Ng ABP, et al (1984) Influence of cellular DNA content on disease-free survival of stage II breast cancer patients. Cancer Res 44:5395
61. Von Rosen A, Rutqvist LE, Carsten J, et al (1989) Prognostic value of nuclear DNA content in breast cancer in relation to tumor size, nodal status, and estrogen receptor content. Breast Cancer Res Treat 13:23
62. Coulson PB, Thornthwaite JT, Woolley TW, et al (1984) Prognostic indicators including DNA histogram type, receptor content, and staging related to human breast cancer patient survival. Cancer Res 44:4187
63. Auer G, Eriksson E, Azavedo E, et al (1984) Prognostic significance of nuclear DNA content in mammary adenocarcinomas in humans. Cancer Res 44:394
64. Kallioniemia OP, Blanco G, Alavaikko M, et al (1987) Tumor DNA ploidy as an independent prognostic factor in breast cancer. Br J Cancer 56:637
65. Fallenius AG, Auer GU, Carstensen JM (1988) Prognostic significance of DNA measurements in 409 consecutive breast cancer patients. Cancer 62:331
66. Van Der Linden JC, Lindeman J, Baak JP, et al (1989) The multivariate prognostic index and nuclear DNA content are independent prognostic factors in primary breast cancer patients. Cytometry 10:56
67. Joensuu H, Toikkanen S, Klemi PJ (1990) DNA index and S-phase fraction and their combination as prognostic factors in operable ductal breast carcinoma. Cancer 66:331
68. Slamon DJ, Clark GM, Wong SG, et al (1987) Human breast cancer: correlation of relapse and survival with amplification of HER-2/neu oncogene. Science 235:177
69. Slamon DJ, Godolphin W, Jones LA, et al (1989) Studies of the HER-2/neu protooncogene in human breast and ovarian cancer. Science 244:707
70. Tsuda H, Hirohashi S, Shimosato Y, et al (1989) Correlation between long-term survival in breast cancer patients and amplification of two putative oncogene-coamplification units: hst-1/int-2 and c-erbB-2/ear-1. Cancer Res 49:3104

71. Wright C, Angus B, Nicholson S, et al (1989) Expression of c-erbB-2 oncoprotein: a prognostic indicator in human breast cancer. Cancer Res 49:2087
72. Walker RA, Gullick WJ, Varley JM (1989) An evaluation of immunoreactivity for c-erbB-2 protein as a marker of poor short-term prognosis in breast cancer. Br J Cancer 60:426
73. Varley JM, Swallow JE, Brammar WJ, et al (1987) Alterations to either c-erbB-2 (neu) or c-myc protooncogenes in breast carcinomas correlate with poor short-term prognosis. Oncogene 1:423
74. Rio MC, Bellocq JP, Gairard B, et al (1987) Specific expression of the pS2 gene in subclasses of breast cancers in comparison with expression of the estrogen and progesterone receptors and the oncogene ERBB2. Proc Nat Acad Sci USA 84:9243
75. Ro J, El-Naggar A, Ro JY, et al (1989) c-erbB-2 amplification in node-negative human breast cancer. Cancer Res 49:6941
76. Ali IU, Campbell G, Liderau R, et al (1988) Amplification of c-erbB-2 and aggressive human breast tumors? Science 240:1795
77. Zhou DJ, Ahuja H, Cline MJ (1989) Proto-oncogene abnormalities in human breast cancer: c-erbB-2 amplification does not correlate with recurrence of disease. Oncogene 4:105
78. Tandon AK, Clark GM, Chamness GC, et al (1989) HER-2/neu oncogene protein and prognosis in breast cancer. J Clin Oncol 7:1120
79. Borg A, Tandon AK, Sigurdsson H, et al (1990) HER-2/neu amplification predicts poor survival in node-positive breast cancer. Cancer Res 50:4332

Klinik und Diagnostik des Mammakarzinoms

C. Hausmaninger und G. Reiner

Klinische Symptomatik

Das Auftreten eines schmerzlosen, tastbaren Knotens in der Brust ist zweifellos das häufigste Symptom bei Patientinnen mit Mammakarzinom (Tabelle 1 [1, 2]). Damit verbundene Rötung und Ödem der Haut können auf ein inflammatorisches Karzinom hinweisen. Differentialdiagnostisch muß, vor allem bei zusätzlichen Schmerzen eine Infektion (Mastitis, Abszeß) mittels den später erwähnten Zusatzuntersuchungen ausgeschlossen werden.

Schmerz ist zwar für das Karzinom kein typisches Symptom, sollte aber dennoch immer abgeklärt werden. Er tritt eher beim lokal fortgeschrittenen Karzinom auf und wird als zyklusunabhängiger, konstanter, punktueller Schmerz ohne Ausstrahlung beschrieben.

Besondere Beachtung sollten Veränderungen der Brustwarze finden. Chronische Rötung, Jucken und seröses Exsudat sind nach differentialdiagnostischem Ausschluß eines Ekzems die typischen Symptome eines Morbus Paget der Mamilla. Der Verdacht wird durch einen zusätzlich tastbaren Tumor erhärtet. Eine Sekretion aus der Mamilla tritt laut Haagensen [2] in nur 3% der Patientinnen mit Mammakarzinom auf. Spontane, einseitige blutige oder wässrige Sekretion kann auf ein Karzinom hinweisen. Eine blutige Sekretion ist aber zumeist mit intraduktalen Papillomen assoziiert. Plötzliche Mamillenretraktion ebenso wie sichtbare oder provozierbare (siehe später) Hauteinziehungen über einem Tumor lassen ein Karzinom vermuten.

Tastbare axilläre Tumoren erhärten den klinischen Verdacht auf ein Mammakarzinom bei ebenfalls tastbarem Knoten in der Brust. Ein axillärer Tumor alleine kann das einzige klinische Zeichen eines okkulten Mammakarzinoms sein und bedarf der differentialdiagnostischen Abklärung.

Generelle Vergrößerung und Verhärtung einer Brust, Exulzeration der Haut und Schwellung des Armes sind bei tastbarem Tumor in einer Brust Symptome eines fortgeschrittenen Karzinoms.

Sämtliche Symptome der Brust müssen in Zusammenhang mit ihrer zeitlichen Aufeinanderfolge, Zyklusabhängigkeit und mit dem individuellen Karzinomrisiko der Patientin beurteilt werden, um klinisch den Verdacht auf ein Mammakarzinom zu ergeben.

Tabelle 1. Häufigkeit der Symptome und klinischen Zeichen (in %)
(nach Donegan WL, Sprall JS [1] und Haagensen CD [2])

Tastbarer Tumor	73,5
Schmerz	6,1
Sekretion aus Mamilla	4,4
Mamillenretraktion	2,9
Hauteinziehung	1,9
Axillärer Tumor	1,6
Hautödem	1,3
Rötung	1,2
Vergrößerung der Brust	1,1
Andere	6,0

Diagnostik

Klinische Untersuchung

Die klinische Untersuchung der Brust bei Beschwerden oder im Rahmen von Routinekontrollen hat eine besondere Bedeutung in der Diagnostik des Mammakarzinoms. 75% aller Mammakarzinome werden vom erfahrenen Untersucher entdeckt [3].

Brust und Axilla werden beidseits systematisch abgetastet. Ein eventueller Tumor wird entsprechend seiner Größe, Begrenzung, Konsistenz und Mobilität beurteilt. Weiters wird nach den klinischen Symptomen gesucht. Die tumorassoziierte Einziehung der Haut kann, wenn nicht spontan sichtbar, durch Anheben der Brust, Kontraktion des Musculus pectoralis major, Heben der Arme oder Vorbeugen des Oberkörpers evident werden.

Die Mindestgröße eines tastbaren Tumors hängt von der Größe und Dichte der betroffenen Brust, von der Tumorlokalisation und vom Karzinomtyp ab. 50–60% der Patientinnen mit Mammakarzinom haben zum Zeitpunkt der Diagnose einen Tumor, dessen Durchmesser über 2 cm liegt.

Jeder tastbare Tumor muß weiter abgeklärt werden. Dafür stehen heute verschiedenste nicht-invasive und invasive Methoden zur Verfügung (Tabelle 2).

Tabelle 2. Diagnostik

Klinische Untersuchung		
Zusatzuntersuchungen	Nicht-invasiv	Mammographie
		Sonographie
	Invasiv	Feinnadelaspirationszytologie
		Perkutane Stanzbiopsie
		Operative Biopsie

Nicht-invasive Zusatzuntersuchungen

Mammographie

Als wertvollste dieser Untersuchungsmethoden haben sich Mammographie und Xeroradiographie erwiesen. Welches der beiden Verfahren verwendet werden soll, hängt lediglich von der Präferenz des jeweiligen Radiologen ab.

Studien haben gezeigt, daß die Strahlenbelastung durch die Mammographie unter heutigen Bedingungen verschwindend gering ist [4]. Weiters ist das Karzinomrisiko nach Strahlenbelastung bei Frauen ab dem 35. Lebensjahr nachweislich geringer als davor [5].

Die Mammographie ermöglicht zusätzlich zur Beschreibung (Dichte, Begrenzung) und Dignitätsbeurteilung einer tastbaren Läsion die Suche nach ipsilateralen okkulten Läsionen und die Beurteilung der kontralateralen Brust. Bei einer Frau unter 45 Jahren kann wegen der durch die erhöhte Dichte der jungen weiblichen Brust oft eingeschränkten Beurteilbarkeit ein Karzinom nur zu 60% verläßlich diagnostiziert werden. Bei Patientinnen über 60 Jahren liegt die Sensitivität der Untersuchung bei 90% [6]. Eine negative Mammographie soll niemals die weitere Abklärung einer klinisch suspekten Läsion verhindern!

Sonographie

Die sonographische Beurteilung einer Läsion dient vorwiegend der Differenzierung zwischen zystischem und solidem Tumor sowie dem Nachweis solider Komponenten von Zysten. Er kann auch zur gezielten Punktion oder Markierung eines Tumors eingesetzt werden [7].

Bei dichten Brüsten von meist jungen Frauen kann die Sonographie eine wertvolle Ergänzung der Mammographie in der bildgebenden Diagnostik solider tastbarer Läsionen sein. Wie bereits erwähnt wurde, sind bis zu 40% der Karzinome in dieser Altersgruppe mammographisch nicht nachweisbar.

Es ist jedoch nicht möglich, sonographisch zwischen gutartigen und malignen Läsionen zu unterscheiden. Auch lassen sich Mikroverkalkungen im Ultraschall nicht nachweisen. Die Sonographie kann Tumoren unter 1 cm Durchmesser nicht sicher nachweisen [8] und ist daher keine verläßliche Methode für die Aufdeckung des okkulten Karzinoms [9].

Thermographie

Die Thermographie konnte keine Bedeutung in der Diagnostik des Mammakarzinoms erringen. Die Auswertung der BCDDP (Breast Cancer Detection
Demonstration Project)-Studie [10], in welcher die Thermographie neben
Mammographie und Sonographie als Screeningmethode erprobt wurde, ergab,
daß nur 42% der Karzinome mittels Thermographie diagnostiziert werden
konnten, während 57% rein klinisch und 91% mammographisch erfaßt werden
konnten. Sie ist auch erst bei Tumoren über 5 cm aussagekräftig [11].

Invasive Zusatzuntersuchungen

Der klinisch und/oder mammographisch geäußerte Verdacht auf ein Karzinom
muß durch weitere invasive diagnostische Verfahren abgeklärt werden, bevor die
definitive Therapie eingeleitet werden kann. Derzeit stehen folgende Methoden
zur Verfügung:

Feinnadelaspirationszytologie

Die Aspirationszytologie ist unter der Voraussetzung, daß genügend Zellmaterial
aus dem Tumor gewonnen werden kann, eine äußerst verläßliche Methode der
Karzinomdiagnostik, deren Sensitivität in der Literatur [12, 13] mit 91% bis 98%
angegeben wird. Zusätzlich ist es möglich, anhand des gewonnenen Zell-
materials im Falle eines Karzinoms immunhistochemisch den Östrogen- und
Progesteronrezeptorgehalt nachzuweisen.

Unter optimalen Bedingungen kann somit ambulant und komplikationslos
ein Karzinom diagnostiziert und anhand des Hormonrezeptorstatus eventuell
eine adäquate präoperative Therapie eingeleitet werden. Eine solide Läsion mit
negativer Zytologie sollte unbedingt operativ exstirpiert werden.

Auch das Aspirat einer Zyste kann auf das Zugrundeliegen eines Karzinoms
untersucht werden. Die Koinzidenz von Karzinomen und Zysten ist äußerst
selten und in der Literatur mit <1% angegeben [12]. Eine rezidivierende Zyste
sollte jedoch nach der 2. Punktion exstirpiert werden.

Perkutane Stanzbiopsie

Die perkutane Stanzbiopsie [14] erlaubt ab einer Tumorgröße von 2 cm eine
repräsentative Gewebsgewinnung, um Karzinomtyp und Grading zusätzlich
zum immunhistochemischen Hormonrezeptorgehalt zu bestimmen.

Operative Biopsie

Auch die Probeexzision aus einem Tumor oder die Tumorexstirpation sind als
diagnostische Eingriffe zu verstehen. Sie dienen der Abklärung des Karzinomver-
dachts bei allen klinisch und mammographisch suspekten soliden Läsionen und
nicht erhobenem oder nicht erstellbarem sowie negativem zytologischem oder
stanzbioptischem Befund.

Eine wesentliche diagnostische Rolle kommt der Exstirpation klinisch nicht tastbarer, rein mammographisch suspekter Läsionen nach präoperativer Markierung zu.

Im Falle eines tastbaren axillären Tumors bei klinisch und mammographisch unauffälliger Brust kann die axilläre Lymphknotenbiopsie zur Vermutungsdiagnose eines okkulten Mammakarzinoms führen. Die Latenzzeit bis zur mammographischen oder klinischen Manifestation des Primärtumors kann jedoch erfahrungsgemäß [15, 16] bis zu drei Jahren betragen. Es wird daher von einzelnen Autoren [15, 17, 18] als weiteres, sicherlich kontroversielles Vorgehen nach negativer Durchuntersuchung die modifiziert radikale Mastektomie der ipsilateralen Brust empfohlen.

Abklärung der mamillären Sekretion

Wie bereits unter klinischer Symptomatik erwähnt wurde, kann die spontane einseitige blutige oder wässrige Sekretion aus der Mamilla Symptom eines Mammakarzinoms sein (8–11%) [19].

Die Abklärung kann zunächst mittels Sekretabstrich direkt von der Mamilla und dessen zytologischer Untersuchung erfolgen. Die Aussagekraft liegt beim erfahrenen Pathologen zwischen 60% und 70% [20]. Die weitere Abklärung erfolgt mittels Mammographie und einer ergänzenden Duktographie, welche in bis zu 70% der Fälle pathologische intraduktale Veränderungen und deren Lokalisation nachweisen kann [21, 22].

Bei Patientinnen mit einseitiger spontaner intermittierender Sekretion aus der Brustwarze und sonst negativem klinischem und mammographischem Befund sollte aus diagnostischen Gründen eine retromamilläre Duktektomie erfolgen.

Abklärung klinisch okkulter, mammographisch suspekter Läsionen

Mit der Einführung von Screeningprogrammen werden mehr und mehr Läsionen der Brust rein mammographisch diagnostiziert. Anhand seiner Verdachtskriterien stellt hier der Radiologe die Indikation zur weiteren Abklärung eines suspekten, nicht tastbaren Herdes. Gent et al [23] und Dowlatshahi et al [24] schreiben der stereotaktischen Punktionszytologie in den Händen eines erfahrenen Radiologen und Zytologen eine verläßliche Karzinomdiagnostik mit einer Sensitivität von über 90% zu.

Die suspekten Läsionen müssen präoperativ für den Chirurgen markiert werden. Dies kann rein geographisch oder mittels Farbstoff bzw. Kohlenstaub sowie mittels Nadel erfolgen. Intraoperativ empfiehlt sich eine Präparatradiographie, um die gänzliche Entfernung der Läsion zu bestätigen. Die Gefrierschnittuntersuchung erlaubte im Krankengut der I. Chirurgischen Universitätsklinik in 97% der Fälle mit einem einzigen chirurgischen Eingriff Abklärung und Therapie. Die Karzinomrate liegt international zwischen 14% und 33% [23–27], wobei in manchen Zentren bis zu 66% davon als Carcinomata in situ erfaßt werden [26].

Klinisches Staging

Die Bedeutung des klinischen Stagings liegt in der Bestimmung der optimalen Behandlungsmöglichkeit für die einzelne Patientin.

Das klinische Stadium des Mammakarzinoms ergibt sich aus der Summe der Ergebnisse von klinischer Untersuchung (Tumorgröße und -beweglichkeit, Hautveränderungen, Lymphknotenvergrößerung und -mobilität, Zeichen der Fernmetastasierung) und von Zusatzuntersuchungen zur Erfassung der Metastasierung.

Unter zahlreichen vorgeschlagenen Klassifikationen werden vorwiegend drei verwendet, nämlich die TNM-Klassifikation maligner Tumoren der UICC (International Union against Cancer) [28], die Columbia Clinical Classification [29] und die Manchester Classification [30]. Die in Österreich sowohl für das klinische als auch das pathologische Staging gebräuchliche Stadieneinteilung ist die TNM-Klassifikation (Tabelle 3).

Tabelle 3. Klinische TNM-Klassifikation (UICC) [28]

Tis		in situ
T1		<2 cm
	T1a	<0,5 cm
	T1b	>0,5 bis 1 cm
	T1c	>1 bis 2 cm
T2		>2 bis 5 cm
T3		>5 cm
T4		Brustwand/Haut
	T4a	Brustwand
	T4b	Hautödem/Ulzeration, Satellitenknoten der Haut
	T4c	a und b
	T4d	Entzündliches Karzinom
N1		beweglich axillär
N2		fixiert axillär
N3		Mammaria interna

TNM   *T* Primärtumorstadium, *N* Lymphknotenstatus, *M* Fernmetastasierung;
UICC   International Union against Cancer

Die TNM-Klassifikation umfaßt vier Stadien (Tabelle 4), wobei Karzinome im Stadium I und II als operables Mammakarzinom gelten, solche im Stadium III als lokal fortgeschrittenes Karzinom bezeichnet werden und das Stadium IV Karzinome mit Fernmetastasierung umfaßt. Die Bedeutung des klinischen Stagings für die weitere operative und/oder adjuvante Chemo- bzw. Strahlentherapie wird in den jeweiligen Kapiteln besprochen.

Tabelle 4. Klinische Stadiengruppierung (UICC) [28]

Stadium 0	Tis	N0	M0
Stadium I	T1	N0	M0
Stadium IIA	T0	N1	M0
	T1	N1	M0
	T2	N0	M0
Stadium IIB	T2	N1	M0
	T3	N0	M0
Stadium IIIA	T0	N2	M0
	T1	N2	M0
	T2	N2	M0
	T3	N1, N2	M0
Stadium IIIB	T4	jedes N	M0
	jedes T	N3	M0
Stadium IV	jedes T	jedes N	M1

UICC International Union against Cancer; *T* Primärtumorstadium,
N Lymphknotenstatus, *M* Fernmetastasierung

Literatur

1. Donegan WL, Sprall JS (1979) Cancer of breast. Saunders, Philadelphia, p 50
2. Haagensen CD (1971) Diseases of the breast, 2nd edn. Saunders, Philadelphia, p 467
3. Frankl G (1988) Screening and detection of breast cancer. In: Lippmann ME, Lichter AS, Danforth DN (eds) Diagnosis and management of breast cancer. Saunders, Philadelphia, p 10
4. National Council on Radiation Protection and Measurements (1986) Mammography: a user's guide. Bethesda, MD, National Council on Radiation Protection and Measurements, NCRP Report no 85
5. Kohagan JK, Darby WB, Spitznagel EL, et al (1986) Radiogenic breast cancer effects of mammographic screening. JNCI 77:71
6. Robbins GF (1973) Diagnosis of potentially curable breast carcinoma. In: Robbins GF (ed) Breast cancer monography. Memorial Hospital for Cancer and Allied Diseases, New York, p 23
7. Kopans DB, Meyer JE, Lindfors KL, et al (1984) Breast sonography to guide cyst aspiration and wire localization of clinically occult solid lesions. AJR 143:489
8. Sickles EA (1983) Breast cancer detection with sonography and mammography. AJR 140:843
9. Kopans DB, Meyer JE, Sadowski N (1984) Breast imaging. N Eng J Med 310:960
10. Baker LH (1982) Breast cancer detection demonstration project: five-year summary report. Cancer 32:194
11. Dodd CD (1983) Heat sensing devices and breast cancer detection. In: Feig SA, McLelland R (eds) Breast carcinoma: current diagnosis and treatment. Masson, New York, p 207
12. Kline TS, Joshi LP, Neal HS (1979) Fine needle aspiration of the breast: diagnosis and pitfalls. A review of 3.545 cases. Cancer 44:1458

13. Zajicek J (1974) Aspiration biopsy cytology. Karger, Basel
14. Roberts JG, Preece PE, Bolton PM, et al (1975) The „Tru-Cut" biopsy in breast cancer. Clin Oncol 1:297
15. Haagensen CD, Bodian C, Haagensen DE (1981) Breast carcinoma – risk and detection. Saunders, Philadelphia, p 448
16. Halstedt WS (1907) The results of radical operations for the cure of cancer of the breast. Ann Surg 46:80
17. Rosen PP (1980) Axillary lymph node metastases in patients with occult non invasive breast carcinoma. Cancer 46:1298
18. Patel J, Nemoto T, Rosner D, et al (1981) Axillary lymph node metastases from an occult breast cancer. Cancer 47:2923
19. Donelly BA (1950) Nipple discharge. Its clinical and pathological significance. Ann Surg 181:342
20. Takeda T, Suzuki M, Sato Y, et al (1980) Cytologic studies of nipple discharges. Acta Cytol 26:35
21. Taber L, Kadas I, Marton Z, et al (1973) The significance of mammography, galactography and pneumocystography in detecting occult carcinomas of the breast. Surg Gynecol Obstet 137:965
22. Nunnerly HB, Field S (1972) Mammary duct injection in patients with nipple discharge. Br J Radiol 45:717
23. Gent HJ, Sprenger E, Dowlatshahi K (1986) Stereotaxic needle localization and cytological diagnosis of occult breast lesions. Ann Surg 204:580
24. Dowlatshahi K, Jokich P, Schmidt R, et al (1987) Cytologic diagnosis of occult breast lesions using stereotaxic needle aspiration. Arch Surg 122:1343
25. Symmonds RE, Roberts JW (1987) Management of nonpalpable breast abnormalities. Ann Surg 205:520
26. Landercasper J, Gundersen SB, Gundersen AL, et al (1987) Needle localization and biopsy of nonpalpable lesions of the breast. Surg Gynecol Obstet 164:399
27. Tinnemanns JGM, Wobbes T, Holland R, et al (1987) Mammographic and histopathologic correlation of nonpalpable lesions of the breast and the reliability of frozen section diagnosis. Surg Gynecol Obstet 165:523
28. Hermanek P, Scheibe O, Spiessl B, et al (1987) UICC (International Union against Cancer). TNM-Klassifikation maligner Tumoren, 4. Aufl. Springer, Berlin Heidelberg New York Tokyo, S 98
29. Haagensen CD (1971) Diseases of the breast, 2nd edn. Saunders, Philadelphia, p 630
30. Windeyer BW (1949) Cancer of the breast. Am J Roentgenol Radium Ther Nucl Med 62:345

Radiologische Mammakarzinom-Diagnostik

E. Salomonowitz

Einleitung

Weltweit erkranken jährlich rund eine halbe Million Frauen an einem Mammakarzinom; fast 300.000 Frauen sterben daran [1]. Je höher entwickelt die Zivilisation ist, desto höher ist die Krebsinzidenz; in Österreich etwa eine von 12 Frauen.

Zeitliche Vergleiche von Morbidität und Mortalität lassen einen deutlichen Anstieg der Mammakarzinominzidenz in den letzten 30 Jahren erkennen. Dieses Faktum betont die Rolle des Radiologen für die rechtzeitige Entdeckung, insbesondere auch unter dem Aspekt, daß bislang lediglich bildgebende Verfahren imstande sind, anhand direkter und indirekter Tumorzeichen bzw. Malignitätshinweise das Mammakarzinom darzustellen. Laborchemische Methoden und klinische Untersuchungen weisen eine hohe Rate falsch negativer und falsch positiver Befunde auf [2–4].

Größe des Primärtumors, Multiplizität, Lymphknotenstatus und Stadium sind wesentliche prognostische Faktoren, die radiologisch faßbar sind. Die meisten klinisch diagnostizierbaren Karzinome sind bereits in einem unheilbaren Stadium. Um eine Heilung zu erreichen, muß bei der Diagnose das Tumorstadium so früh sein, daß keine Metastasierung erfolgt ist bzw. daß eine Mikrometastasierung beherrscht werden kann. T1 N0 M0-Tumoren haben eine mehr als 95%ige 10-Jahres-Überlebensrate.

Mammographie

Die Mammographie ist das einzige Abbildungsverfahren, mit dem ein Mammakarzinom, das noch keine klinischen Symptome aufweist, erkennbar ist. Mittels ärztlicher Untersuchung, Selbstuntersuchung und Mammographie in Kombination lassen sich 86% bis 92 % aller Mammakarzinome aufdecken. Weiters ist mittels Mammographie die Unterscheidung zwischen gutartiger und bösartiger Veränderung häufig möglich. Gelingt die Unterscheidung nicht, ist die Mammographie der zentrale Ausgangsbefund für nachfolgende Untersuchungen:

1. Ultraschall
2. Gezielte Gewebsentnahme
3. Präoperative Lokalisierung zur gezielten Probeexzision
4. Duktographie bei Verdacht auf intraduktale Neoplasie

Radiologische Mammographie-Sprechstunde

Die moderne radiologische Sprechstunde impliziert die ärztliche Untersuchung, die Mammographie, die Untersuchung mittels Ultraschall zur Differenzierung von zystischen und soliden Läsionen bzw. zur Untersuchung der Supraklavikularregion und der Axilla und eventuell weiterführende Untersuchungen bei fraglicher Fernmetastasierung (Skelettsystem mittels Szintigraphie, Leber mittels Ultraschall, Lunge mittels Thoraxröntgen, bei neurologischer Symptomatik Gehirn mittels Computertomographie und kontralaterale Brust mittels Mammographie) [5, 6].

Schwellengröße

Jenen Durchmesser eines Karzinoms, der mammographisch erkennbar wird, nennt man Schwellengröße. Das Intervall vom Erreichen der Schwellengröße bis zum Zeitpunkt der Dissemination ist jene kritische Zeit, in der ein Karzinom entdeckt werden muß. Die mittlere Zeit für diese effektive Mammakarzinomdiagnostik liegt bei 2,1 Jahren. Individuell ist die Zeitspanne natürlich abhängig von der Schwellengröße, der Endgröße, bei der das Karzinom zu metastasieren beginnt, und der Verdoppelungszeit des Karzinoms.

Screening

Bei einer routinemäßig praktizierten Mammadiagnostik wird nur ein kleiner Teil der Frühkarzinome aufgedeckt, weil fast immer nur eine Abklärung aufgrund klinischer Symptome erfolgt. Ein Screening asymptomatischer Frauen soll einen entscheidenden Anteil kleiner Karzinome erfassen. Zwischen dem 30. und 50. Lebensjahr sollte bei Frauen jedes 2. Jahr, außer bei Vorliegen von Risikofaktoren jährlich, über 50 Jahren jedes 2. bis 3. Jahr eine Mammographie durchgeführt werden. Die Effizienz des Mammakarzinom-Screenings ist bereits bewiesen; je nach Studienprotokoll wurde eine Mortalitätsreduktion von 30% bis 50% erreicht.

Potentielle Karzinominduktion durch Mammographie

Das einzige Risiko der Mammographie besteht in einer potentiellen Karzinominduktion durch die Röntgenstrahlen, wird aber durch den Nutzen der neu aufgedeckten Karzinome, wie ausgedehnte Screening-Programme zeigen, bei weitem übertroffen. Laut Versicherungsstatistiken läßt sich das Risiko einer Mammographie vergleichen mit dem Risiko, ein Achtel einer Zigarette zu rauchen, 112 km mit dem Flugzeug zu fliegen, 16 km mit dem Auto zu fahren oder drei Minuten als 60jährige zu existieren [7].

Aufgrund dieses zu vernachlässigenden Risikos ist die Mammographie bei jeglichen auffälligen Symptomen unmittelbar indiziert, wie z. B. bei neu aufgetretenen Sensationen, tastbaren Knoten, einseitigen Veränderungen der Haut oder der Brustwarze und mißfärbiger oder blutiger Flüssigkeitsabsonderung aus der Brustwarze [8].

Mammographische Fehlbefunde

Mammogramme sind in bis zu 14% (lt. einer amerikanischen Statistik über 10.000 Untersuchungen) falsch negativ. Deshalb sollte immer Selbstuntersuchung, klinische Untersuchung und Mammographie in Kombination erfolgen; die Sensitivität der Mammographie liegt bei 80% bis 96%, die Spezifität um 95%.

Die Mammographie ist die sicherste Methode, Mikrokalzifikationen und Verdichtungen unter 1 cm zur Darstellung zu bringen (Abb. 1A–C, 2).

„Blind areas" der Mammographie sind

1. kranialer Mammabereich in Nähe des Musculus pectoralis major,
2. axillärer Ausläufer im oberen äußeren Quadranten und
3. Inframammärfalte.

Es ist immer ein Links-Rechts-Vergleich und ein Vergleich mit früheren Aufnahmen anzustreben.

Abb. 1 A. 67jährige Patientin. Derbe, 8 cm große Resistenz. Charakteristisches Bild der Mikroverkalkungen bei duktalem Karzinom: gruppierte kleinste Verkalkungen, bei Lupenbetrachtung mehr als 5 pro Quadratmillimeter, von unterschiedlicher Größe und Dichte, zumeist an Gangstrukturen orientiert (Karzinom)

Abb. 1 B. 43jährige Patientin. Klinisch unauffällig. Bild benigner intra- und periduktaler Verkalkungen als Beispiel typisch gutartiger Verkalkungsgruppen im Gegensatz zur Darstellung der Verkalkungen in Abb. 1 A (Plasmazell-Mastitis)

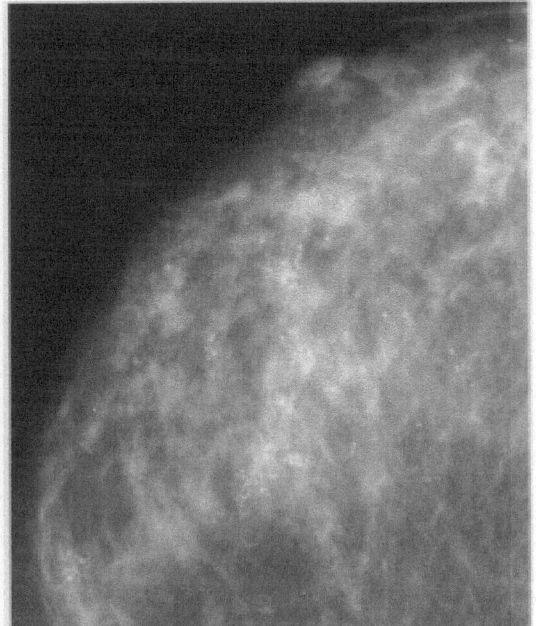

1 A

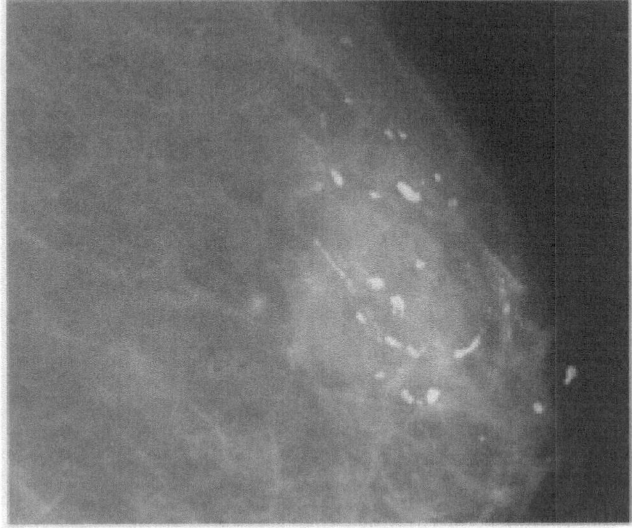

1 B

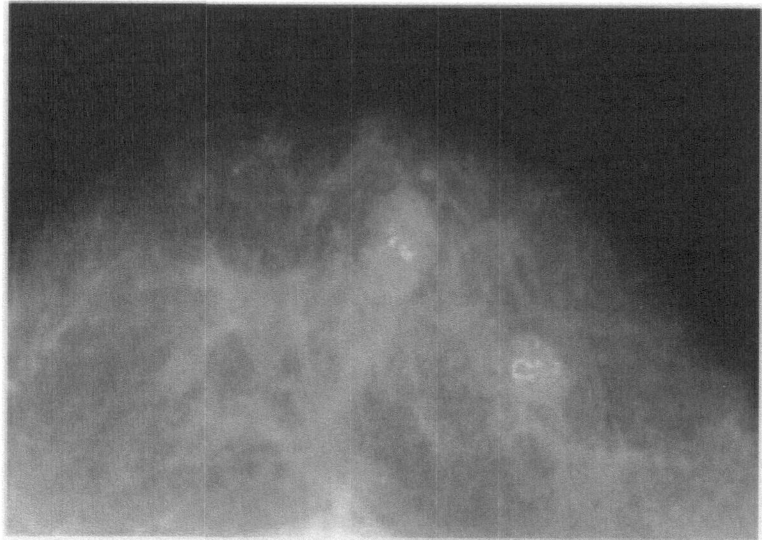

Abb. 1 C. 52jährige Patientin. Benigne Verkalkungen in zwei Blastomschatten (Fibroadenome mit popkornartigen zentralen Verkalkungen)

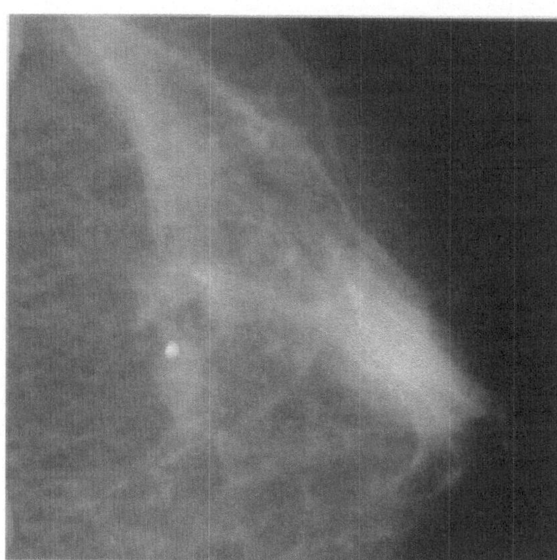

Abb. 2. 34jährige Patientin. Zufallsbefund einer zentralen Raffungsstruktur mit Darstellung von Mikroverkalkungen (Karzinom). Diese Strukturalteration. fehlte auf der Gegenseite, kaudal davon benigne Verkalkung (Mikrozyste). Der übrige Befund ist unauffällig

Technik der Mammographie

Screening-Protokolle verwenden meist eine 2-Ebenen- Mammographie; hiebei wird eine kranio-kaudale und üblicherweise eine schräge Aufnahme durchgeführt. Seltener erfolgt die 2-Ebenen-Mammographie mittels einer kranio-kaudalen und einer medio-lateralen Aufnahme. Bei allen fraglichen Fällen ist die 3-Ebenen-Mammographie mittels kranio-kaudaler, medio-lateraler und schräger Aufnahme durchzuführen, wobei der schrägen Aufnahme die Aufgabe zukommt, den axillären Parenchymausläufer gesondert darzustellen. Axilläre Lymphknoten sind mittels Mammographie schlecht untersuchbar. Nur bei Vorliegen erheblich vergrößerter Lymphknoten und vor allem vergrößerter und zentral nicht fettaufgehellter Lymphknoten (die meist auf der schrägen Projektion erkennbar sind) sollte eine ergänzende Aufnahme mit Zielregion Axilla erfolgen. Die Untersuchung mit einer einzigen Schrägaufnahme ist für den klinischen Bedarf ungenügend. In der Literatur [9] wird eine Verminderung der Sensitivität bis zu 11% angegeben.

Bei Verwendung von Film-Folien-Kombinationen und moderner Apparatetechnik liegt die mittlere Parenchymdosis der 3-Ebenen-Mammographie zwischen 0,1 und 0,3 rad (1–3 mGy). Die dadurch theoretisch induzierten Karzinome (zwei Karzinome über 35 Jahre pro einer Million mammographierter Frauen pro Jahr) stehen in keiner Relation zur natürlichen Inzidenz bzw. zur Rate aufdeckbarer Karzinome (800 Karzinome pro Jahr in der berechneten Altersgruppe).

Mammographische Bewertungskriterien

Der **benigne Tumor** (Abb. 3 A, B) ist glatt berandet, relativ wenig dicht, liegt in der Längsachse eines Mastions und verursacht keine mammographisch-palpatorische Größendiskrepanz. 6% der malignen Tumoren können als umschriebene Läsionen imponieren. Besonders gefährlich sind muzinöse und medulläre Karzinome sowie (selten!) intrazystische Karzinome. Eine zusätzliche Ultraschalluntersuchung ist erforderlich. Weitere Kriterien der Gutartigkeit sind Halo, Kapsel und kleine, runde Verschattung.

Der **maligne Tumor** (Abb. 4) zeigt Tumorkernschatten, Mikroverkalkungen (lediglich 40% der Tumoren weisen Mikroverkalkungen auf; kleine Verkalkungen sind nicht „Mikro"-Verkalkungen zu benennen), desmoplastische Reaktion, Hypervaskularität, umschriebene Verdickung eines Ganges, Dichte und irreguläres Aussehen in unterschiedlicher Kombination. Je nach Malignitätsverdacht sind weiterreichende Untersuchungen in folgender Reihenfolge erforderlich:

a) Beobachtungskontrolle in 6/6/12/12 Monaten

b) Probebiopsie, gezielt mittels Feinnadel, und

c) bei höherem Verdacht operative Probebiopsie.

Bei eindeutigem Karzinomverdacht ist die frühzeitige Entfernung in Form einer Operation erforderlich. Ein Dilemma zwischen „unnötiger Operation" und „verzögerter Diagnostik" tritt in ca. 10% der Fälle auf.

Eine asymmetrische, sternförmige Strukturunruhe ist außer bei Fettnekrose, alter Biopsie und sklerosierender Adenose malign.

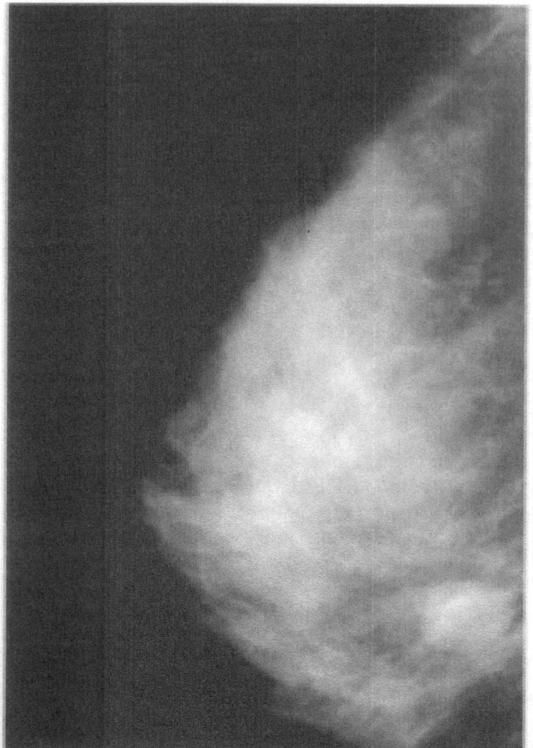

3 A

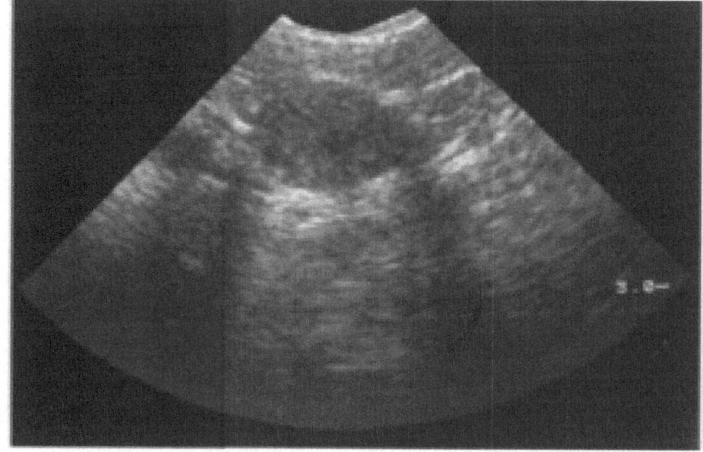

3 B

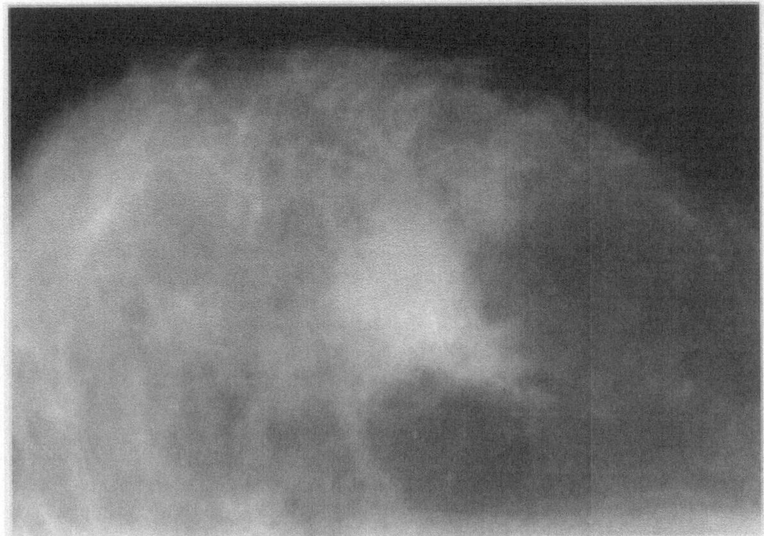

Abb. 4. 52jährige Patientin. Tastbare Resistenz von etwa 1,5 cm, klinisch nicht eindeutig malign. Typisches Bild der 1,5 cm großen Raffungsstruktur mit Mikroverkalkungen bei duktalem Karzinom neben einem größeren Parenchymrest

Zukunftsperspektiven

In der Verwendung der digitalen Radiographie ist ein großer Fortschritt der Mammographietechnik zu sehen, wobei durch Verbesserung der technischen Ausstattung und durch Eliminierung von Streustrahlung eine hoch auflösende Bildgebung ermöglicht und die Strahlendosis noch deutlich unter der heute üblichen mittleren Parenchymdosis liegen wird. Überdies ist eine verbesserte radiologische Ausbildung erforderlich.

Andere bildgebende Untersuchungsverfahren

Beim heutigen Stand der Technik ist die Mammographie durch kein anderes Verfahren ersetzbar und wird auch für die weitere Zukunft das einzige Verfahren

---

Abb. 3 A. 37jährige Patientin. Seit mehreren Monaten besteht eine tastbare verschiebliche Resistenz lateral und kaudal. Man erkennt die mammographischen Charakteristika des benignen Tumors, umgeben von einem „Halo"

Abb. 3 B. Sonographisch homogene Struktur und weitgehend glatte Berandung. Man erkennt diskrete tangentiale Echoschatten (Fibroadenom)

      E. Salomonowitz

bleiben, welches eine Frühdiagnose des Mammakarzinoms ermöglicht. Aufwendige Abbildungsverfahren, wie Computertomographie und magnetische Kernspinresonanz, kommen lediglich zur Darstellung ausgedehnter Tumoren oder zur Suche von Fernmetastasen zum Einsatz.

Die alternativen und ergänzenden (Ultraschall) bildgebenden Verfahren haben sich in klinischen Prüfungen als nicht geeignet für die Routine erwiesen, da sie geringere Sensitivität und Spezifität aufweisen als die Mammographie; allerdings bringen sie bei Abklärung einer Läsion zusätzliche Informationen.

Die **Sonographie** vermag zystische und solide Läsionen zu differenzieren und ist oft hilfreich bei Punktionen und postoperativen Kontrollen von zystoiden Veränderungen. Für die Diagnose kleiner Karzinome und für die Screeninguntersuchungen ist die Sonographie nicht geeignet [10, 11].

Die **Diaphanoskopie** ist eine Licht-Durchleuchtungstechnik mit Computerauswertung des reflektierten und transmittierten Lichts. Sie ist lediglich als experimentelle Untersuchungstechnik zu werten.

Die **Tele-** und **Kontaktthermographie** erbringen bei Vorliegen eines Karzinoms, welches weniger als 2 cm tief liegt, eine mögliche Gefäßmusterveränderung als indirekten Karzinomhinweis. Ab einer Tiefe von 2 cm ist die Thermographie zur Karzinomdiagnostik nicht geeignet, da ihre Sensitivität um 50% liegt.

Die **Computertomographie** vermag eine bekannte Läsion genau zu lokalisieren und ein Staging festzulegen; sie ist aber für die Diagnostik präklinischer und kleiner Karzinome ungeeignet. Die hohe Strahlenbelastung und der große Zeitaufwand sind für diesen Zweck nicht gerechtfertigt. Bei Vorliegen eines ausgedehnten Karzinoms ist die Computertomographie häufig empfehlenswert, um bei Rezidivierung Brustwandveränderungen vor plastischen Operationen nachzuweisen.

Das **MRI (Magnetic-Resonance-Imaging)** ist imstande, morphologisch zwischen soliden und flüssigen Läsionen zu unterscheiden, aber die Darstellung kleiner Karzinome ist durch die schlechte Auflösung nicht gewährleistet [12]. Auch kann die MR-Untersuchung bei soliden Läsionen benign und malign nicht differenzieren.

Diagnostisch-therapeutische Maßnahmen

Die Rolle des Radiologen liegt nicht nur in der Diagnose oder Vermutungsdiagnose eines Mammakarzinoms, sondern auch in der weiteren Abklärung.

Gezielte Nadelpunktion

Die Nadelpunktion wird mittels einer 22-Gauge-Nadel (Außendurchmesser: 0,8 mm) für zytologische Untersuchungen sowie mittels einer 18-Gauge-Nadel (Außendurchmesser: 1,2 mm) für histologische Untersuchungen durchgeführt.

Bei Verwendung der Feinnadel (22 G) ist die Verletzung von Gewebe nicht zu befürchten. Mit dieser Nadel werden radiologisch auch Hohlorgane gefahrlos perforiert und aus parenchymatösen Organen Gewebsproben entnommen. Das Punktat wird durch Aspiration gewonnen; sie erfolgt bei palpablen Läsionen frei, bei okkulten und kleinen Läsionen mittels Zielvorrichtung (stereotaktische Punktion) (Abb. 5 A–C).

Die „negative" Zytologie ist nicht aussagekräftig und muß in jedem Fall mit Klinik und mammographischem Befund in Übereinstimmung gebracht werden. Insgesamt ermöglicht die zytologische Abklärung die Diagnose des Mammakarzinoms in einem sehr frühen Stadium und vermeidet Verzögerungen bei der Diagnosestellung durch Absicherung der radiologischen und klinischen Befunde [13, 14].

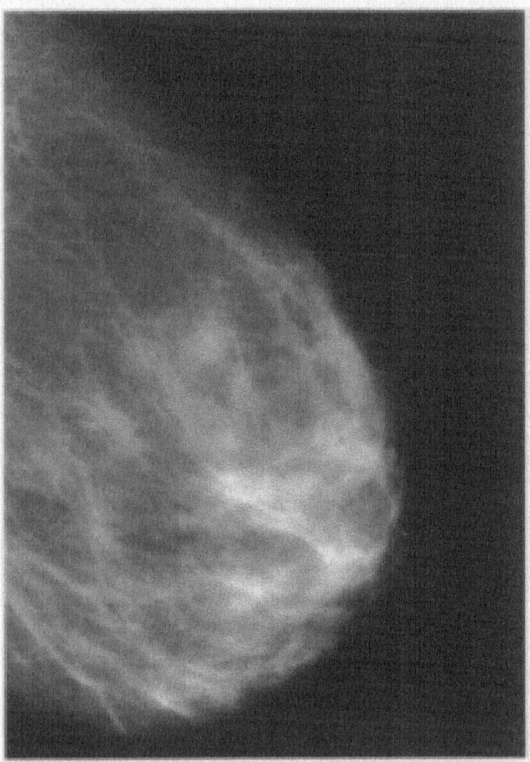

Abb. 5 A. 41jährige Patientin. Zufallsbefund einer Seitenasymmetrie durch umschriebene Strukturverdichtung in der linken Mamma in zwei Ebenen. Aus diesem Grund wurde eine stereotaktische Feinnadelpunktion mit Zielvorrichtung in zwei Ebenen durchgeführt

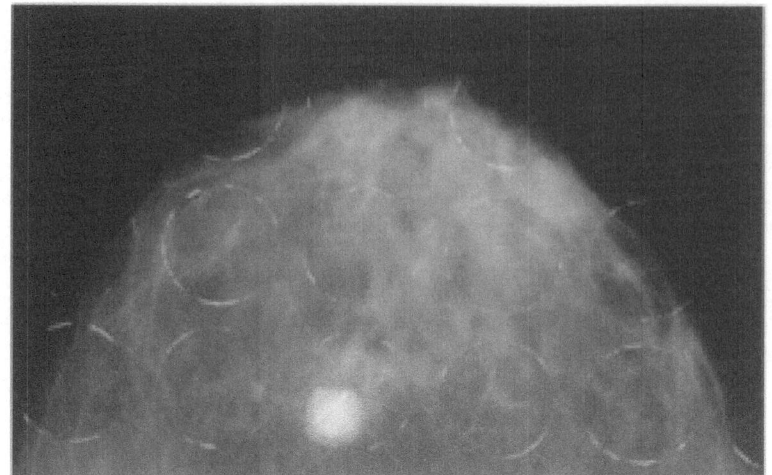

5 B

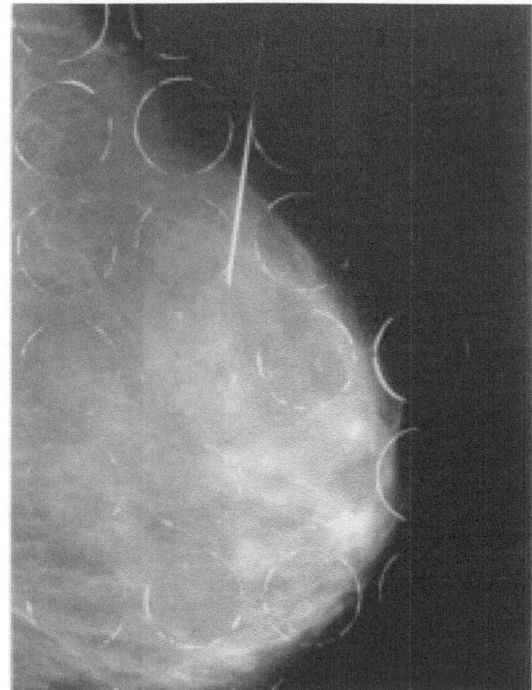

5 C

Duktographie

Die Duktographie (Galaktographie) ist bei Vorliegen einer isolierten unilateralen
Sekretion indiziert. Sie wird durch Sondierung des sezernierenden Ganges und
Instillation von wasserlöslichem Kontrastmittel mit dem Ziel, intraduktale Verän-
derungen (meist Papillome) nachzuweisen, durchgeführt (Abb. 6 A, B). Bei

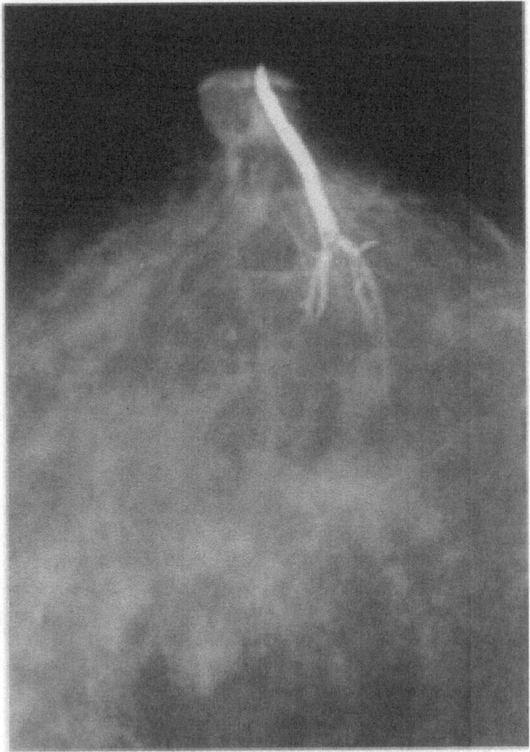

Abb. 6 A. 56jährige Patientin. Diskret blutig tingierte Sekretion. Darstellung eines intraduktalen Gewächses (Papillom) an der Aufzweigung der Gänge

Abb. 5 B. Entsprechend dem kürzesten Zugangsweg erfolgt die Punktion von kranial in
kranio-kaudaler Projektion

Abb. 5 C. Lagekontrolle: Die Nadelspitze liegt knapp vor der Läsion. Nun wird der
Mandrain entfernt und mittels Aspiration Zellmaterial aus dem Tumor entnommen
(Karzinom, präoperativ markiert, siehe Abb. 9 A–C)

      E. Salomonowitz

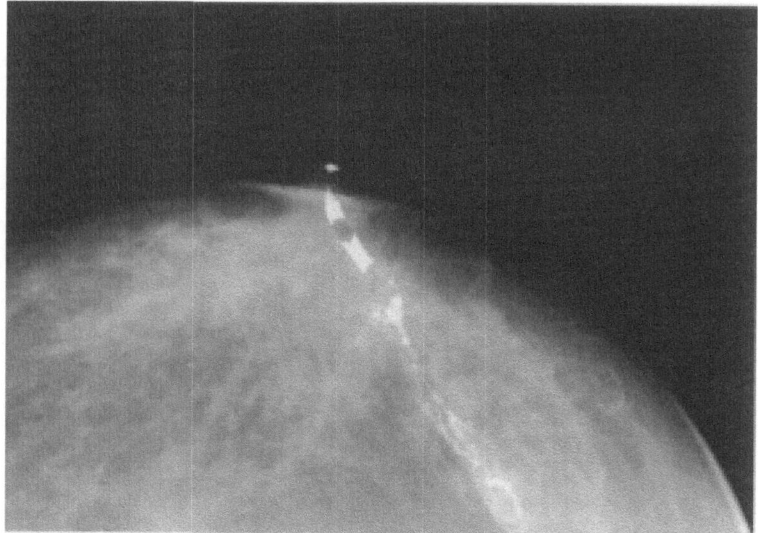

Abb. 6 B. 71 jährige Patientin. Intermittierende blutige Sekretion. Darstellung mehrerer
großer Papillome, charakterisiert durch polyzyklische Füllungsaussparungen mit raum-
forderndem Effekt

Vorliegen einer Papillomatose (multiple Papillome) soll das Karzinomrisiko nicht
erhöht sein; ein solitäres Papillom ist jedoch in 10% ein intraduktales Karzinom.
Vor und nach jeder Duktographie (unter Exprimierung des Kontrastmittels aus der
Mamilla, wodurch in Art einer Lavage Zellverbände herausgeschwemmt werden), erfolgt der zytologische Abstrich. Bei blutiger Sekretion ist in 80% ein
intraduktales Gewächs zu erwarten, bei gelblicher oder grünlicher Sekretion ist
die Inzidenz des Papilloms erheblich niedriger.

Pneumozystographie

Bei Vorliegen einer sonographisch nicht eindeutig blanden oder klinisch störenden Zyste in der Mamma wird eine Pneumozystographie in zwei Ebenen als
Doppelkontrastuntersuchung durchgeführt. Die Zyste wird punktiert, ein Teil der
Flüssigkeit abgesaugt und durch Luft ersetzt. Ziel der mammographischen Untersuchung ist der Nachweis einer glatten Berandung der Zyste (Abb. 7 A, B). In
lediglich 0,2% bis 0,4% ist ein intrazystisches Karzinom zu erwarten. Deshalb
soll die abpunktierte Flüssigkeit zytologisch untersucht werden. Die Pneumozystographie ist aber auch eine therapeutische Maßnahme: 50% der luftgefüllten
Zysten obliterieren nach einer einmaligen Intervention. Mehrfache Wiederho-
lungen sind möglich und ersetzen eine mutilierende Operation.

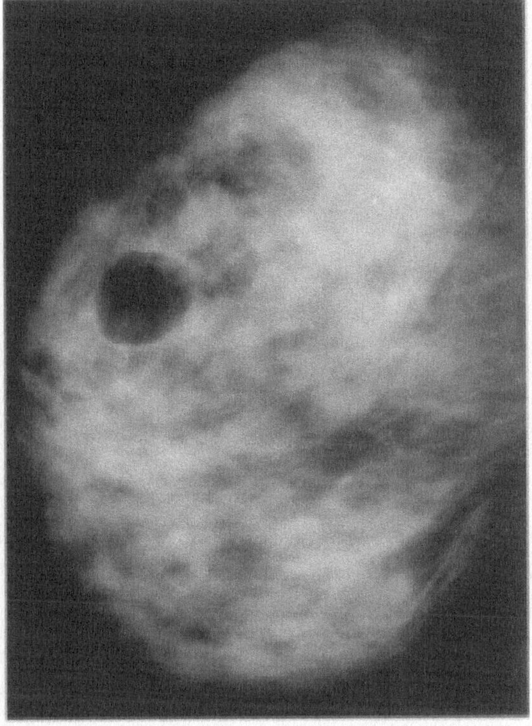

Abb. 7 A. 52jährige Patientin. Palpable, klinisch benigne Resistenz. Sonographie: Zyste, charakterisiert durch Echofreiheit, glatte Berandung, nachfolgender Schallverstärkung und tangentialen Schallschatten. Die Pneumozystographie zeigt die zystoide Struktur glatt begrenzt. Der zytologische Befund ist unauffällig. Sechs Monate später war klinisch und sonographisch kein Rezidiv nachweisbar

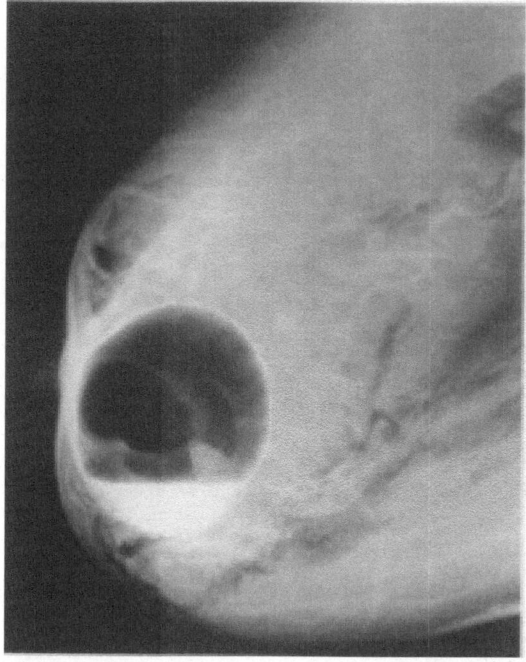

Abb. 7 B. 81jährige Patientin. Pneumozystographie bei 4 cm großer Raumforderung, sonographisch zeigte sich eine Zyste mit wandständigem Inhalt. Aufgrund eines stark reduzierten Allgemeinzustands der Patientin wurde statt einer primären Exzision die Pneumozystographie mit zytologischer Untersuchung des Zysteninhalts durchgeführt. Benignes Zellbild bei Zystenwandpapillom. Die Zyste hat sich wieder gefüllt, und der gesamte Komplex wurde letztlich in Lokalanästhesie entfernt

Präoperative Lokalisierung

Nach dem Nachweis einer verdächtigen Läsion liegt eine weitere Aufgabe des Radiologen in der präoperativen Lokalisierung. Diese erfolgt stereotaktisch oder mittels 2-Ebenen-Technik (Abb. 8 A–C) durch gezieltes Einführen eines feinen Drahtes in die oder durch Farbstoffmarkierung der Läsion.

Die **Präparatradiographie** ist unbedingt nach der Operation anzuschließen, um den verdächtigen Bezirk im Präparat (z. B. mit einer Nadel, Abb. 9 A–C) nachzuweisen und für den Pathologen zur Schnellschnittuntersuchung zu markieren [15].

Die **Abszessdrainage** erfolgt durch Punktion und Einführung eines ein- oder zweilumigen Katheters, der eine Spül-Saugdrainage ermöglicht.

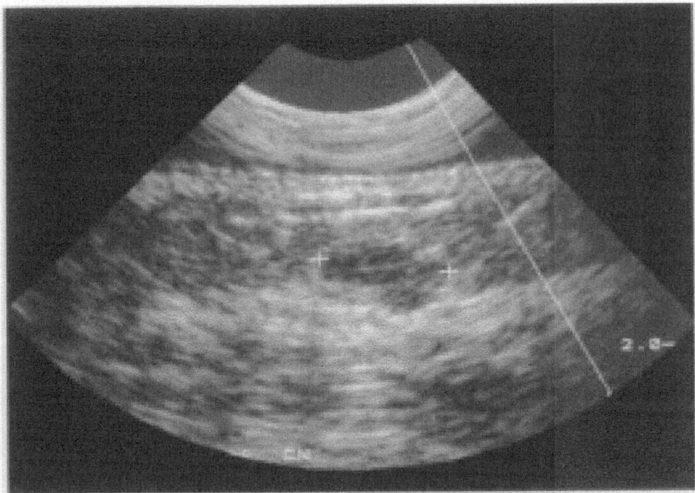

Abb. 8 A. 36jährige Patientin. Neu aufgetretene Resistenz knapp paraareolär medial und kaudal in der linken Brust. Sonographisch zeigt sich eine gelappte echoarme Läsion vom Typ „Fibroadenom" ohne wesentliche Schallattenuation, ohne Charakteristika der Zyste und mit welliger Konturierung

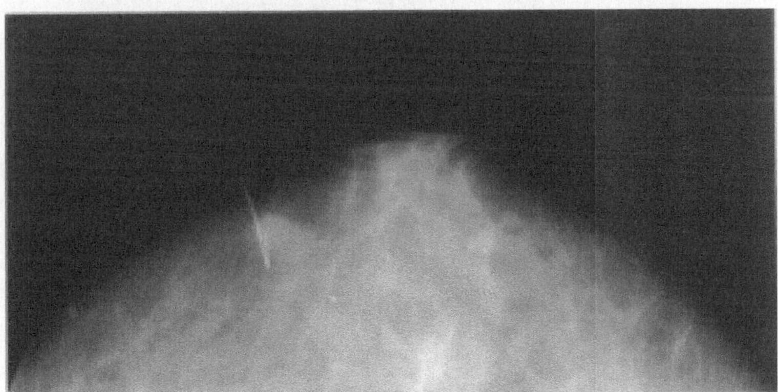

Abb. 8 B und C. Die präoperative Lokalisation erfolgte mittels stereotaktischer Zielvorrichtung bei der am Bauch liegenden Patientin und bei hängender bzw. hängend eingespannter Brust. Die Zielvorrichtung fertigt zwei Aufnahmen im 30 Grad-Winkel an. Eine Elektronik errechnet Winkel und Tiefe der Nadelführung. Durch die liegende Nadel wird der Widerhakendraht eingeführt, in diesem Fall paraareolär, um dem Chirurgen die Möglichkeit des Areola-Randschnittes zu geben. Die Aufnahmen stellen die Beobachtungskontrolle der Drahtlage in zwei Ebenen dar (Frühkarzinom; zu beachten sind die diskreten Tumorausläufer, die Läsion ist nicht glatt berandet)

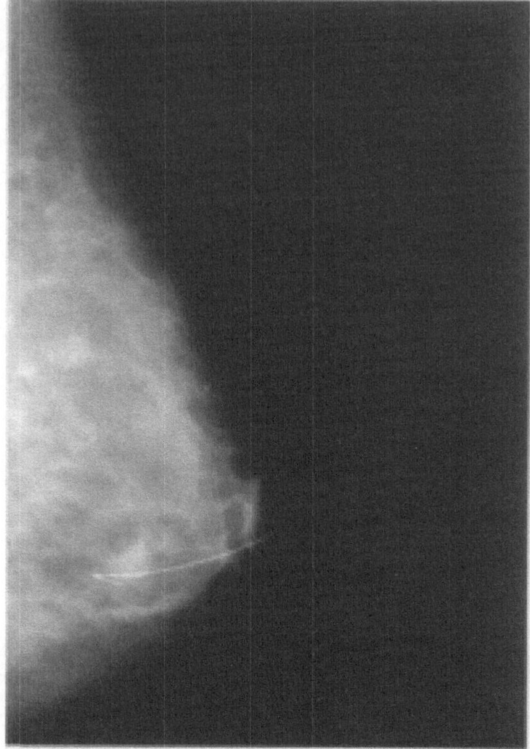

Abb. 8 C

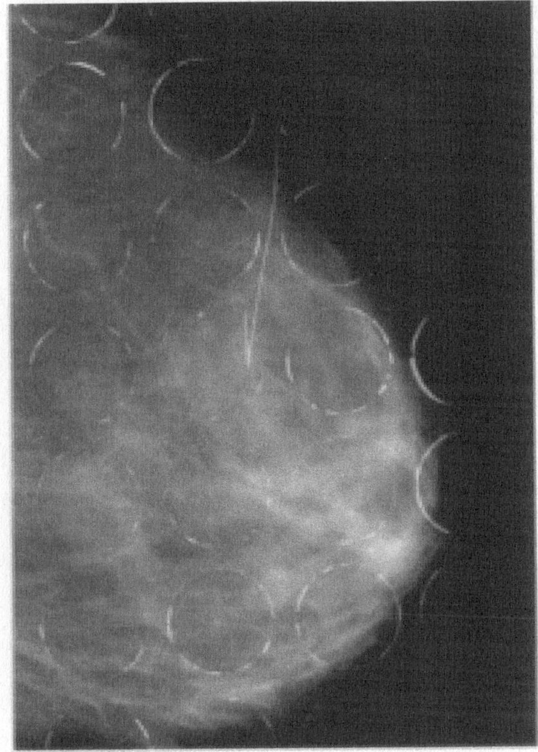

Abb. 9 A. Patientin von Abb. 5, nun mit im Tumor liegender Lokalisationsnadel

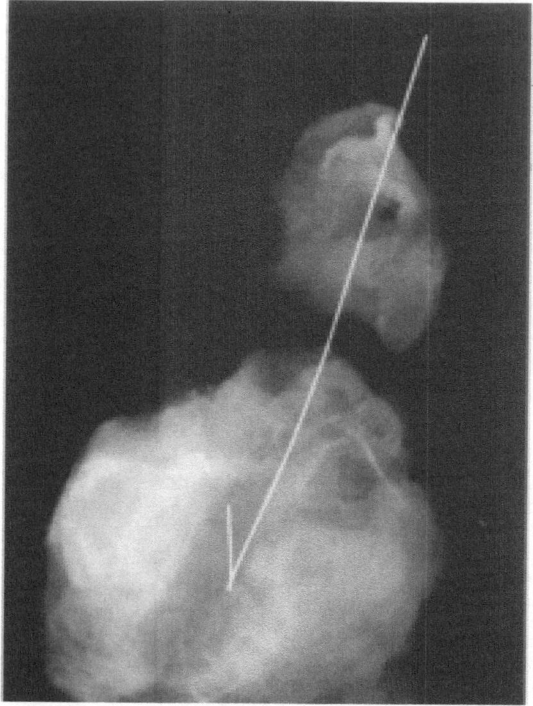

Abb. 9 B. Intraoperatives Präparatradiogramm (zerschnitten, jedoch ohne Tumor auf der Schnittfläche)

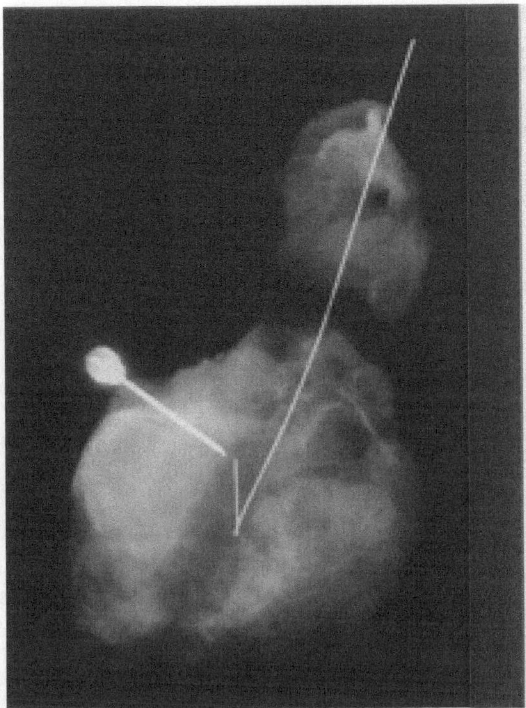

Abb. 9 C. Markierung des Tumors im Präparat für die Gefrierschnittuntersuchung

Radiologische Problemzonen: Die dichte Brust

In der dichten Brust von Jugendlichen und Laktierenden können direkte Karzinomzeichen, wie beispielsweise eine umschriebene Gewebsverdichtung, durch die überlagernden Strukturen maskiert werden. Hier ist die klinische Nachsorge und eventuell eine Sonographie unbedingt erforderlich. Nur dadurch können Veränderungen der Struktur rechtzeitig aufgedeckt werden. Karzinome bei Laktierenden sind selten.

Die Mastopathie ist ein „Sammeltopf" für verschiedene proliferative Veränderungen der Mamma und ergibt für den Ungeübten ein unruhiges Bild, das häufig zu Fehlinterpretationen führt (Abb. 10 A, B).

Nach Teilresektion und Strahlentherapie, vor allem interstitieller Behandlung, werden die Strukturen der Mamma durch narbige Veränderungen erheblich verdichtet und sternförmig. Probeexzisionen sollten daher nicht leichtfertig indiziert werden. Im Rahmen der Bestrahlung kommt es zu einer Vermehrung der fibrösen

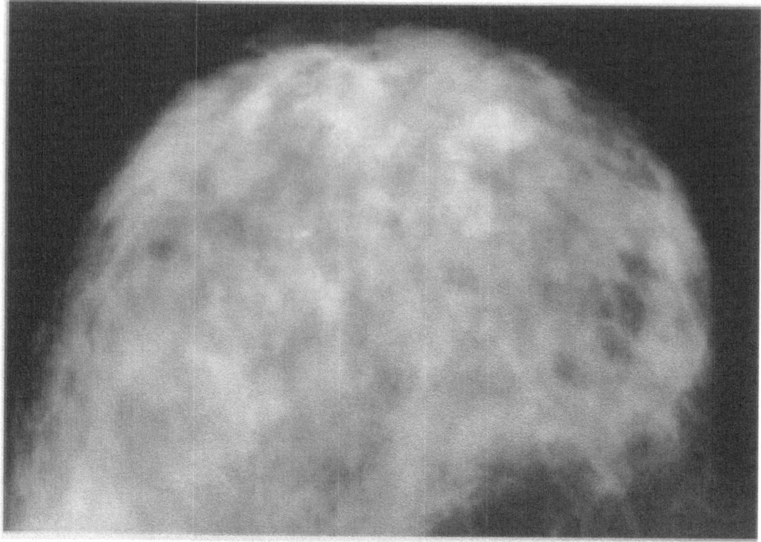

Abb. 10 A. 53jährige Patientin. Bild der mittel- bis grobknotigen Mastopathie, bedingt durch lobuläre Hyperplasie. Zu beachten sind die zahlreichen benignen Blastomschatten, bedingt durch die Umbauvorgänge. Keine Malignitätskriterien

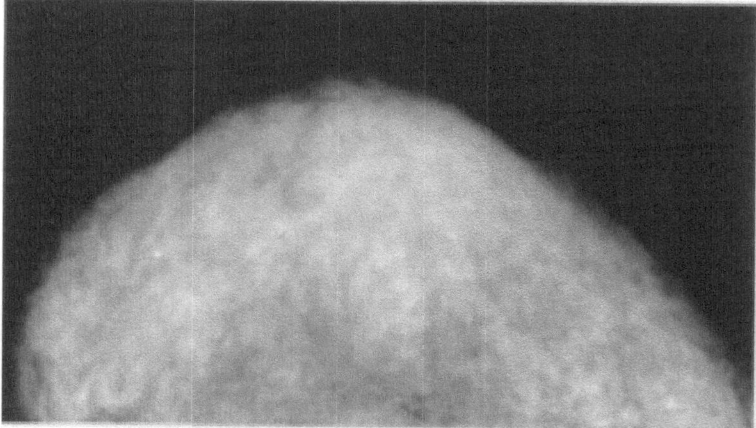

Abb. 10 B. 46jährige Patientin. Bild der kleinknotigen Mastopathie, in erster Linie bedingt durch duktale Hyperplasie. Eine histologische Zuordnung der „Mastopathien" mittels Radiogramm ist nicht möglich. Ebenso ist naturgemäß keinerlei Aussage über proliferative Aktivität oder etwaige Zellatypien möglich. Benigne Verkalkungen. Keine Malignitätskriterien

Strukturen, und die Aufdeckung von Rezidivtumoren und ihre Differenzierung von narbigen Veränderungen werden durch ein Begleitödem erschwert [16].

Die Differenzierung eines Karzinomrezidivs von einer Narbe ist radiologisch schwierig. Diagnostische Unsicherheit führt häufig zur „unnötigen" Exzision auffälliger und suspekter Bezirke. Die dadurch entstehenden Gewebsveränderungen erschweren eine mammographische Kontrolle erheblich.

Radiologische Nachsorge

Die Mammographie und die erweiterten bildgebenden diagnostischen Untersuchungstechniken der Mamma sind komplexe Verfahren, welche Expertenwissen und viel Erfahrung erfordern. Aus diesem Grunde sollten diese Untersuchungen zentral an jenen Stellen durchgeführt werden, wo entsprechende Teams, die auch die rationelle Diagnostik und Nachsorge bei Krebspatientinnen übernehmen sollten, vorhanden sind. Dies betrifft **Staging** und **Früherfassung von Metastasen** (Lunge, Leber, Skelett, Hirn) sowie von etwaigen **loko-regionalen Veränderungen.**

60% der radikal operierten Patientinnen entwickeln im weiteren Krankheitsverlauf Fernmetastasen; am häufigsten im Skelett (50%), Lunge (25%), Leber (20%) und Gehirn (10%). 4% bis 10% der Patientinnen entwickeln einen Zweittumor in der kontralateralen Brust. Die Nachsorge einer operierten Mammakarzinompatientin umfaßt radiologisch somit postoperativ die Skelettszintigraphie, die Thoraxaufnahme und die Sonographie der Leber. Bei neurologischer Symptomatik muß eine Computertomographie des Gehirns durchgeführt werden. Die kontralaterale Mammographie erfolgt in jährlichen Abständen.

Literatur

1. Bassett LW, Gold RH (1988) The evolution of mammography. AJR 150:493
2. Kopans DB, Meyer JE, Sadowsky N (1984) Breast imaging. N Engl J Med 310:960
3. Moskowitz M (1984) Mammography to screen asymptomatic women for breast cancer. AJR 143:457
4. Sickles EA (1984) Mammographic features of „early" breast cancer. AJR 143:461
5. Feig SA (1988) The importance of supplementary mammographic views to diagnostic accuracy. AJR 151:40
6. Sickles EA (1988) Practical solutions to common mammographic problems: tailoring the examination. AJR 151:31
7. Feig SA (1984) Radiation risk from mammography: is it clinically significant? AJR 143:469
8. Bauer M, Schulz-Wendtland R, Fournier D (1988) Mamographie-Reihenuntersuchung: ein Weg zur Reduzierung der Mortalität des Mammakarzinoms? Radiologe 28:95
9. Sickles EA, Weber WN, Galvin HB, et al (1986) Baseline screening mammography: one vs two views per breast. AJR 147:1149

10. Guyer PB, Dewbury KS (1988) Sonomammography in benign breast disease. Br J Radiol 61:374
11. Jackson VP, Rothschild PA, Kreipke DL, et al (1986) The spectrum of sonographic findings of fibroadenoma of the breast. Invest Radiol 21:34
12. Dash N, Lupetin AR, Daffner RH, et al (1986) Magnetic resonance imaging in the diagnosis of breast disease. AJR 164:119
13. Gent HJ, Sprenger E, Dowlatshahi K (1986) Stereotaxic needle localization and cytological diagnosis of occult breast lesions. Ann Surg 204:580
14. Homer MJ (1987) Preoperative needle localization of lesions in the lower half of the breast. AJR 149:43
15. Stomper PC, Davis SP, Sonnenfeld MR, et al (1988) Efficacy of specimen radiography of clinically occult noncalcified breast lesions. AJR 151:43
16. Salomonowitz E, Frank W, Youssefzadeh S (1990) Bessere Beurteilbarkeit posttherapeutischer Mammogramme durch Zweifach-Expositionstechnik. Fortschr Röntgenstr 152:574

Die operative Therapie des Mammakarzinoms mit besonderer Berücksichtigung des brusterhaltenden Eingriffs

G. Berlakovich und R. Jakesz

Historische Einleitung

Halsted [1] publizierte im Jahre 1894 erstmals seine Methode der radikalen Mastektomie, die sich durch en bloc-Resektion von Brust samt darüberliegender Haut sowie axillären Lymphknoten und Musculus pectoralis major und minor auszeichnet. Mit dieser Technik ist es erstmals gelungen, die lokale Rezidivrate von vorher etwa 50% auf 6% zu senken. Die radikale Mastektomie war ein bedeutender Fortschritt in der Mammachirurgie, indem es gelungen ist, bei einem Großteil der Patientinnen mit Mammakarzinom lokale Kontrolle über das Tumorgeschehen zu erreichen. Zwangsläufig erfolgte eine Heilung durch die Operation nur bei jenen Patientinnen, die zum Zeitpunkt der Operation noch keine Organmetastasen aufwiesen.

Die Kontrolle der Fernmetastasierung durch eine Ausweitung des operativen Eingriffs – wie z. B. Mitresektion der Thoraxwand, wie von Haagensen [2] oder Urban und Baker [3] beschrieben – ist deshalb nicht gelungen, weil das Überleben der Patientinnen zum Zeitpunkt der Operation weitestgehend determiniert ist. Es wurden daher in der Folge Methoden, die bei vergleichbarer lokaler Radikalität wesentlich weniger mutilierend erschienen, entwickelt. So hat die von Patey oder auch Auchincloss [4] beschriebene modifiziert radikale Mastektomie mit Erhaltung des Musculus pectoralis major bzw. des Musculus pectoralis major und minor seit 1970 zunehmende Bedeutung erlangt. In den Jahren von 1960 bis 1970 war das Verhältnis von radikaler Mastektomie zu modifiziert radikaler Mastektomie 5,5 : 1; im Jahre 1977 bereits 1 : 2,8 [5]. Mitte der 70er Jahre erschienen die ersten Berichte über eine weitere lokale Einschränkung des chirurgischen Verfahrens zur Therapie des Mammakarzinoms. Die ersten Publikationen, die randomisiert brusterhaltende Therapie mit Mastektomie vergleichen, stammen von Veronesi [6] und Fisher [7].

Brusterhaltende Verfahren

Terminologie

In den verschiedenen Publikationen über brusterhaltende Verfahren werden recht unterschiedliche chirurgische Techniken beschrieben. Harris [8] hat versucht, eine einheitliche Terminologie zu definieren:

Entfernung des Primärtumors

Tumorektomie (Exzision): Entfernung des Tumors im Gesunden mit minimaler Mitexzision gesunden Gewebes (mikroskopische Kontrolle freier Ränder)
Segmentale Mastektomie (partielle Mastektomie, weite Exzision): Entfernung des Tumors unter Resektion von 1–2 cm gesunden Gewebes (Abb. 1 A–D) (mikroskopische Kontrolle freier Resektionsränder)

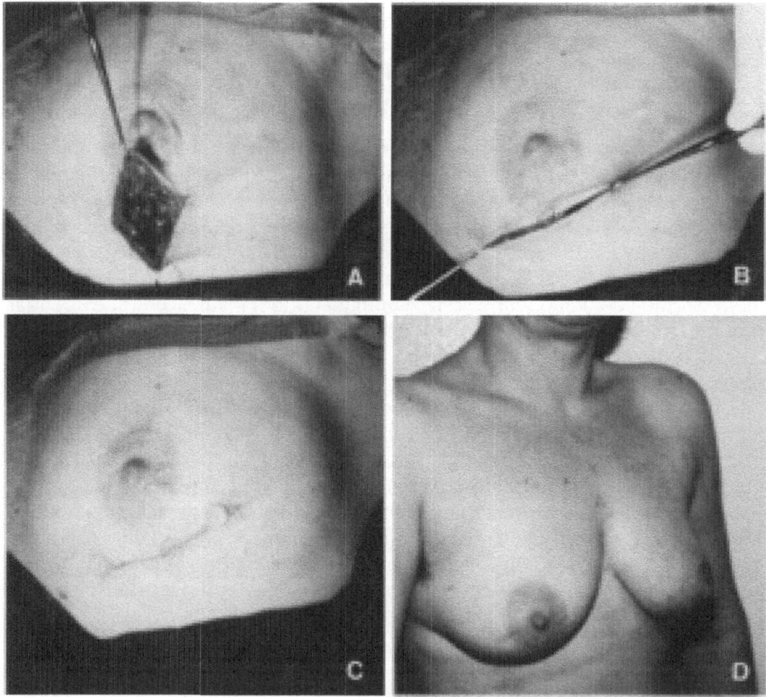

Abb. 1. Segmentale Mastektomie. **A** Resektion 1–2 cm im gesunden Gewebe, **B** Adaptation der Wundränder mit zwei Einzinker, **C** Intrakutan-Naht, **D** Kontur der Brust bleibt gewahrt

Quadrantenresektion: En bloc-Entfernung des gesamten tumortragenden Quadranten mit darüberliegender Haut sowie der Faszie des Musculus pectoralis major (Abb. 2 A–D)

Axilläre Lymphadenektomie

Sampling: Entfernung von Lymphknoten *ohne definitive anatomische Grenze*
Untere axilläre Dissektion: Entfernung der ersten Lymphknotenstation der Axilla vom lateralen Rand des Musculus latissimus dorsi bis zum lateralen Rand des Musculus pectoralis minor
Dissektion der ersten und zweiten Station: En bloc-Entfernung der unteren und mittleren Anteile des axillären Fettgewebes vom lateralen Rand des Musculus latissimus dorsi bis zum medialen Rand des Musculus pectoralis minor
Komplette axilläre Lymphadenektomie (Station 1–3): Entfernung des gesamten Lymph-Fettgewebes vom lateralen Rand des Musculus latissimus dorsi einschließlich des Apex axillae

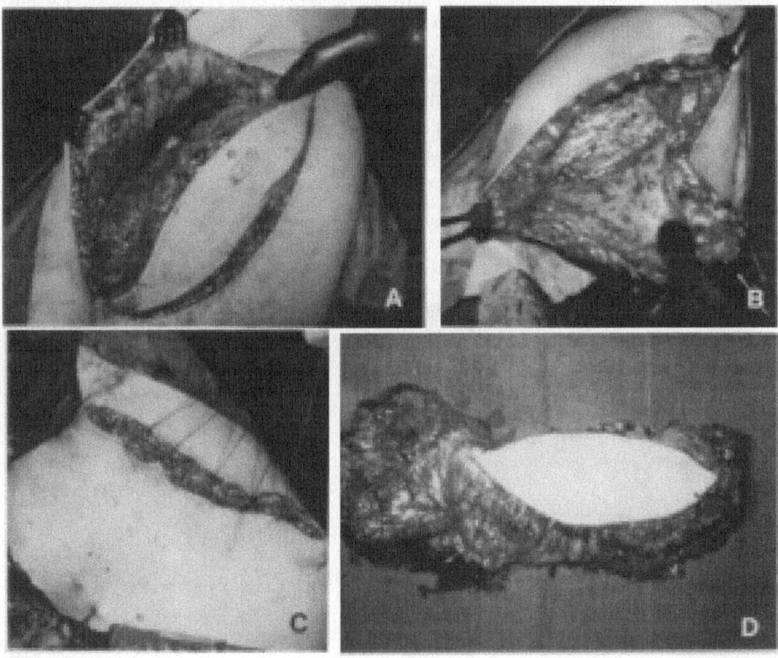

Abb. 2. Quadrantenresektion. **A** Spitzovaläre Inzision über dem Tumor, **B** Resektion inklusive der Faszie des Musculus pectoralis major, **C** Drainage der Axilla mit Saugdrain, **D** En-bloc resezierter Quadrant mit axillärem Lymphfettgewebe

Als Methode der Wahl für den brusterhaltenden Eingriff gilt die segmentale Mastektomie mit *Dissektion* der ersten und zweiten Lymphknotenstation (bzw. komplette axilläre Lymphadenektomie), um eine sichere Resektion im Gesunden sowie ein adäquates Staging zu gewährleisten. Falls sich die Lymphknoten intraoperativ als sicher befallen erweisen, sollte in allen Fällen der Apex axillae mitreseziert werden.

Technische Faktoren bei brusterhaltender Therapie

Margolese [9] hat in seiner Arbeit bedeutende Richtlinien bezüglich des chirurgisch-technischen Vorgehens zusammengefaßt.

Die Inzision sollte direkt über dem Tumor erfolgen, wobei die Schnittführung nach Möglichkeit, d. h. wenn keine Hautinfiltration vorliegt, zirkulär oder quer erfolgt (Abb. 3 A, B), also in Hautspaltrichtung. Besteht dagegen eine Hautinfiltration, so wird eine radiäre Exzision der Haut durchgeführt (Abb. 4).

Im Gegensatz zur modifiziert radikalen Mastektomie ist bei der segmentalen Mastektomie (anderes onkologisches Prinzip) die Präparation eines dünnen Hautlappens nicht erwünscht, da das belassene subkutane Fettgewebe die natürliche Form der Brust erhält. Bei sorgfältiger Blutstillung ist keine Drainage notwendig.

Die genaue Beurteilung der Resektionsränder durch den Pathologen ist von großer Bedeutung. Der obere und laterale Rand des Präparats sollte markiert werden, um dem Pathologen die genaue Orientierung zu ermöglichen. Besteht schon bei der makroskopischen Begutachtung ein Zweifel darüber, daß tumorfreie Resektionsränder vorliegen, so muß Gewebe nachreseziert und mittels Gefrierschnitt sofort beurteilt werden.

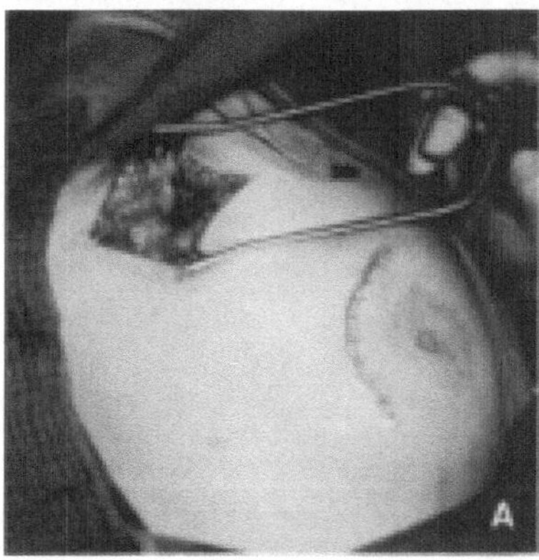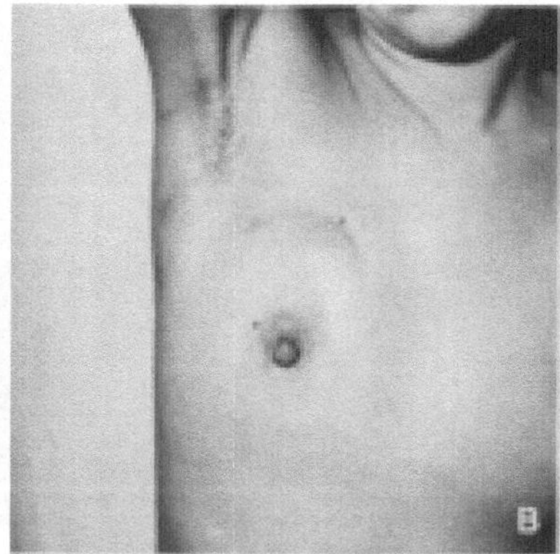

Abb. 3. Zirkuläre Inzision. **A** Inzision direkt über dem Tumor in Hautspaltrichtung und gesonderte axilläre Inzision, **B** keine narbige Schrumpfung

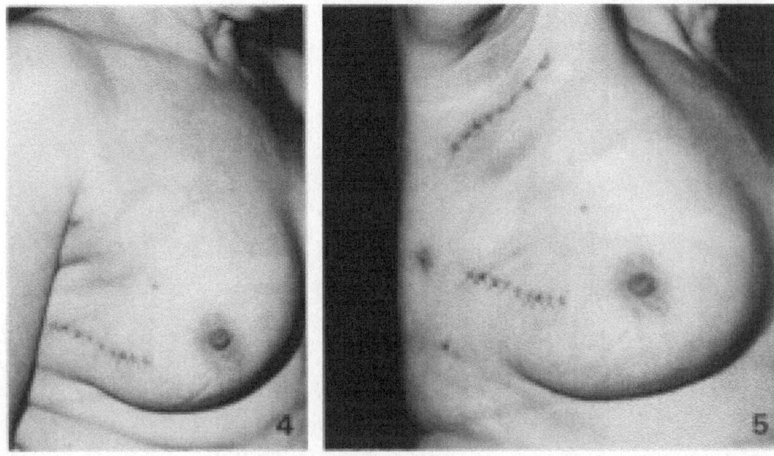

Abb. 4. Radiäre Inzision. Bei Hautinfiltration radiäre Inzision unter Mitnahme der infiltrierten Haut

Abb 5. Axilläre Inzision. In jedem Fall, auch bei Tumoren im äußeren oberen Quadranten, gesonderte Inzision

Für die axilläre Dissektion sollte eine gesonderte Inzision angestrebt werden, auch bei Tumoren, die im äußeren oberen Quadranten liegen (Abb. 5), und zwar entweder quer oder längs, parallel zum oberen Rand des Musculus pectoralis major. An der I. Chirurgischen Universitätsklinik hat sich die quere Inzision in Hautspaltrichtung besonders bewährt. Die Technik der axillären Dissektion bezüglich der Darstellung der Vena axillaris und der Schonung des Nervus thoraco-dorsalis und Nervus thoracicus longus unterscheidet sich bei brusterhaltender Therapie und Mastektomie nicht. Die histologische Untersuchung sollte zumindest zehn Lymphknoten umfassen. Die axilläre Wundhöhle wird wegen der Lymphsekretion des verbleibenden Brustdrüsengewebes mit einer Saugdrainage, die etwa 5–7 Tage belassen wird, versorgt.

Bezüglich der Kosmetik sollte nicht nur großes Augenmerk auf die Art der Inzision und Blutstillung gelegt werden, sondern auch darauf, daß die Kontur der Brust nicht wesentlich geändert (Abb. 1 A–D; kein Saugdrain in der Tumorexzisionsstelle) und eine Mamillendivergenz möglichst vermieden wird.

Eigene Ergebnisse der brusterhaltenden Therapie des Mammakarzinoms

Im eigenen Krankengut zeigt der Vergleich von brusterhaltender Therapie versus Totaloperation beim Mammakarzinom von 1970 bis 1988 einen deutlichen Trend zugunsten der brusterhaltenden Therapie. Wurde in den Jahren 1970 bis

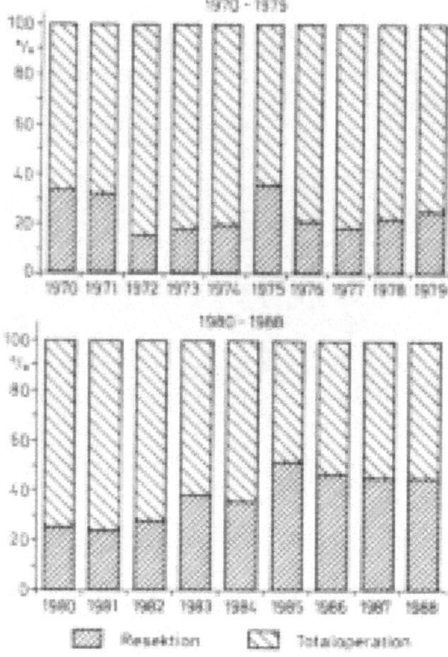

Abb 6. Brusterhaltende Operationen versus Totaloperationen von 1970 bis 1988 (Krankengut der I. Chirurgischen Universitätsklinik, Wien)

1975 in 24% der Fälle ein brusterhaltendes Verfahren gewählt, so zeigt sich in den letzten 5 Jahren eine Steigerung um 20%, d. h. in durchschnittlich 44% von Patienten mit Mammakarzinom konnte eine brusterhaltende Operation durchgeführt werden (Abb. 6).

Bevor auf die Ergebnisse der Literatur eingegangen wird, sollen im folgenden die eigenen Erfahrungen mit brusterhaltender Therapie des Mammakarzinoms verglichen werden.

Tabelle 1. Brusterhaltende Operationen wegen Mammakarzinom (n = 91) von 1970 bis 1976 – Retrospektive Analyse

	Patientenzahl n	Lokalrezidiv n (%)	Axilläres Rezidiv n (%)
Quadrantenresektion			
mit axillärer Dissektion	27	2 (7)	0 (0)
mit Lymphknotensampling	28	1 (4)	5 (18)
ohne axilläre Revision	36	4 (11)	6 (17)

Zwischen den Jahren 1970 und 1976 wurden an der I. Chirurgischen Universitätsklinik in Wien 91 Patienten wegen Mammakarzinom brusterhaltend operiert und 1984 einer retrospektiven Analyse unterzogen.

Tabelle 1 zeigt, daß bei den Patienten mit brusterhaltender Therapie in Form einer kompletten Quadrantenresektion das Vorgehen in der Axilla zu dieser Zeit noch nicht standardisiert war. Von diesen 91 Patienten erhielten 27 eine komplette axilläre Dissektion; bei 28 wurde lediglich eine Lymphknotenexstirpation im Sinne eines Samplings vorgenommen. Bei 36 Patienten erfolgte keine Revision der Axilla. Bei einer etwa 10jährigen Nachbeobachtungszeit entwickelten in der ersten Gruppe zwei Patienten ein intramammäres Lokalrezidiv, eine Patientin aus Gruppe 2 und vier Patienten (11%), bei denen die Axilla nicht revidiert worden war. Bezüglich des axillären Lymphknotenrezidivs konnte festgestellt werden, daß erwartungsgemäß die axilläre Dissektion dieses zu 100% im eigenen Krankengut verhindert. Von den Patienten mit einem Lymphknotensampling entwickelten 5 (18%) ein Lymphknotenrezidiv und mußten nachoperiert werden; aus der Gruppe ohne axilläre Revision sechs Patienten (17%). Von diesen 91 Patienten wurden postoperativ insgesamt 20 Patienten aus allen drei Gruppen mit den damals zur Verfügung stehenden Mitteln nachbestrahlt.

Tabelle 2. Brusterhaltende operative Therapie in Kombination mit adäquater Radiatio von 1982 bis 1989 – Patientencharakteristika

	Patientenzahl	%
Gesamt	311	
T<2	232	78
T2–3	55	18
T>3	11	4
N0	202	67
N1–3	70	23
N>3	28	9
Nx	11	
G1	53	22
G2	108	44
G3	83	34
Gx	67	
ER+	145	58
ER–	106	42
ERx	60	
PgR+	120	49
PgR–	126	51
PgRx	65	

T Primärtumorstadium; *N* Lymphknotenstatus; *G* Differenzierungsgrad; *x* unbekannt; *ER* +/– Östrogenrezeptor >/< 10 fmol/mg Protein im Zytosol; *PgR* +/– Progesteronrezeptor >/< 10 fmol/mg Protein im Zytosol

Die Ergebnisse lassen sich dahingehend interpretieren, daß es auch ohne standardisierte Nachbestrahlung möglich ist, das intramammäre Rezidiv in annehmbaren Grenzen zu halten, wenn die Operation mit richtiger Indikation ausgeführt wird, daß jedoch lediglich die komplette Dissektion in der Lage ist, das axilläre Lymphknotenrezidiv zu verhindern, und daß es nicht genügt, einige vielleicht vergrößerte Lymphknoten aus der Axilla zu exstirpieren.

Beginnend mit 1982, wurden in der Mehrzahl der Patienten bis auf solche, die über 75 Jahre waren, einen gut differenzierten Tumor besaßen und keine axillären Lymphknotenmetastasen aufwiesen, eine perkutane Strahlendosis von 45 Gy (Gray) und eine interstitielle Strahlendosis mittels Iridiumspickung zwischen 13 Gy und 16 Gy verabreicht. Als chirurgische Therapie wurde die segmentale Mastektomie bevorzugt. Bei allen Patienten erfolgte eine komplette axilläre Dissektion. In diesem Zeitraum wurden 311 Patienten operiert, wobei die Patientencharakteristika aus Tabelle 2 zu entnehmen sind.

Der Patientencharakteristik ist zu entnehmen, daß bei drei Viertel aller Patienten ein Tumor mit einem Durchmesser von kleiner als 2 cm brusterhaltend operiert wurde und nur in Ausnahmefällen, d. h. wenn die Patientin der Ablatio nicht

Tabelle 3. Brusterhaltende operative Therapie in Kombination mit adäquater Radiatio

	Patientenzahl (n=311) n (%)	N− (n=187) n (%)	N+ (n=78) n (%)
Lokalrezidiv	7 (2,3)	5 (2,7)	2 (2,6)
Fernmetastasen	23 (7,4)	7 (3,7)	16 (20,5)
Kombination	5 (1,6)		
davon verstorben	25 (8,0)		

$N-$ Lymphknotennegativ; $N+$ Lymphknotenpositiv

Tabelle 4. Ergebnisse nach brusterhaltender Therapie in Kombination mit adäquater Radiatio

	Patientenzahl n	Lokalrezidiv %	Fernmetastasen %	Kombination %
Gesamt	311	2,3	7,4	1,6
N−	187	2,7	3,7	1,0
N+	78	2,6	20,5	3,2
ER+	145	1,3	2,8	2,1
ER−	106	3,8	12,0	1,4
PgR+	120	1,7	2,4	0,8
PgR−	126	2,4	15,0	3,3

$N-$ Lymphknotennegativ; $N+$ Lymphknotenpositiv; $ER+/-$ Östrogenrezeptor >/< 10 fmol/mg Protein im Zytosol; $PgR+/-$ Progesteronrezeptor >/< 10 fmol/mg Protein im Zytosol

zustimmte, eine Tumorgröße von über 3 cm brusterhaltend operiert wurde. Bei zwei Drittel aller Patienten lagen keine axillären Lymphknotenmetastasen vor, sodaß es sich, generell gesehen, um ein prognostisch relativ günstiges Krankengut handelt. 11 Patienten wurden in der Axilla nicht operiert. Es waren dies solche, bei denen sich erst bei der histologischen Untersuchung im Paraffinschnitt der maligne Charakter herausstellte und die eine axilläre Revision verweigerten. Nach einer medianen Nachbeobachtungszeit von 3 1/2 Jahren entwickelten von diesen 311 Patientinnen 2,3% ein lokales Rezidiv, 7,4% Fernmetastasen und 1,6% eine Kombination von Lokal- und Fernmetastasen (Tabelle 3). Wenn man nun nach Prognosekriterien aufschlüsselt (Tabelle 4), so zeigt sich, daß der axilläre Lymphknotenstatus die Inzidenz des Lokalrezidivs nicht beeinflußt, jedoch erwartungsgemäß das Auftreten von Fernmetastasen. Die Anzahl von Patienten, die ein Lokalrezidiv entwickelten, war aber offenbar vom Östrogenrezeptorstatus abhängig; etwa dreimal soviele Patienten mit einem östrogenrezeptornegativen Primärtumor entwickelten ein intramammäres Lokalrezidiv, verglichen mit Patienten mit östrogenrezeptorpositivem Tumor. Auch hier spielte für das Auftreten von Fernmetastasen der Östrogenrezeptor eine besondere Rolle. Dasselbe Ergebnis war auch hinsichtlich des Progesteronrezeptors festzustellen, der jedoch offenbar keine prognostische Bedeutung für das Auftreten eines Lokalrezidives zeigt.

Ergebnisse nicht-randomisierter und randomisierter Studien nach brusterhaltender Therapie

Tabelle 5 zeigt eine Übersicht über eine Reihe von publizierten Ergebnissen nicht-randomisierter Studien über brusterhaltende operative Therapie beim Mammakarzinom. Dabei wurden verschiedene chirurgische Techniken über segmentale Mastektomie bis zur Quadrantenresektion zur Primärentfernung des Tumors angegeben. Die Gesamtübersicht dieser Patienten umfaßt eine Anzahl von ungefähr 7.000.

Die Indikationen nach klinischen Stadien waren relativ uneinheitlich. Für manche Autoren, wie z. B. Veronesi [10], mußte die Axilla klinisch vollkommen unverdächtig sein, um eine brusterhaltende Therapie durchführen zu können, und der Tumor durfte nicht größer als 2 cm sein. Andere Autoren, wie Locker [11], resezierten Tumoren bis zu 5 cm auch bei palpablen Lymphknoten. Während die überwiegende Mehrheit aller Autoren die brusterhaltende Therapie prinzipiell mit Radiotherapie kombinierte, waren einige wie Reed [13], Hermann [22] und Lagios [23], die keine postoperative Strahlentherapie anwendeten. Die besten Ergebnisse liegen zweifelsohne von Veronesi [10] vor, der bei einer 5jährigen Nachbeobachtungszeit an 1.232 Patienten eine Lokalrezidivrate von 4,3% angibt. Diese Lokalrezidivrate ist mit den eigenen Erfahrungen gut kompatibel. Generell schwankt das Lokalrezidivrisiko von dieser Untergrenze bis zu 35%, wobei der Medianwert etwa bei 15% liegt. Dies ist nach eigenen Erfahrungen ein unakzeptabel hoher Wert der Lokalrezidivinzidenz, sodaß hier bei einer Reihe von Autoren zweifelsohne indikatorische Fehler vorliegen.

Bisher wurden vier randomisierte Studien, die zwischen brusterhaltender Therapie und kompletter Brustentfernung verglichen, vorgelegt. Diese Übersicht

Tabelle 5. Übersicht: Brusterhaltende Therapie – Nicht-randomisierte Studien

Autor	Jahr	Patienten-zahl	Indikation TNM-Stadium			Therapie	Beob-achtungs-zeitraum (Jahre)	Lokal-rezidiv-rate (%)
Veronesi [10]	1989	1232	T1	N0	M0	Quad + R	5	4,3
Locker [11]	1989	263	T1–2	N0–1	M0	TE + R	4	21
Barr [12]	1989	357	T1–4	N0–1	M1	SM + R	5	12 (I/II) 26 (III/IV)
Reed [13]	1989	96	T1–3	N0–1	M0	SM	4	35
Harris [14]	1989	445	*			TE + R	5	5 (–IDK) 25 (+IDK)
Schnitt [15]	1989	49	T1–2	N0–1	M0	TE + R	6	12
Haffty [16]	1989	281	T1–2	N0–1	M0	TE ± ax LA + R	5 10	9 20
Kurtz [17]	1988	1245	T1–2	N0–1	M0	SM ± ax LA + R	* 10 5	9 24 18
Osteen [18]	1987	300	T1–2	N0–1	M0	SM + R	5	3 (–IDK) 22 (+IDK)
Mate [19]	1986	180	T1–2	N0–1	M0	SM + R	5	5 (I) 14 (II)
Spitalier [20]	1986	1133	T1–2	N0–1	M0	SM + ax LA + R	5	19
Sarrazin [21]	1986	592	T1–2	N0–1	M0	TE + ax LA + R	5	6,5
Hermann [22]	1985	291	T1	N0	M0	SM ± ax LA	15	26
Lagios [23]	1983	43	T1–2	N0–1	M0	SM	2	19
Crile [24]	1980	173	T1–2	N0–1	M0	SM ± ax LA ± R	10	20

T Primärtumorstadium; *N* Lymphknotenstatus; *M* Fernmetastasierung; *Quad* Quadrantenresektion mit axillärer Lymphadenektomie; *R* Strahlentherapie; *TE* Tumorektomie; *SM* Segmentale Mastektomie; *ax LA* Axilläre Lymphadenektomie; *I, II, III, IV* Lymphknotenstationen; *IDK* Intraduktale Komponente; *nicht bestimmt

ist in Tabelle 6 dargestellt. Die Nachbeobachtungszeit schwankt zwischen 5 und 10 Jahren. Wieder liegt das beste Ergebnis von Veronesi [26] vor, bei dem in beiden Gruppen sowohl der radikal mastektomierten als auch der quadrantenresezierten Gruppe 7 von etwa 350 Patienten lokal rezidivierten, was einem Prozentsatz von 2 entspricht. Erneut muß auf die strenge Indikation von Veronesi hingewiesen werden. Die Tumorgröße durfte nicht mehr als 2 cm sein, und es durften keine verdächtigen Lymphknoten in der Achsel tastbar sein. Eine ähnliche Indikation wurde von Sarrazin [27] angegeben, allerdings mit einem wesentlich geringeren Krankengut, wobei hier palpable Lymphknoten in der Achsel keine Kontraindikation darstellten. In der total mastektomierten Gruppe dieser Studie rezidivierten nach 5 Jahren lokal 12%, verglichen mit der Tumorektomie-Gruppe, die adäquat nachbestrahlt wurde und in der 5% rezidivierten. Dies ergibt nach 5 Jahren keinen signifikanten Unterschied, wobei auch das Gesamtüberleben zwischen diesen beiden Gruppen nicht signifikant unterschiedlich ist.

Tabelle 6. Übersicht: Brusterhaltende Therapie - Randomisierte Studien

	Fisher 1989 [25]	Veronesi 1987 [26]	Sarrazin 1984 [27]	Hayward 1977 [28] 1987 [29]
Patientenzahl	1843	701	179	370
Stadium	T1–2 N0–1 M0	T1 N0 M0	T1(–2) N0–1 M0	T1–2 N0–1 M0
Indikation				
Tumorgröße (cm)	≤4	≤2	≤2	≤5
Lymphknoten	+/–	–	+/–	+/–
Chir. Therapie				
Tumor	TM vs TE+R vs TE–R	RM vs Quad+R	TM vs TE+R	RM+R vs SM+R
Axilla	I–II	I–III	I	I–III 0
Strahlendosis (Gy)	50	50 + boost 10	45 + boost 15	30
Beobachtungs- zeitraum (Jahre)	8	10	5	10
Rezidiv (%)	12 vs 10 vs 39	2 vs 2	12 vs 5	N0 15 vs 37 N1 35 vs 57
p	<0,001	n. s.	n. s.	n. s.
Überleben (%)	82 vs 84 vs 83	N1 70 vs 82 p = 0,03 Gesamt 78 vs 79	91 vs 95	N0 58 vs 52 N1 43 vs 30
p	n. s.	n. s.	n. s.	n. s.

T Primärtumorstadium; *N* Lymphknotenstatus; *M* Fernmetastasierung; *TM* Lokale Mastektomie; *TE* Tumorektomie; *R* Strahlentherapie; *RM* Radikale Mastektomie; *Quad* Quadrantenresektion mit axillärer Lymphadenektomie; *SM* Segmentale Mastektomie; *I, II, III* Lymphknotenstationen; *n. s.* nicht signifikant

Von Hayward [29] wurde 1987 der Guy's Hospital Trial mit 370 Patienten und einer 10jährigen Nachbeobachtungszeit nochmals publiziert, wobei den Nachteil dieser Studie zweifelsohne die fehlende axilläre Dissektion bei segmentmastektomierten Patienten und zusätzlich die geringe Strahlendosis darstellen. Im Stadium I rezidivierten in der komplett mastektomierten Gruppe 15%, verglichen mit 37% in der brusterhaltenden Therapiegruppe, im Stadium II 35% versus 57%. Diese exorbitant hohen Rezidivraten dürften zweifelsohne auf eine zu weit gestellte Indikation (Tumordurchmessergrenze 5 cm) und auf die zu geringe Strahlendosis zurückzuführen sein. Die größte Studie wurde 1989 mit einer 8jährigen Nachbeobachtungszeit von 1.843 Patienten von Fisher und Mitarbeitern [25] publiziert. Dabei wurden Patienten mit kompletter Mastektomie verglichen mit solchen, die einer Tumorektomie mit oder ohne Nachbestrahlung unterzogen wurden. Vergrößerte Lymphknoten in der Achsel stellten keine Kontraindikation dar. Die kritische Tumorgrenze betrug 4 cm. Nach 8 Jahren rezidivierten von der total mastektomierten Gruppe 12%, von der Gruppe mit

Tumorektomie und Radiatio 10%, verglichen mit 39% ohne Radiatio. Dieser Unterschied ist statistisch signifikant, wobei jedoch diese unterschiedlichen Lokalrezidivfrequenzen bezüglich des Überlebens nicht zum Tragen kamen.

Eigener Ansicht nach ist die angegebene Lokalrezidivfrequenz von 10% nach 8 Jahren bei Patienten mit Tumorektomie und Radiatio sehr hoch, was zweifelsohne erneut mit der zu weit gesteckten Indikation zur brusterhaltenden Therapie in Zusammenhang zu bringen ist.

Faktoren zur Entstehung eines Lokalrezidivs

Bezüglich der Risikofaktoren zur Entstehung eines Lokalrezidivs sind Ergebnisse von insgesamt sieben Studien in Tabelle 7 zusammengefaßt.

In vier dieser Studien kommt als statistisch signifikanter Faktor die vorherrschende intraduktale Komponente zum Tragen. In drei Studien zeigte sich, daß

Tabelle 7. Risikofaktoren zur Entstehung eines Lokalrezidivs

Autor	Jahr	Beobachtungs- zeitraum (Jahre)	Faktor			p
Harris [14]	1989	5	IDK	+ vs −		0,0001
Schnitt [15]	1989	6	IDK	+ vs −		0,0001
			Alter (Jahre)	<45 vs >45		0,06
Locker [11]	1989	4	LK-Status	+ vs −		0,005
			Alter (Jahre)	<50 vs >50		0,002
			Tumorgröße (cm)	≤2 vs ≥2		0,003
			Gefäßeinbrüche	+ vs −		0,001
Kurtz [17]	1988	nicht bestimmt	Klinisches Stadium	I vs II		0,01
			Rezidivfrei (Monate)	36 vs 60		0,01
			Alter			n. s.
			LK-Status			n. s.
Osteen [18]	1987	5	IDK	+ vs −		0,0001
			Alter			n. s.
			LK-Status			n. s.
Mate [19]	1986	7	Infilt. Lob. Ca	+ vs −		0,005
			Klinisches Stadium	I vs II		0,0007
			Tumornekrosen	+ vs −		0,002
			Alter (Jahre)	<50 vs >50		0,04
			Tumorgrenze	strahlig vs umschrieben		0,02
Lagios [23]	1983	2	IDK	+ vs −		0,05
			ER	+ vs −		0,1

IDK Intraduktale Komponente; *LK* Lymphknoten; *Infilt. Lob. Ca* Infiltrierendes lobuläres Karzinom; *ER* Östrogenrezeptor; *n. s.* nicht signifikant

das klinische Stadium I versus II einen signifikanten Einfluß zur Entstehung des Lokalrezidivs hat. Lediglich in einer Studie spielen Alter und Gefäßeinbrüche eine signifikante Rolle, wobei jedoch drei Untersuchungen vorliegen, in denen das Alter nicht als Risikofaktor anzusehen ist. Die Problematik dieser Untersuchungen liegt zweifelsohne darin, daß es außerordentlich schwierig ist, in der intraoperativen Situation das genaue Ausmaß der intraduktalen Komponente festzulegen.

Ebenso ist es praktisch nicht möglich, aus einem Punktionszylinder präoperativ eine vorherrschende intraduktale Komponente festzulegen, sodaß sich als Konsequenz dieses Befundes eigentlich nur ergibt, daß Patienten, in deren abschließendem histologischem Befund diese vorherrschende intraduktale Komponente festgestellt wird und die brusterhaltend operiert wurden, eine Mastektomie als Nachfolgeoperation vorgeschlagen werden sollte – eine Forderung, die sich in der Praxis aber wohl nicht durchsetzen kann. Deutet jedoch die präoperative Mammographie durch ausgedehnte Mikroverkalkungen auf eine vorherrschende intraduktale Komponente hin (Komedokarzinom), so sollten bei solchen Patienten eher noch weitere Sicherheitsgrenzen gewählt werden und die Patientin präoperativ über das erhöhte Risiko der Entstehung eines Lokalrezidives aufgeklärt werden.

Multizentrizität

Die berichteten Angaben über multifokale Mammakarzinome, die in unterschiedlicher Entfernung vom Primärtumor und am mastektomierten Gewebe untersucht wurden, schwanken zwischen 9% und 75% [30]. Die großen Unterschiede in den Angaben resultieren einerseits aus der unterschiedlichen Definition der Multizentrizität, andererseits aus den verschiedenen Techniken und dem unterschiedlichen Ausmaß in der Durchführung des Gewebesamplings. Erfolgt die Untersuchung in der Weise, daß Gewebe aus jedem der verbleibenden drei Quadranten (d. h. exklusive des tumortragenden Quadranten) begutachtet wird, so erzielt man eine hohe Rate an Multizentrizität (Tabelle 8), wie z. B. Rosen [31], der bei jungen Patientinnen (jünger als 35 Jahre) nach Mastektomie (einfach, modifiziert radikal, radikal oder ausgedehnt radikal) in 62% keinen Hinweis auf Multizentrizität gefunden hat, allerdings in 26% einen oder mehrere Herde von Carcinoma in situ und in 12% ein multifokales invasives Karzinom.

Unter den vielen Arbeiten, die sich mit der Multizentrizität von Mammakarzinomen beschäftigen, sind vor allem drei von Interesse, die sich mit praktischen chirurgischen Problemen bezüglich der Multizentrizität auseinandersetzen.

In einer früheren Arbeit von Rosen [32] wurde an mastektomiertem Gewebe die Häufigkeit eines „Resttumors" nach simulierter Quadrantenresektion in Abhängigkeit von der Größe des eigentlichen Tumors untersucht. Bei Tumoren kleiner als 2 cm würden in 26%, bei solchen größer als 2 cm in 38% Tumorherde nach Quadrantenresektion zurückbleiben. Zu einem ähnlichen Ergebnis gelangt auch Lagios [30]. In dieser Studie wurde mastektomiertes Gewebe nach Tumorherden untersucht, die außerhalb eines Radius von 5 cm gefunden werden, also hypothetisch ebenfalls die Grenze einer Quadrantenresektion. Multizentrizität wurde in 20% der untersuchten Fälle beschrieben.

Auch Holland [33] hat Mastektomiepräparate mit der Frage nach der Inzidenz für Multizentrizität nachuntersucht. Ausgeschlossen waren Fälle, die keinesfalls einer brusterhaltenden Therapie zugeführt worden wären, z. B. eine Ausdehnung in die Thoraxwand oder Haut bzw. sogenannte diffuse invasive Karzinome. In 20% der Fälle wurden Herde gefunden, die innerhalb eines Radius von 2 cm liegen und in 43% Herde mehr als 2 cm vom eigentlichen Tumor entfernt. Von letztgenannter Gruppe waren 27% nicht invasive Karzinome und nur 16% invasive Karzinome. Die Multizentrizität scheint von der Größe des Karzinoms nicht abzuhängen, da beim Vergleich von Tumoren kleiner und größer als 2 cm im Durchmesser kein statistisch signifikanter Unterschied gefunden wurde. Unter der Annahme einer Tumorresektion 4 cm im gesunden Gewebe (entspricht ungefähr dem gesamten Quadranten) würde in 5% ein invasives Karzinom als mögliche Ursache eines Frührezidivs und in weiteren 5% ein nicht invasives Karzinom als mögliche Ursache eines Früh- oder Spätrezidivs belassen werden (insgesamt in 10% hypothetisch ein Lokalrezidiv, ein Ergebnis, das mit den guten Ergebnissen von Veronesi [10] mit Quadrantenresektion kompatibel erscheint). Bei Resektion 2 cm im Gesunden würde in 14% bzw. 28% ein invasives bzw. nicht invasives Karzinom verbleiben (insgesamt 42%). Diese Ergebnisse können nun mit brusterhaltenden Verfahren ohne postoperative Radiotherapie verglichen werden.

Lagios [23] berichtet von einer Lokalrezidivrate von 19% bei segmentaler Mastektomie ohne Strahlentherapie. Die Resektion erfolgte 2 cm im klinisch gesunden Gewebe bei Tumorgrößen von 1–5 cm und einer Nachbeobachtung von 2 Jahren.

Tabelle 8. Verteilung der Multizentrizität des Mammakarzinoms in pathologischen Studien an mastektomiertem Gewebe

Autor	Jahr	Theoretisch brusterhaltende Therapie (ohne mikroskopische Kontrolle der Ränder)	Theoretisch verbleibende Tumorherde	
Holland [33]	1985	Resektion 2 cm im Gesunden entspricht segmentaler Mastektomie	Carcinoma in situ Invasives Karzinom	(27%) (16%) 43%
Rosen [31]	1984	Resektion des tumortragenden Quadranten	Carcinoma in situ Invasives Karzinom	(26%) (12%) 38%
Lagios [30]	1981	Resektion 5 cm im Gesunden entspricht Quadrantenresektion	nicht bestimmt	20%
Rosen [32]	1975	Resektion des tumortragenden Quadranten	Tumor <2 cm Tumor >2 cm	(26%) (38%) 64%

Reed [13] bevorzugt eine Exzision mit nur 1 cm im gesunden Gewebe bei älteren Frauen (82% älter als 70 Jahre) ohne Einschränkung bezüglich Tumorgröße oder Lymphknotenstatus und erzielt so eine lokale Rezidivrate von 35% in 4 Jahren.

Im Gegensatz dazu beobachtet Hermann [22] in einem gut selektionierten Krankengut nach segmentaler Mastektomie mit Resektion 1–2 cm im Gesunden (Tumor kleiner als 2 cm, klinisch lymphknotennegativ) nach 5 Jahren nur in 18% ein Lokalrezidiv.

Der Vergleich zwischen klinischen und pathologischen Studien ist in mehrerer Hinsicht schwierig. Zunächst werden in vielen pathologischen Studien, im Gegensatz zu den meisten klinischen, die Fälle nicht selektioniert, d. h. viele der untersuchten Fälle wären ohnedies nie einer brusterhaltenden Therapie zugewiesen worden. Weiters muß festgestellt werden, daß nicht alle als Karzinom beschriebenen Läsionen zu Lebzeiten der Patientin klinisch manifest werden. Trotzdem muß dem Problem der Multizentrizität von operativer Seite und bezüglich der Forderung nach postoperativer Strahlentherapie Rechnung getragen werden.

Behandlung der axillären Lymphknoten

Die Vorteile der axillären Lymphadenektomie sind anerkannt. Nur über das geeignete Ausmaß der Dissektion existieren verschiedene Meinungen. Es ist schwierig, diese anhand von pathologischen Untersuchungen an radikal oder modifiziert radikal mastektomiertem Gewebe zu interpretieren. Eine Studie von Davis [34] scheint von größerer klinischer Relevanz zu sein. Hier wurde an derselben Patientin der Vergleich von klinischer Beurteilung, axillärer Lymphknotenbiopsie, axillärem Lymphknotensampling und kompletter axillärer Lymphadenektomie durchgeführt. Bei der Biopsie wurden 42% der Metastasen nicht erkannt und beim Sampling immerhin noch 14%.

Die Überlegung für eine komplette Dissektion ist, daß, wenn die höheren Lymphknotenstationen in der Axilla infiltriert sind, dies im allgemeinen auch für die unteren Stationen gilt. Bei einer inkompletten Dissektion wird daher das Ausmaß der Infiltration oft unterschätzt, und befallene Lymphknoten werden nicht exstirpiert. Dadurch ergibt sich zwangsläufig eine höhere axilläre Rezidivrate. So finden sich bei 40% der Patienten mit Metastasen der ersten Lymphknotenstation auch in höheren Stationen positive Lymphknoten [35]. Andererseits ist in rezenten Studien nachgewiesen, daß eine Dissektion der ersten und zweiten Lymphknotenstationen [36, 37] bzw. nur der ersten Lymphknotenstation [38] ein adäquates Staging und eine Kontrolle der Axilla ermöglicht.

Der Nutzen einer Behandlung der axillären Lymphknoten wurde auch in einem NSABP-Projekt [7] geprüft. Patienten mit klinisch negativen Lymphknoten wurden entweder einer radikalen Mastektomie, einer totalen Mastektomie mit Bestrahlung der Axilla oder nur einer totalen Mastektomie zugeführt, wobei in letztgenannter Gruppe nur bei späterem Verdacht für das Vorhandensein eines axillären Lymphknotenrezidivs eine Lymphadenektomie durchgeführt wurde. Nach 10 Jahren zeigt sich im erkrankungsfreien und gesamten Überleben kein signifikanter Unterschied. Aus der Gruppe mit radikaler Mastektomie waren 40% histologisch lymphknotenpositiv.

Unter der Annahme, daß derselbe Prozentsatz an mikroskopisch infiltrierten Lymphknoten auch in der Gruppe mit totaler Mastektomie zu finden sein müßte, erscheint es bemerkenswert, daß nur 18% der Patienten im Laufe der Nachbeobachtungszeit ein axilläres Lymphknotenrezidiv entwickelten und daher einer axillären Dissektion zugeführt wurden. Diese Beobachtungen wurden so interpretiert, daß 1. nicht alle histologisch positiven Lymphknoten auch biologisch aktiv werden und 2. unbehandelte Lymphknoten keine Quelle für eine höhere Rate an Fernmetastasen darstellen. In der Gruppe mit totaler Mastektomie und Bestrahlung der Axilla ist es nur in 3,1% zu axillären Rezidiven gekommen, sodaß die Kontrolle von subklinischen Lymphknotenmetastasen durch diese Behandlung ausreichend erscheint.

Aitken [39] hat in einer prospektiv randomisierten Studie die Behandlung der axillären Lymphknoten entweder mit Strahlentherapie oder chirurgischer Therapie, vor allem bezüglich der Morbidität einander gegenübergestellt. 94 Patientinnen im klinischen Stadium I oder II (T0–2, N0–1, M0) werden zwei Gruppen zugeteilt: entweder Mastektomie und komplette axilläre Lymphadenektomie oder Mastektomie und axilläres Lymphknotensampling mit adjuvanter Strahlentherapie (45 Gy) der Axilla im Falle von befallenen Lymphknoten. So entstehen zwei lymphknotenpositive Gruppen (axilläre Lymphadenektomie und Sampling mit Radiotherapie) und zwei lymphknotennegative Gruppen (axilläre Lymphadenektomie und Sampling). In den lymphknotenpositiven Gruppen geben 57% der Patientinnen aus der Gruppe Sampling und Strahlentherapie eine deutliche Einschränkung der Schulterbeweglichkeit an (statistisch signifikant; p<0,003). Zur Objektivierung der Beweglichkeit wurde der Arm der behandelten Seite mit dem der nicht behandelten verglichen. In der Gruppe Sampling und Radiotherapie sind alle drei Bewegungen signifikant eingeschränkt (Abduktion/Außenrotation p<0,001; Adduktion/Innenrotation p=0,001; Abduktion p<0,001), in der Gruppe komplette axilläre Lymphadenektomie ohne Bestrahlung nur die Adduktion/Innenrotation (p=0,024). Dies zeigt objektiv die eindeutigen Nachteile der Radiotherapie der Axilla.

Adjuvante Radiotherapie

Das Ausmaß des chirurgischen Eingriffs und die Indikation zur postoperativen Strahlentherapie zur Senkung des Lokalrezidivs müssen aufeinander abgestimmt sein. Je begrenzter das chirurgische Verfahren ist, umso eher ist eine Strahlentherapie notwendig, um eine Kontrolle eines möglicherweise verbliebenen Tumorrests zu gewährleisten [12]. Die Restbrust sollte nach brusterhaltendem Eingriff generell und speziell nach Tumorektomie mit einer Gesamtdosis von 45–50 Gy belastet werden. Höhere Dosen führen erwartungsgemäß zu einer unakzeptabel hohen Komplikationsrate, vor allem in Form von Fibrosierung und Schrumpfung des Gewebes , und sollten deshalb vermieden werden (Abb. 7 A, B). Ob man nun Patienten mit einem biologisch günstigen Tumor, also hoch differenziert, hormonrezeptorpositiv, kleiner als 2 cm, ohne intraduktale Kompo-

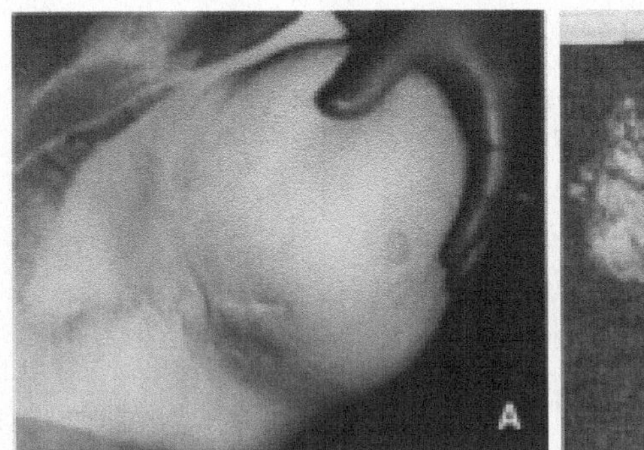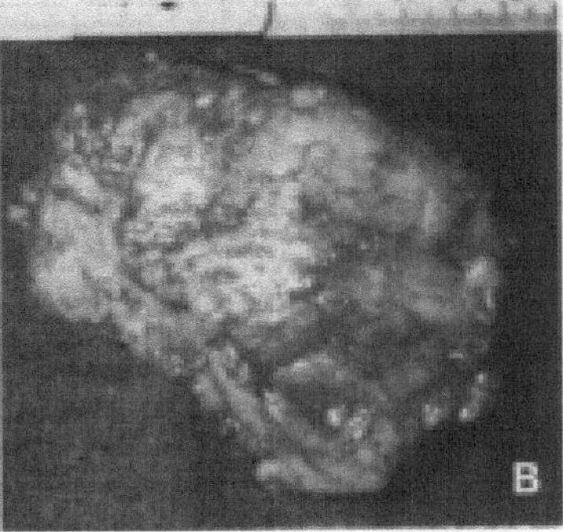

Abb 7. Fall von extremer Gewebsreaktion nach hoch dosierter Strahlentherapie. **A** Narbige Schrumpfung, **B** Lipoidnekrose

nente und ohne jeglichen Hinweis auf Multizentrizität generell nachbestrahlen muß oder darauf verzichten kann, ist derzeit, basierend auf Ergebnissen der Literatur bzw. auf eigenen Ergebnissen, nicht mit letzter Sicherheit zu beantworten. Die Frage, ob ein Boost des Tumorbetts durchgeführt werden soll, wird ebenfalls noch unterschiedlich beantwortet.

In einem NSABP-Projekt [7] konnten bei Patienten nach segmentaler Mastektomie ohne Boost hervorragende Ergebnisse erzielt werden. Die Gesamtdosis in dieser Studie lag bei etwa 50 Gy und wurde einer Kontrollgruppe ohne postoperative Radiotherapie gegenübergestellt. Das lokalrezidivfreie Überleben war in der Radiotherapiegruppe statistisch signifikant höher (p=0,02). Bezüglich metastasenfreiem und gesamtem Überleben konnte kein Unterschied festgestellt werden. Bei Analyse der Ergebnisse in Abhängigkeit vom Lymphknotenstatus zeigt sich in der lymphknotenpositiven Gruppe, daß das erkrankungsfreie bzw. fernmetastasenfreie Überleben bei Patienten mit Nachbestrahlung statistisch signifikant besser war (p=0,005 bzw. p=0,02) als in der lymphknotennegativen Gruppe. Die Notwendigkeit eines Boosts muß aber auch in Abhängigkeit von der Tumorgröße beurteilt werden. Für kleine Tumoren, die mit einer Quadrantenresektion behandelt werden, wird ein Boost nicht von großer Bedeutung sein, während bei großen Tumoren, die nur knapp im gesunden Gewebe reseziert wurden, ein Boost des Tumorbetts für die maximale lokale Tumorkontrolle angemessen erscheint. Die Frage, ob nun einem Elektronenboost oder einem Boost mit radioaktiv markiertem Iridium im Rahmen eines Afterloadings der Vorzug zu geben ist, läßt sich derzeit nicht entscheiden.

Eine weitere Streitfrage stellt die Bestrahlung der drainierenden Lymphknotenregionen nach chirurgischer axillärer Dissektion dar. Die meisten Untersuchungen können keine Wirkung auf das Überleben beobachten [40, 41]. Die Bestrahlung der axillären Lymphknoten ermöglicht zwar eine Tumorkontrolle in subklinisch befallenen Lymphknoten, wenn diese nicht reseziert werden, aber dieser Vorteil muß mit dem relativ hohen Komplikationsrisiko, das von der Dosis und der verwendeten Technik abhängig ist, abgewogen werden. Es scheint also in der Literatur ausreichend dokumentiert, daß nach einer axillären Dissektion auf eine Bestrahlung der Axilla verzichtet werden kann. Eine Voraussetzung dafür ist eine penible chirurgische Technik der axillären Lymphknotendissektion [10, 26, 27, 39].

Modifiziert radikale Mastektomie

Terminologie

Totale Mastektomie: Resektion des gesamten Brustdrüsenkörpers mit Mitresektion der Fascia pectoralis
Modifiziert radikale Mastektomie: Resektion des gesamten Brustdrüsenkörpers und der Fascia pectoralis mit Belassung des Musculus pectoralis major und Exzision, Spaltung oder Bewahrung des Musculus pectoralis minor, kombiniert mit axillärer Lymphadenektomie (nicht standardisiert, reicht vom reinen Sampling bis zur kompletten axillären Dissektion)

Die Terminologie der axillären Behandlung wurde auf Seite 69 besprochen.

Technische Faktoren

Die Hautinzision erfolgt quer in Form einer spitzovalären Umschneidung der gesamten Mamma, wobei der Schnitt von lateral bis in die mittlere Axillarlinie erfolgen sollte. Unter Bildung von dünnen Hautlappen wird der Brustdrüsenkörper unter Mitnahme der Faszie des Musculus pectoralis major komplett en bloc mit dem axillären Lymphfettgewebe reseziert.

Hiebei ist besonders auf die Darstellung der Vena axillaris sowie auf eine Schonung des Nervus thoraco-dorsalis und des Nervus thoracicus longus zu achten. Im allgemeinen sollten zwei Saugdrainagen verwendet werden, wobei eine subkutan, die zweite axillär plaziert wird.

Ergebnisse randomisierter und nicht-randomisierter Studien nach modifiziert radikaler Mastektomie

Die modifiziert radikale Mastektomie stellt eine Grundlage der chirurgischen Therapie des Mammakarzinoms dar. Nur in lokal weiter fortgeschrittenen Fällen, z. B. bei Beziehung des Tumors zur Pektoralismuskulatur, relativ großen Tumoren und bei ausgedehnter Lymphknotenmetastasierung, ist die Indikation zur klassisch radikalen Mastektomie (Rotter-Halsted) gegeben, wobei bei einem Teil dieser Fälle mit einer Teilresektion der Muskulatur das Auslangen gefunden werden kann. Zudem sollte angemerkt werden, daß bei Patienten mit großen Karzinomen (T3) eine präoperative Therapie zur Tumorverkleinerung angestrebt werden sollte. Abgesehen von diesen wenigen Ausnahmen sind die radikale und die erweitert radikale Mastektomie heute weitgehend verlassen. Das American College of Surgeons [42] führte 1982 eine Untersuchung mit Daten von einigen hundert Krankenhäusern durch, wobei die Häufigkeit der radikalen Mastektomie und die der modifiziert radikalen Mastektomie einander gegenübergestellt wurden (Tabelle 9). Daraus sieht man, daß die radikale Mastektomie in den Jahren von 1970–1980 von beinahe 50% der chirurgischen Eingriffe beim Mammakarzinom auf weniger als 5% gesunken ist und im selben Zeitraum die modifiziert radikale Mastektomie von knapp 30% auf über 70% angestiegen ist.

Tabelle 9. Prozentsatz an Patientinnen mit radikaler und modifiziert radikaler
Mastektomie von 1970 bis 1980
Umfrage des American College of Surgeons [42]

Jahr	Radikale Mastektomie (%)	Modifiziert Radikale Mastektomie (%)
1970	48	28
1975	36	54
1980	3	73

Vor allem die prospektiv randomisierte Untersuchung von Fisher et al [43], die 1971 begonnen wurde, war für diese Änderung im operativen Vorgehen von großer Bedeutung. 1.665 Patienten wurden entweder einer radikalen Mastektomie bzw. einer totalen Mastektomie mit oder ohne Strahlentherapie zugeführt und 10 Jahre nachbeobachtet. Bei lymphknotennegativen Patienten wurde entweder eine radikale Mastektomie, eine totale Mastektomie ohne axilläre Lymphadenektomie aber mit postoperativ regionaler Strahlentherapie oder eine totale Mastektomie ohne Nachbestrahlung durchgeführt, wobei in letzter Gruppe bei histologisch positiven Lymphknoten eine axilläre Dissektion bevorzugt wurde. In allen drei Therapiegruppen war kein signifikanter Unterschied im erkrankungsfreien, fernmetastasenfreien oder gesamten Überleben festzustellen (nach 10 Jahren ca. 57%). Ähnlich war auch in beiden Gruppen von lymphknotenpositiven Patienten (radikale Mastektomie oder totale Mastektomie ohne axilläre Lymphadenektomie aber mit postoperativer Radiotherapie) kein signifikanter Unterschied zu beobachten. Die Überlebensrate nach 10 Jahren beträgt ca. 38%. Die Lokalisation des Tumors beeinflußt die Prognose nicht, und die Bestrahlung der Mammaria interna-Lymphknoten bei Patienten mit Tumoren der medialen Quadranten hat keine Bedeutung für die Überlebensrate. Weiters konnte gezeigt werden, daß die Aussagen, die aufgrund der Ergebnisse nach 5 Jahren getroffen werden konnten, auch nach 10 Jahren noch Gültigkeit besitzen.

Andere Autoren, die in retrospektiven [44, 45] bzw. einer prospektiven [46] Studie, die die modifiziert radikale Mastektomie der radikalen Mastektomie gegenüberstellten, fanden ebenfalls keinen Unterschied im Überleben der Patienten in beiden Gruppen, sodaß die modifiziert radikale Mastektomie bei Patienten mit Mammakarzinom, die aus lokalen Gründen keiner brusterhaltenden Therapie zugeführt werden können oder diese Therapie ablehnen, als die Methode der Wahl angesehen werden muß.

Radiotherapie

Die erste große Anwendung der Strahlentherapie beim Mammakarzinom war die adjuvante Therapie nach radikaler Mastektomie. Die Überlegung war, die hohe Lokalrezidivrate durch eine prophylaktische Bestrahlung zu senken, da im Fall eines klinisch manifesten Rezidivs nur noch in 50% der Patienten eine adäquate Therapie möglich schien. Die zweite Hoffnung war ein günstiger Effekt der Strahlentherapie auf das Überleben.

Heute ist die Strahlentherapie nach technisch einwandfreier modifiziert radikaler Mastektomie mit kompletter Lymphadenektomie nur für ein selektioniertes Patientengut sinnvoll. Patienten mit einem Karzinom im medialen Quadranten oder mit einem zentralen Karzinom und positiven axillären Lymphknotenmetastasen stellen eine solch ausgesuchte Gruppe dar [47]. Dabei sollten hier in erster Linie die parasternale und supraklavikuläre Region nachbestrahlt werden.

Cuzick [40, 41] faßte die Ergebnisse von randomisierten Studien über Radiotherapie nach Operationen wegen Mammakarzinom unter besonderer Berücksichtigung des Gesamtüberlebens zusammen. Die Daten von über 10.000 Patienten, von denen nach 10 Jahren noch 4.000 am Leben waren, wurden erfaßt. In der 10-Jahres-Überlebensrate bei Patienten mit totaler Mastektomie mit oder ohne Strahlentherapie und bei Patienten mit radikaler Mastektomie mit oder ohne Strahlentherapie konnte kein Unterschied festgestellt werden. Im Vergleich radikale Mastektomie ohne Strahlentherapie versus totale Mastektomie mit Strahlentherapie ist die Überlebenswahrscheinlichkeit für die nicht bestrahlte Gruppe signifikant höher (p=0,05). Diese Daten basieren auf Ergebnissen von etwa 2.000 Patienten.

Werden allerdings aus der Gruppe radikale Mastektomie mit oder ohne Strahlentherapie nur jene Patienten einander gegenübergestellt, die tatsächlich 10 Jahre überlebt haben, so ist die Überlebenswahrscheinlichkeit für die nächsten 25 Jahre für die Gruppe ohne Strahlentherapie statistisch signifikant besser (p=0,002), was ebenfalls ein bemerkenswertes Ergebnis, basierend auf etwa 1.300 Patienten, darstellt. Eine Erklärung für die in dieser Übersicht angegebenen schlechteren Überlebensraten für Patienten, die einer Radiotherapie unterzogen wurden, können erst weitere geplante Untersuchungen über die Todesursachen dieser Patienten angeben. Von besonderem Interesse in diesem Zusammenhang ist, ob der Tod durch das Mammakarzinom eingetreten ist, in welcher Art, welcher Dosis und welchen Feldern die Radiotherapie verabreicht wurde, ob vermehrt Zweitkarzinome auftraten und ob die Frequenz eines strahlentherapie-indizierten Herzversagens anstieg.

Die Frage nach der Anwendung einer postoperativen adjuvanten Strahlentherapie muß darüber hinaus auch gemeinsam mit der Anwendung einer adjuvanten Chemotherapie betrachtet werden. Griem [48] untersuchte in einer randomisierten Studie an 510 Patienten mit T1 oder T2 Tumoren und histologisch positiven Lymphknoten oder T3 Tumoren mit negativen Lymphknoten, die alle eine adjuvante Chemotherapie nach totaler Mastektomie erhielten, die Notwendigkeit und Nützlichkeit einer postoperativen Radiotherapie. Die Lokalrezidivrate (Thoraxwand oder drainierende Lymphknotenregionen) nach durchschnittlich 4 Jahren Beobachtungszeit war in der Gruppe, die nur Chemotherapie erhalten hatte, 14%, in der Gruppe mit Chemo- und Strahlentherapie 5% (statistisch signifikant; p=0,03). Eine alleinige adjuvante Chemotherapie nach Mastektomie scheint also im Vergleich zu einer Kombination von postoperativer adjuvanter Chemo- und Radiotherapie keinen adäquaten Effekt auf die Senkung der Lokalrezidivrate zu besitzen. Dazu ist jedoch zu bemerken, daß das alleinige Lokalrezidiv nur äußerst selten den Tod einer Patientin mit Mammakarzinom direkt bedingt, der Generalisierung jedoch nur durch eine systemische Therapie vorgebeugt werden kann.

Gesamt gesehen, steht der chirurgische Eingriff bei Patienten mit Mammakarzinom nach wie vor im Zentrum des Therapieplans, wobei in etwa 40% bis 50% aller Patienten eine Brusterhaltung mit gutem kosmetischem Ergebnis gelingt. Eine richtige, stadiengerechte Kombination mit Strahlen-, Chemo- oder Hormontherapie sollte eine weitere Verbesserung der Überlebensrate der Patienten bei erhaltener Lebensqualität ermöglichen.

Literatur

1. Halsted WS (1894) The results of operations for the cure of cancer of the breast performed at John Hopkins Hospital from June 1889 to January 1894. John Hopkins Hosp Bull 4:497
2. Haagensen CD (1986) Disease for the breast, 3rd edn. Saunders, Philadelphia
3. Urban JA, Baker HW (1952) Radical mastectomy in continuity with en bloc resection of the internal mammary lymph node chain. Cancer 5:992
4. Auchincloss H (1963) Significance of location and number of axillary metastases in carcinoma of the breast: a justification for a conservative operation. Ann Surg 158:37
5. Nemoto T, Vana J, Bedwani RN, et al (1980) Management and survival of female breast cancer: results of a national survey by the American College of Surgeons. Cancer 45:2917
6. Veronesi U, Saccozzi R, DelVecchio M, et al (1981) Comparing radical mastectomy with quadrantectomy, axillary dissection and radiotherapy in patients with small cancer of the breast. N Engl J Med 305:6
7. Fisher B, Bauer M, Margolese T, et al (1985) Five-year results of a randomized clinical trial comparing total mastectomy and segmental mastectomy with or without radiation in the treatment of breast cancer. N Engl J Med 312:666
8. Harris JR, Hellman S, Kinne DW (1985) Limited surgery and radiotherapy for early breast cancer. N Engl J Med 313:1365

 9. Margolese R, Poisson R, Shibata H, et al (1987) The technique of segmental mastectomy (lumpectomy) and axillary dissection: a syllabus from the National Adjuvant Breast Project workshops. Surgery 102:828
10. Veronesi U, Salvadori B, Luini A, et al (1989) Conservative treatment of early breast cancer. Long-term results of 1.232 cases treated with quadrantectomy, axillary dissection and radiotherapy. European School of Oncology (in press)
11. Locker AP, Ellis IO, Morgan DA, et al (1989) Factors influencing local recurrence after excision and radiotherapy for primary breast cancer. Br J Surg 76:890
12. Barr L, Brunt AM, Goodman A, et al (1989) The primary management of breast cancer: is breast conservation feasible for all patients? Ann Roy Coll Surg Engl 71: 390
13. Reed MWR, Morrison JM (1989) Wide local excision as the sole primary treatment in elderly patients with carcinoma of the breast. Br J Surg 76:898
14. Harris JR (1989) Risk factors for local recurrence. European School of Oncology
15. Schnitt SJ, Connolly JL, Recht A, et al (1989) Influence of infiltrating lobular histology on local tumor control in breast cancer patients treated with conservative surgery and radiotherapy. Cancer 64:448
16. Haffty BG, Goldberg NB, Rose M, et al (1989) Conservative surgery with radiation therapy in clinical stage I and II breast cancer. Arch Surg 124:1266
17. Kurtz JM, Almaric R, Brandone H, et al (1988) Results of salvage surgery for mammary recurrence following breast-conserving therapy. Ann Surg 207:347
18. Osteen RT, Connolly JL, Recht A, et al (1987) Identification of patients at high risk for local recurrence after conservative surgery and radiation therapy for stage I or II breast cancer. Arch Surg 122:1248
19. Mate TP, Carter D, Fischer DB, et al (1986) A clinical and histopathologic analysis of the results of conservation surgery and radiation therapy in stage I and II breast carcinoma. Cancer 58:1995
20. Spitalier JM, Gambarelli J, Brandone H (1986) Breast-conserving surgery with radiation therapy for operable mammary carcinoma: a 25-year experience. World J Surg 10:1014
21. Sarrazin D, Dewar JA, Arriagada R, et al (1986) Conservative management of breast cancer. Br J Surg 73:604
22. Hermann RE, Esselstyn CG, Crile G, et al (1985) Results of conservative operations for breast cancer. Arch Surg 120:746
23. Lagios MD, Richards VE, Rose MR, et al (1983) Segmental mastectomy without radiotherapy. Short term follow-up. Cancer 52:2173
24. Crile G, Cooperman A, Esselstyn CB, et al (1980) Results of partial mastectomy in 173 patients followed for from five to ten years. Surg Gynecol Obstet 150:563
25. Fisher B, Redmond C, Poisson R, et al (1989) Eight-year results of a randomized clinical trial comparing total mastectomy and lumpectomy with or without irradiation in the treatment of breast cancer. N Engl J Med 320:822
26. Veronesi U (1987) Rationale and indications for limited surgery in breast cancer: current data. World J Surg 11:493
27. Sarrazin D, Lè M, Rouessè J, et al (1984) Conservative treatment versus mastectomy in breast cancer tumors with macroscopic diameter of 20 millimeters or less. The experience of the Institut Gustave-Roussy. Cancer 53:1209
28. Hayward JL (1977) The Guy's trial of treatments of early breast cancer. World J Surg 1:314
29. Hayward JL (1987) The significance of local control in the primary treatment of breast cancer. Arch Surg 122:1244
30. Lagios MD, Westdahl PR, Rose MR (1981) The concept and implication of multicentricity in breast carcinoma. Pathol Ann 16:83

31. Rosen PP, Lesser ML, Kinne DW, et al (1984) Breast carcinoma in women 35 years of age or younger. Ann Surg 199:133
32. Rosen PP, Fracchia AA, Urban JA (1975) „Residual" mammary carcinoma following simulated partial mastectomy. Cancer 35:739
33. Holland R, Solke HJV, Mravunac M (1985) Histologic multifocality of Tis, T1–2 breast carcinomas. Cancer 56:979
34. Davis GC, Millis RR, Hayward JL (1980) Assessment of axillary lymph node status. Ann Surg 192:148
35. Veronesi U, Rilke F, Luini A (1987) Distribution of axillary node metastases by level. Cancer 59:682
36. Schwartz GF, Domenico M, D'Ugo MD (1986) Extent of axillary dissection preceding irradiation for carcinoma of the breast. Arch Surg 121:1395
37. Cady B (1986) Usefulness and technique of axillary dissection in primary breast cancer. J Clin Oncol 4:623
38. Dewar JA, Sarrazin D, Benhamou E (1987) Management of the axilla in conservatively treated breast cancer: 592 patients treated at Institut Gustave-Roussy. Int J Radiat Oncol Biol Phys 13:475
39. Aitken RJ, Gaze MN, Rodger A, et al (1989) Arm morbidity within a trial of mastectomy and either nodal sample with selective radiotherapy or axillary clearence. Br J Surg 76:568
40. Cuzick J, Stewart H, Peto R, et al (1987) Overview of randomized trials comparing radical mastectomy without radiotherapy against simple mastectomy with radiotherapy in breast cancer. Cancer Treat Rep 71:7
41. Cuzick J, Stewart H, Peto R, et al (1987) Overview of randomized trials of postoperative adjuvant radiotherapy in breast cancer. Cancer Treat Rep 71:15
42. Wilson RE, Donegas WL, Mettlin C, et al (1984) The 1982 National Survey of carcinoma of the breast in the United States by the American College of Surgeons. Surg Gynecol Obstet 159:309
43. Fisher B, Redmond C, Fisher ER, et al (1985) Ten-year results of a randomized clinical trial comparing radical mastectomy and total mastectomy with or without radiation. N Engl J Med 312:674
44. Baker RR, Montague ACW, Childs NJ (1979) A comparison of modified radical mastectomy to radical mastectomy in the treatment of operable breast cancer. Ann Surg 189:553
45. Martin JK Jr, van Heerden JA, Taylor W (1986) Is modified radical mastectomy really equivalent to radical mastectomy in treatment of carcinoma of the breast? Cancer 57:510
46. Maddox WA, Carpenter JT, Laws HL (1983) A randomized prospective trial of radical (Halsted) mastectomy versus modified radical mastectomy in 311 breast cancer patients. Ann Surg 198:207
47. Host H, Brennhovd IO (1977) The effect of postoperative radiation therapy in breast cancer. Int J Radiat Oncol Biol Phys 2:1061
48. Griem KL, Henderson IC, Gelman R, et al (1987) The 5-year results of a randomized trial of adjuvant radiation therapy after chemotherapy in breast cancer treated with mastectomy. J Clin Oncol 5:1546

Adjuvante Chemotherapie beim Mammakarzinom

B. Teleky und *R. Jakesz*

Einleitung

Der Brustkrebs ist das häufigste Karzinom und die häufigste Todesursache der Frau [1]. Diese Tatsache ist für Onkologen eine Herausforderung, nach effektiven Therapiemaßnahmen zu suchen. Trotz der Fortschritte in Diagnose (Gesundenuntersuchung, Routinemammographie ab dem 35. Lebensjahr) und der primären Behandlung mit Operation, Nachbestrahlung und systemischer stadiengerechter Adjuvanstherapie wird etwa die Hälfte aller Patienten die ersten10 Jahre nicht überleben [2–5]. Die adjuvante Therapie wird bei Patienten mit Mammakarzinom nach erfolgter chirurgischer Primärtherapie mit zytotoxischen Substanzen durchgeführt oder besteht aus einer antihormonellen Behandlung. Das Ziel ist es also, durch übliche Diagnoseschritte nicht nachweisbare subklinische, okkulte Metastasen zu eliminieren, um so bei akzeptabler Lebensqualität die Überlebenszeit zu verlängern. Die Wahrscheinlichkeit des Vorhandenseins solcher subklinischer Metastasen hängt von spezifischen Prognosekriterien ab.

Experimentelle Grundlagen und Hypothese

Nach dem heutigen Verständnis über das Wesen des Mammakarzinoms wird angenommen, daß zum Zeitpunkt der klinischen Erstmanifestation bei einer bestimmten Anzahl von Patientinnen bereits eine okkulte, disseminierte Metastasierung vorliegt [6]. Dieses Konzept ist die Rationale für die adjuvante systemische Therapie bei Patienten mit primär operablem Mammakarzinom. In Tierversuchen konnte gezeigt werden, daß bei fortgeschrittenen Tumorstadien durch chirurgische Behandlung und nachfolgende zytostatische Therapie Heilungen erzielt werden können [7]. Basierend auf diesen Untersuchungen, entstand eine große Anzahl von experimentellen Studien, die zeigten, daß je kleiner der verbliebene Tumor bzw. die Metastasen waren, umso größer der chemotherapeutische Effekt war [7–9].

Skipper [7] zeigte in seinen Versuchen, daß Tumorzellen in einem bestimmten Verhältnis nach jedem Chemotherapiezyklus zerstört werden. Daher scheint eine längere Therapie umso mehr erforderlich zu sein, je größer der Tumor ist. Ferner verhindert eine unzureichende Perfusion von größeren Tumoren die Wirkung des Therapeutikums, und die Zellen verbleiben in einer ruhenden Position. Goldie und Coldman [10] untersuchten das Verhältnis der Tumorgröße und die Wahrscheinlichkeit eines Chemotherapieeffekts. Sie postulierten, daß sich gewisse resistente Phänotypen innerhalb der Tumorzellpopulation mit einer bestimmten Durchschnittsfrequenz, der sogenannten Mutationsrate, entwickeln [10, 11]. In Abhängigkeit von der Tumorgröße entstehen demnach mehrere Mutationsformen, aus denen resistente Zellpopulationen entstehen können. Diese Untersuchungen gehen also eindeutig in Richtung frühest möglicher systemischer Therapie, um so der möglichen Resistenzentwicklung vorzubeugen.

Prognostische Faktoren

Nur die Hälfte der Patientinnen mit Mammakarzinom wird durch die chirurgische Therapie allein geheilt [12]. Demnach gilt dem Erkennen von klinisch relevanten prognostischen Faktoren besonderes Interesse, um gezielt die postoperative Anwendung einer adjuvanten Therapie beim operablen Mammakarzinom einzuleiten.

Es existiert eine Reihe von Faktoren wie z. B. die Größe des Primärtumors, der Hormonrezeptorstatus, der Menopausenstatus, das Alter und die Histopathologie, die eine wichtige Rolle spielen, doch ist dem Lymphknotenstatus wohl die entscheidende Aussagekraft zuzuschreiben [2, 13–16]. In Tabelle 1 sind die eigenen Ergebnisse bezüglich prognostischer Faktoren zusammengefaßt. Dabei ergab auch die Analyse des eigenen Krankenguts, daß der Lymphknotenstatus das entscheidendste prognostische Kriterium darstellt. Sowohl in der Einzelfaktoranalyse als auch in der Signifikanzanalyse unter Berücksichtigung aller anderen Variablen war die Lymphknotenbeteiligung ein hoch signifikanter Parameter (p<0,0001). Der nächste bedeutende prognostische Faktor in beiden statistischen Analysen war das Tumorgrading mit einer statistischen Signifikanz von p<0,0007 bzw. p<0,005. In verschiedenen anderen Studien wird ebenfalls dem Tumorgrading ein wichtiger prognostischer Stellenwert zugeordnet [17, 18]. Auch dem Östrogenrezeptorstatus kam in eigenen Untersuchungen signifikante prognostische Bedeutung (p<0,001 in der Einzelfaktoranalyse bzw. p<0,07 in der Signifikanzanalyse) zu. Dem Progesteronrezeptor konnte gegenüber dem Östrogenrezeptor ein geringerer prognostischer Aussagewert zugeordnet werden, während dem Tumordurchmesser

Tabelle 1. Prognostische Faktoren des Mammakarzinoms
(adaptiert nach Reiner A et al [19])

Variable	Patienten-zahl	Einzelfaktor-analyse	Signifikanzanalyse unter Berücksichtigung aller anderen signifikantenVariablen
		Mantel/Breslow (p-Wert)	Mantel/Breslow (p-Wert)
Östrogenrezeptor			
<10 fmol/mg	48	0,002/0,001	0,02/0,07
>10 fmol/mg	114		
Progesteronrezeptor			
<10 fmol/mg	80	0,16/0,06	0,03/0,04
>10 fmol/mg	82		
Tumorgrading			
G I	44	0,0004/0,0007	0,001/0,005
G II	80		
G III	38		
Tumordurchmesser			
<2 cm	98	0,05/0,06	0,7/0,3
>2 cm	64		
Befallene Lymphknoten			
0	82	0,0000/0,0001	0,0000/0,0001
1–3	48		
>3	32		
Histologie			
Duktal NOS	152	0,3/0,3	0,14/0,14
Invasiv lobulär	37		

NOS not otherwise specified

lediglich in der Einzelfaktoranalyse eine Signifikanz zuzuschreiben ist, aber in der Signifikanzanalyse in Hinblick auf die anderen Parameter keine Signifikanz vorliegt.

Bezüglich eines Zusammenhangs zwischen Hormonrezeptorstatus und Tumorgrading ergibt sich eine klare Korrelation, insoferne als östrogenrezeptornegative Tumoren signifikant häufiger undifferenziert sind [19, 20]. In der Analyse des Krankenguts der I. Chirurgischen Universitätsklinik fand sich eine Korrelation zwischen beiden Parametern, wobei für den Östrogenrezeptor eine Signifikanz von p<0,002 und für den Progesteronrezeptor eine Signifikanz von p<0,03 vorlag [19]. Hoch differenzierte Karzinome waren meist mit hohen Östrogen- und Progesteronspiegeln vergesellschaftet.

Neue Techniken liefern zusätzliche wichtige prognostische Informationen, wie z. B. die Messung der proliferativen Aktivität mittels markiertem

Thymidin, monoklonalem Antikörper (Ki-67) oder Durchflußzytometrie (S-Phase) sowie die Bestimmung der Aneuploidie mittels Durchflußzytometrie [21, 22].

Die genaue Rolle der Onkogene, vor allem von HER-2, in der Pathogenese und Prognose des primären Mammakarzinoms ist heute noch nicht vollständig geklärt. Die Beziehung zwischen einer Amplifikation des HER-2-Gens und dem Fortschreiten der Krankheit unterstreicht aber die Bedeutung dieses Gens [23]. Eine Korrelation zwischen dem HER-2-Onkogen und dem Rezeptorstatus wurde beschrieben, wobei eine gehäufte Expression in östrogenrezeptornegativen und progesteronrezeptornegativen Tumoren gefunden wurde [24]. Allerdings wurde kein Zusammenhang zwischen einer HER-2-Amplifikation und dem Androgenrezeptor und Epidermal growth factor gesehen.

Besonders wichtig erscheint es, im Rahmen der Untersuchungen über prognostische Faktoren bei Patienten mit Mammakarzinom diese für Patienten mit der besten Prognose zu beleuchten, nämlich solchen Patienten, die keine Lymphknotenmetastasen in der Achsel aufweisen. Carter et al [25] postulierten, daß Tumordurchmesser und Lymphknotenstatus zwar unabhängige, aber sich ergänzende prognostische Parameter darstellen. Die 5-Jahres-Überlebensraten variieren von 45,5% für Tumoren mit einem größeren Durchmesser als 5 cm und positiven Lymphknotenmetastasen in der Axilla bis zu 96,3% für Tumoren, die kleiner als 2 cm und ohne axillärer Lymphknotenbeteiligung sind. Eigene Untersuchungen in diesem Bereich konnten zeigen, daß dem Östrogenrezeptor eine überragende Bedeutung in diesem Krankengut zukommt [26]. Patienten mit östrogenrezeptornegativem Tumor haben eine höhere Rezidivhäufigkeit als solche, in deren Primärtumor sich Hormonrezeptoren nachweisen lassen. Darüber hinaus konnte in einer sehr sorgfältig durchgeführten retrospektiven Analyse von 395 Gewebeuntersuchungen an Patienten, die ebenfalls keine Lymphknotenmetastasen in der Achsel aufwiesen, die prognostische Bedeutung des Ploidiegrades und der S-Phasen-Verteilung mittels DNA-Durchflußzytometrie bestimmt werden [27]. Aus diesen Untersuchungen geht hervor, daß das rezidivfreie 5-Jahres-Überleben von Patienten mit diploiden Tumoren von 82% signifikant höher war als das von Patienten mit aneuploiden Tumoren von 68% (p<0,02). Zusätzlich war das rezidivfreie 5-Jahres-Überleben bei Patienten mit diploiden Tumoren und einem geringen Prozentsatz an Zellen in der S-Phase besser als bei Patienten mit einer hohen S-Phasenfraktion (p<0,07).

Erst in den letzten Monaten erschienen Mitteilungen in der Literatur über einen bisher unbekannten prognostischen Faktor, nämlich *Kathepsin D* [28–30]. Die Sekretion von Kathepsin D wird durch Östrogen in östrogenrezeptorpositiven menschlichen Mammakarzinomzellen stimuliert. Darüber hinaus wird es in Zellinien auch hormonunabhängig sezerniert, ist mitogen für Mammakarzinomzellen und kann die Invasion von Karzinomzellen dadurch erleichtern, daß es als Protease die Extrazellulärmatrix auflöst. In Tabelle 2 zeigen die bisher publizierten Studien, daß ein hoher Kathepsinspiegel im Primärtumor mit dem rezidivfreien bzw. dem gesamten Überleben invers korreliert, wobei dieser Prognosefaktor in erster Linie bei Patienten ohne Lymphknotenmetastasen zum Tragen kommt [28–30].

Tabelle 2. Prognostische Bedeutung des intratumoralen Gehalts an Kathepsin D

Autor	Jahr	Patienten-zahl	Kathepsinspiegel hoch vs niedrig	
			Rezidivfreies Überleben (p-Wert)	Gesamt-Überleben (p-Wert)
Thorpe et al [29]	1989	396	N– N. D. N+ N. S.	N– N. D. N+ N. S.
Spyratos et al [30]	1989	122	N– <0,001 N+ N. S.	N– N. D. N+ N. D.
Tandon et al [28]	1990	397	N– <0,0001 N+ N. S.	N– <0,0001 N+ N. S.

N– Lymphknotennegativ; *N+* Lymphknotenpositiv; *N. D.* Nicht bestimmt; *N. S.* Nicht signifikant

Ein besseres Verständnis der Pathophysiologie und das Erkennen der Zusammenhänge zwischen Tumordifferenzierung, Proliferation, Onkogenexpression und Rezeptorstatus sollten es in Zukunft ermöglichen, eine genaue prognostische Zuordnung aller Patienten zu treffen, um so prognoseabhängige Therapieschemata zu entwickeln.

Effizienz der Chemotherapie – allgemeine Überlegungen

Beginnend von 1965 – im Jahr, in dem Nissen-Meyer seine erste Monochemotherapiestudie initiierte – bis zum Jahr 1987, wurden mehr als 13.000 Patienten in randomisierte Studien, die die Effektivität verschiedenster Chemotherapieregime untersuchten, eingebracht. Es war das Verdienst von Richard Peto, diese vielen Studien gemeinsam auszuwerten, was schließlich 1988 zu einer Publikation der *Early Breast Cancer Trialists' Collaborative Group* [31] geführt hat. Die Ergebnisse dieser Metaanalyse lassen sich, wie folgt, zusammenfassen:

1. Adjuvante Chemotherapie ist in der Lage, verglichen mit einer unbehandelten Kontrollgruppe, die jährliche Todesrate an Mammakarzinom um 14% zu vermindern. Diese Verminderung der Todesrate betrifft jedoch bei einer Unterteilung nach dem Alter lediglich Patienten vor dem 50. Lebensjahr, wobei die Reduktion der jährlichen Todesrate nun 22% beträgt. In dieser generellen Auswertung konnte bei postmenopausalen Patientinnen keine Effektivität der Chemotherapie gefunden werden.
2. Wenn man die Art der Chemotherapie berücksichtigt, also Monochemotherapie verglichen mit einer unbehandelten Kontrollgruppe oder Polychemotherapie verglichen mit einer unbehandelten Kontrollgruppe, so ändert sich dieses Ergebnis nicht. Lediglich bei der Auswertung Polychemotherapie versus Monochemotherapie zeigt sich, daß die Polychemotherapie auch bei

postmenopausalen Patienten signifikant effektiver ist als eine Monochemotherapie. Es muß daher auf Basis dieser zwar nicht ins Detail gehenden, dafür aber mit einer großen Patientenzahl operierenden Ergebnisse gesagt werden, daß adjuvante Chemotherapie den schicksalshaften Verlauf von Patienten mit Mammakarzinom dramatisch beeinflußt hat.

Trotzdem darf nicht übersehen werden, daß beim Großteil der Patienten der letale Ausgang der Erkrankung durch adjuvante Chemotherapie nicht verhindert werden kann, sodaß eine derzeit deutlich steigende Anzahl verschiedenster Studien von der Gabe einer konventionellen Chemotherapie absehen und entweder *neue Therapieregime* untersuchen oder *Dosiserhöhungen* vornehmen bzw. den *Zeitpunkt der Chemotherapiegabe* vorverlegen. Die Ergebnisse der Übersicht sollten lediglich eine Basis für neue Untersuchungen darstellen, denn nur durch Änderungen der Therapiemodalitäten wird es möglich sein, einen größeren Teil von Frauen mit Mammakarzinom gesund zu erhalten.

In den folgenden Kapiteln wird auf spezielle Probleme der adjuvanten Chemotherapie eingegangen, ohne daß Anspruch auf Vollständigkeit aller bisher publizierten Studien gestellt werden kann.

Chemotherapie bei Patientinnen ohne axilläre Lymphknotenmetastasen

Die Intention fast aller Studien in den späten siebziger Jahren war es, lediglich Hochrisikopatienten einer adjuvanten Chemotherapie zu unterziehen, weil man generell der Meinung war, daß Patienten ohne Lymphknotenmetastasen eine zu gute Prognose besitzen, als sie dem Risiko einer adjuvanten Chemotherapie aussetzen zu dürfen. Dies ist die Ursache, weshalb anfangs lediglich kleine Studien publiziert wurden, und erst in den letzten Jahren, als man zur Einsicht kam, daß die 10-Jahres-Überlebensrate von Patienten ohne Lymphknotenmetastasen doch nur bei etwa 70% bis 75% liegt, und als man gelernt hatte, für dieses Patientenkollektiv zusätzliche Risikofaktoren, wie den Östrogenrezeptorstatus, zu definieren, wurden Studien mit einer größeren Patientenanzahl initiiert. Tabelle 3 gibt eine Übersicht über adjuvante Chemotherapiestudien an Patienten ohne Lymphknotenmetastasen. Generell zeigt sich, daß lediglich in zwei Untersuchungen mit relativ geringen Patientenzahlen die Gesamtüberlebensrate durch Chemotherapie signifikant erhöht wurde [32, 33]. In allen anderen Studien ist bisher keine Verbesserung der Überlebensrate zu erzielen gewesen, wobei jedoch in zwei kürzlich publizierten Untersuchungen, die beide eine relativ große Patientenanzahl beinhalten, eine hoch signifikante Verbesserung des rezidivfreien Überlebens durch die Chemotherapie bei relativ kurzer Nachbeobachtungszeit zu erzielen war [34, 35]. Es ist daher, basierend auf früheren Ergebnissen dieser Studiengruppen, zu erwarten, daß bei dieser hoch signifikanten Verbesserung des rezidivfreien Überlebens durch adjuvante Chemotherapie bei

Tabelle 3. Übersicht über adjuvante Chemotherapiestudien bei Patientinnen ohne Lymphknotenmetastasen

Autor/ Jahr	Patienten- zahl	Patienten- auswahl	Therapie	Nachbeob- achtungs- zeit (Jahre)	Rezidiv- freies Überleben (p-Wert)	Gesamt- Überleben (p-Wert)
Jakesz et al [33] 1987	128	alle	CMFVP±Immun- stimulans vs Kontrolle	6	N. S.	0,009
Senn and Barett- Mahler [37] 1987	123	alle	LMF + BCG vs Kontrolle	10	N. S.	N. S.
Fisher et al [38] 1987	382	alle	periop. Thiotepa vs Kontrolle	10	N. S.	N. S.
Bonadonna et al [32] 1987	90	ER–	CMF vs Kontrolle	5	0,001	0,02
Morrison et al [39] 1987	543	alle	LMF vs Kontrolle	5	N. S.	N. S.
Fisher et al [34] 1989	679	ER–	MF vs Kontrolle	4	p=0,003	N. S.
Mansour et al [35] 1989	536	ER–	CMFP vs Kontrolle	3	p=0,0001	N. D.
Houghton et al [36] 1989	1703	alle	periop. Cyclo- phosphamid vs Kontrolle	21 + 5	0,016	N. S.

ER– Östrogenrezeptor <10 fmol/mg Protein im Zytosol; *CMFVP* Cyclophosphamid, Methotrexat, 5-Fluorouracil, Vincristin, Prednison; *LMF* Leukeran, Methotrexat, 5-Fluorouracil; *CMF* Cyclophosphamid, Methotrexat, 5-Fluorouracil; *MF* Methotrexat, 5-Fluorouracil; *CMFP* Cyclophosphamid, Methotrexat, 5-Fluorouracil, Prednison; *BCG* Bacillus Calmette Guérin; *N. S.* Nicht signifikant; *N. D.* Nicht bestimmt

fortschreitender Nachbeobachtungszeit auch eine Verbesserung des Gesamtüberlebens zu zeigen sein wird. Zusätzlich sollte erwähnt werden, daß in beide publizierte Studien lediglich Hochrisikopatienten, nämlich solche mit östrogenrezeptornegativem Tumor, eingebracht wurden. Darüber hinaus scheint erwähnenswert, daß die adjuvante Chemotherapie in dieser Hochrisikogruppe bei prä- und postmenopausalen Patientinnen eine vergleichbare Effektivität zeigte.

Obwohl die 1985 durchgeführte Consensus Development Conference für die adjuvante Therapie beim Mammakarzinom die generelle Verabreichung von adjuvanten Chemotherapiemaßnahmen bei Patienten ohne Lymphknotenmetastasen nicht als Empfehlung ausgab, sollte, basierend auf diesen beiden letzten Untersuchungen, diese Meinung revidiert werden [40]. Adjuvante Chemotherapie kann nach diesen neuesten Erkenntnissen, also in der Hochrisikogruppe von Patienten mit östrogenrezeptornegativem Mammakarzinom, auch ohne Lymphknotenmetastasen als Standardtherapie empfohlen werden.

Zeitpunkt des Beginns, Dauer und Dosis der adjuvanten Chemotherapie

Es ist eine Reihe von Untersuchungen über die Behandlung von Patienten mit verschiedenen Tumoren (HNO-Bereich, Osteosarkom) bekannt, die zeigen, daß eine präoperative Chemotherapie eine höhere Effektivität zu haben scheint, als dies bei postoperativer Gabe der Fall ist. Es werden derzeit zwar einige Studien durchgeführt, die die Effektivität einer präoperativen Chemotherapie bei Patienten mit operablem Mammakarzinom prüfen, jedoch ist keine dieser Studien abgeschlossen.

Bisher liegen lediglich Studien vor, die der Frage nachgehen, ob die Gabe von Zytostatika in der frühen postoperativen Phase, also innerhalb der ersten 36 Stunden nach Operation, einer konventionell verabreichten Chemotherapie an Effektivität überlegen zu sein scheint. Bereits 1965 untersuchte eine skandinavische Arbeitsgruppe unter Nissen-Meyer [41] die Frage, ob ein einziger Zyklus von Cyclophosphamid perioperativ in der Lage ist, die Überlebensrate gegenüber einer unbehandelten Kontrollgruppe zu verbessern. Die publizierten Ergebnisse zeigten, beginnend mit 5 Jahren, eine signifikante Verbesserung des rezidivfreien Intervalls, wobei jedoch die Gesamtüberlebensrate der behandelten Patienten sich nach längerer Nachbeobachtungszeit nicht signifikant von der unbehandelten Kontrollgruppe unterschied [36].

Dieselbe Fragestellung wurde von der Cancer Research Campaign 1980 geprüft, wobei in keiner der Analysen eine statistische Verbesserung des rezidivfreien Intervalls gefunden werden konnte. In einer Zusammenfassung dieser beiden Studien konnte jedoch für lymphknotennegative Patienten eine eindeutige Verbesserung des rezidivfreien Überlebens sowohl für prämenopausale als auch für postmenopausale Patienten gefunden werden (Tabelle 4).

Die größte Studie bezüglich der perioperativen Gabe von zytostatischen Substanzen wurde von der Ludwig-Breast-Cancer-Study-Group [42] vorge-

Tabelle 4. Zusammenfassung der beiden perioperativen Chemotherapie-Studien mit Cyclophosphamid vs Kontrolle (adaptiert nach Houghton et al [36])

	SACS-1 Patienten- zahl	CRC2 Patienten- zahl	Rezidivfreies Überleben (p-Wert)	Gesamt- Überleben (p-Wert)
Gesamt	1026	2230	0,003	N. S.
Lymphknotennegativ	612	1091	0,016	N. S.
Lymphknotenpositiv	414	904	0,06	N. S.
Prämenopausal	422	800	0,048	0,07
Postmenopausal	579	1195	0,016	N. S.

SACS Scandinavian Adjuvant Chemotherapy Study; *CRC* Cancer Research Campaign Adjuvant Breast Trial; *N. S.* Nicht signifikant

nommen, in die 2.504 Patienten rekrutiert werden konnten. 1.275 lymphknotennegative Patienten erhielten entweder einen einzigen Zyklus einer perioperativen Chemotherapie oder keine adjuvante Therapie (Tabelle 5). Dabei zeigte sich,
daß Patienten ohne Lymphknotenmetastasen nach einer medianen Nachbeobachtungszeit von 42 Monaten bezüglich des rezidivfreien Überlebens durch eine
perioperative Chemotherapie signifikant profitierten (p<0,04). Sowohl prä- als
auch postmenopausale Patientinnen hatten Vorteile nach perioperativer adjuvanter Chemotherapie (p<0,09 bzw. p<0,04). Bei der Analyse des Rezeptors ist
auffallend, daß der Effekt einer perioperativen Chemotherapie nur bei Tumoren
ohne Östrogenrezeptorgehalt vorhanden war.

1.229 lymphknotenpositive Patienten wurden in eine Gruppe mit einem
einzigen perioperativen Zyklus, einer konventionell verabreichten Chemotherapie oder einer Kombination dieser beiden Schemata randomisiert. Dabei
zeigte sich, daß bei Patienten mit Lymphknotenmetastasen eine perioperative
Verabreichung eines einzigen Zyklus einer konventionell verabreichten sechs-
maligen Chemotherapie signifikant unterlegen ist und daß die zusätzliche
Gabe eines perioperativen Zyklus zu einer konventionellen Chemotherapie

Tabelle 5. Rezidivfreies Überleben (RFS) nach perioperativer adjuvanter Chemotherapie
(PeCT) bei nodal negativen Mammakarzinomen in Abhängigkeit vom Menopausen- und
Östrogenrezeptorstatus nach Ludwig [42]

	Patienten- zahl	Anzahl der Zyklen	4-Jahres-RFS %	p-Wert
Gesamt				
PeCT	848	170	77,0	
keine PeCT	427	106	72,6	0,04
Menopausenstatus				
prämenopausal				
PeCT	457	94	76,1	
keine PeCT	235	61	71,2	0,09
Östrogenrezeptorstatus				
positiv				
PeCT	426	90	76,9	
keine PeCT	207	49	73,0	0,27
negativ				
PeCT	266	51	77,1	
keine PeCT	136	43	67,8	0,02
unbekannt				
PeCT	156	29	77,7	
keine PeCT	84	14	80,2	0,71

Östrogenrezeptor positiv/negativ >/< 10 fmol/mg Protein im Zytosol

mit sechs Zyklen diese Ergebnisse nicht weiter verbessern kann (Tabelle 6). Die 4-Jahres-rezidivfreie Überlebensrate (%±SE) war 40%±4% für perioperative Chemotherapie, 62%±4% für konventionelle Chemotherapie und 63% ±4% für die Kombinationstherapie aus perioperativer Chemotherapie und konventioneller Chemotherapie (p<0,0001). Gesamt gesehen, hat daher die frühe postoperative Gabe von Zytostatika innerhalb der ersten 36 Stunden zumindest bei Patienten mit Lymphknotenmetastasen die in sie gesetzten Hoffnungen nicht erfüllt [42, 43].

Bezüglich der *Dauer einer adjuvanten Chemotherapie* liegt eine Reihe von Studien vor, die diese Fragestellung untersuchten. Bonadonna et al [44] randomisierten Patienten zwischen 6 und 12 Zyklen CMF (Cyclophosphamid, Methotrexat, 5-Fluorouracil) und konnten durch eine länger andauernde Chemotherapie keine Verbesserung der Überlebensraten erzielen. Henderson et al [45] verglichen die Gabe von Cyclophosphamid und Doxorubicin für 15 oder 30 Wochen und fanden nach einer medianen Nachbeobachtung von 5 Jahren keinen signifikanten Überlebensunterschied. Andere Studien haben ebenfalls die Dauer der Gabe von adjuvanter Chemotherapie geprüft, und keine kam schließlich zum

Tabelle 6. Anzahl der Patientinnen und das rezidivfreie Überleben in % nach perioperativer adjuvanter Chemotherapie (PeCT), konventioneller Chemotherapie (ConCT) und der Kombinationstherapie aus PeCT und ConCT bei nodal positiven Mammakarzinomen [43]

| Menopausen-status | Patienten-Zahl | Rezidivfreies Überleben nach | | | p-Wert |
		PeCT % ± SE	PeCT + ConCT % ± SE	ConCT % ± SE	
Gesamt	1229	40 ± 4	63 ± 4	62 ± 4	<0,0001
Prämenopausal	715				<0,0001
ER+	359	45 ± 6	65 ± 5	69 ± 5	<0,0003
ER–	253	28 ± 6	62 ± 5	48 ± 7	<0,0005
ER unbekannt	103	49 ± 9	59 ± 10	76 ± 11	<0,11
N+ 1–3	405	53 ± 5	77 ± 4	76 ± 4	<0,0001
4–9	187	26 ± 8	60 ± 8	49 ± 8	<0,004
>10	123	16 ± 6	19 ± 8	34 ± 10	<0,004
Postmenopausal	514	40 ± 4	55 ± 5	63 ± 4	<0,0001
ER+	294	33 ± 6	63 ± 7	64 ± 5	<0,0001
ER–	152	39 ± 8	35 ± 9	51 ± 8	<0,27
ER unbekannt	68	60 ± 10	71 ± 10	87 ± 9	<0,32
N+ 1–3	293	51 ± 6	60 ± 7	70 ± 5	<0,06
4–9	143	28 ± 7	69 ± 8	63 ± 7	<0,0001
>10	78	24 ± 9	15 ± 9	36 ± 1	<0,42

ER +/– Östrogenrezeptor >/<10 fmol/mg Protein im Zytosol; *N+* Lymphknotenpositiv; *SE* Standard Error

Ergebnis, daß eine länger dauernde Verabreichung die Überlebensrate von Patienten verbessern kann [45].

Was nun die *Dosisintensität*, d. h. die tatsächlich verabreichte Chemotherapiedosis pro Zeiteinheit betrifft, so existiert eine Reihe von Tiermodellen, die zeigen, daß die Effektivität der Chemotherapie von der Zytostatikadosis, der Tumorsensitivität und dem Tumorvolumen abhängt. Hryniuk et al [46–49] konnten in einem retrospektiven Vergleich zwischen tatsächlich verabreichter Dosis in adjuvanten Chemotherapiestudien und dem schließlichen Effekt durch diese Chemotherapie zeigen, daß eine signifikante Korrelation zwischen Dosisintensität und Therapieeffektivität besteht. Es muß jedoch darauf hingewiesen werden, daß dies eine retrospektive Analyse ist, die in einem prospektiven Ansatz auf ihre Richtigkeit hin untersucht werden muß.

Monochemotherapie versus Polychemotherapie

Aufgrund einer Reihe von Beobachtungen gilt es heute als weitestgehend gesichert, daß die Polychemotherapie der Monochemotherapie in der Adjuvansphase überlegen ist [50]. Aus einer Übersicht von insgesamt 3.000 randomisierten Patienten geht hervor, daß adjuvante Polychemotherapie signifikant effektiver ist als adjuvante Monochemotherapie [31]. So kam es bei adjuvanter Gabe mehrerer Zytostatika zu einer 19%igen Reduktion der jährlichen Todesrate, verglichen mit Patienten, die nur mit einer Monochemotherapie behandelt wurden. Prä- und postmenopausale Patientinnen profitierten dabei in einem vergleichbaren Ausmaß.

Die erste Studie, die die Fragestellung Mono- versus Polychemotherapie untersuchte, war das Protokoll B-07 vom National Surgical Adjuvant Breast and Bowel Project (NSABP) [34]. In dieser Studie wurden 751 Patienten zwischen Melphalan alleine und Melphalan kombiniert mit 5-Fluorouracil randomisiert. Dabei zeigte sich, daß, beginnend mit einer medianen Nachbeobachtungszeit von 5 Jahren, bei Patienten mit Polychemotherapie eine signifikante Verbesserung des Überlebens, verglichen mit Patienten mit Monochemotherapie, zu beobachten war.

In einer weiteren Untersuchung der Southwest Oncology Group [51] erfolgte eine Randomisierung von 441 Patienten zwischen Melphalan und einer Kombination aus fünf verschiedenen Zytostatika (CMFVP; Cyclophosphamid, Methotrexat, 5-Fluorouracil, Vincristin, Prednison), wobei auch hier eine signifikante Verbesserung der Überlebensrate jener Patienten gesehen wurde, die mit einem Polychemotherapieschema behandelt wurden.

Zusammenfassend läßt sich daher sagen, daß die Polychemotherapie eine Monochemotherapie an Effektivität signifikant übertrifft, wobei derzeit offen ist, ob ein konventionelles CMF-Schema verwendet werden soll oder ob durch zusätzliche Gabe weiterer Zytostatika die Effektivität dieses Schemas erhöht werden kann [52].

Kombinationen mit Doxorubicin

Kombinationstherapien, die Doxorubicin (Adriamycin; ADR) beinhalten, haben eine wesentlich höhere Ansprechrate bei Patientinnen mit metastasierendem Mammakarzinom. Es war daher naheliegend, diese Substanz bei Hochrisikopatienten in die Adjuvansphase miteinzubeziehen (Tabelle 7; [47, 48, 53, 54]).

Die NSABP-Studie B-11 versuchte der Frage nachzugehen, inwieweit die Anwendung von ADR die Ergebnisse in der Therapie von Patienten mit rezeptornegativem Mammakarzinom bei positiven axillären Lymphknoten verbessert [55]. Patienten wurden randomisiert für Melphalan (L-PAM) + 5-Fluorouracil (FU) = PF oder für eine Kombination L-PAM + FU + ADR = PAF (Tabelle 7). Das PF-Schema wurde alle sechs Wochen verabreicht. Im PAF-Schema erhielten die Patientinnen zusätzlich ADR am 1. und am 21. Tag. ADR wurde zehnmal in einer Dosis von 30 mg/m² während der ersten fünf Zyklen verabreicht; danach erhielten auch die Patientinnen mit PAF weiter das PF-Schema. 17 Zyklen von PF wurden für die Dauer von 2 Jahren verabreicht. Bei 6jähriger Nachbeobachtungszeit zeigte sich eine signifikant geringere Rezidivrate (p<0,003) und eine signifikante Verlängerung des Überlebens (p<0,05) bei Patienten mit zusätzlicher ADR-Gabe.

In einer französischen Studie erhielten Patienten entweder ein Jahr CMF (Cyclophosphamid, Methotrexat, 5-Fluorouracil) oder ein Jahr AVCF (Doxorubicin, Vincristin, Cyclophosphamid, 5-Fluorouracil [56, 58]). Sieben Jahre nach Therapiebeginn waren 58% in der CMF-Gruppe und 75% in der AVCF-Gruppe noch am Leben (p<0,015). Sowohl das rezidivfreie Überleben als auch das Gesamtüberleben waren bei den prämenopausalen Patientinnen nach AVCF-Schema signifikant besser, verglichen mit der CMF-Gruppe (p<0,001).

Die Cancer and Leukemia Group B (CALGB) postulierte, daß nach anfänglicher CMFVP-Therapie (Cyclophosphamid, Methotrexat, 5-Fluorouracil, Vincri-

Tabelle 7. Übersicht über randomisierte Chemotherapiestudien unter Verwendung von Doxorubicin

Autor/Jahr	Patienten-zahl	Randomisierung	Nach-beobachtung (in Jahren)	Rezidivfreies Überleben (p-Wert)	Gesamt-Überleben (p-Wert)
Misset et al [58] 1984	325	AVCF vs CMF	5	<0,015	<0,37
Fisher et al [55] 1989	707	PAF vs PF	6	<0,003	<0,05
Buzdar et al [59] 1989	408	FAC vs Kontrolle (historisch)	10	<0,01	<0,01

AVCF Doxorubicin, Vincristin, Cyclophosphamid, 5-Fluorouracil; *CMF* Cyclophosphamid, Methotrexat, 5-Fluorouracil; *PAF* Melphalan, Doxorubicin, 5-Fluorouracil; *PF* Melphalan, 5-Fluorouracil; *FAC* 5-Fluorouracil, Doxorubicin, Cyclophosphamid

stin, Prednison) eine zusätzliche Therapie mit einer Doxorubicinkomponente das Überleben verbessern könnte [57]. Die eine Patientengruppe erhielt CMFVP für 14 Monate, die andere CMFVP 8 Monate lang, danach eine Kombinationstherapie von Vinblastin, Doxorubicin, Thiotepa und Halotestin (VATH). Diese Studie zeigte eine statistisch signifikante Verbesserung des rezidivfreien Überlebens zum Zeitpunkt der ersten Analyse.

Prognosefaktoren für das Ansprechen auf adjuvante Chemotherapie

Eine Vielzahl der bisher vorliegenden Studien, welche adjuvante Chemotherapie zur Behandlung von Patienten mit Mammakarzinom einsetzten, hat die Selektion zur Patientenauswahl lediglich nach dem Risiko getroffen, wie wahrscheinlich das Auftreten eines Rezidivs im postoperativen Verlauf zu erwarten war. Das heißt, es wurden größtenteils Patienten studienmäßig untersucht, die in der Axilla Lymphknotenmetastasen aufwiesen. Es gibt jedoch nur spärliche Untersuchungen darüber, welche Patienten aus diesem Hochrisikopool nun wirklich von der adjuvanten Therapie profitieren. Alle bisherigen Untersuchungen in diesem Zusammenhang sind retrospektiv und benötigen zur endgültigen Klärung eine prospektive Überprüfung. Die genaueste Evaluation dieses Problems basiert auf 10-Jahres-Ergebnissen einer Studie der NSABP, nämlich B-05, in der Patienten mit Mammakarzinom und pathologisch verifizierten Lymphknotenmetastasen einer Randomisierung zwischen einem Plazebo oder Melphalan unterzogen wurden. Wenn man nun das Nuclear grading, also einen wesentlichen Faktor für die histologische Differenzierung, in gut und schlecht unterteilt und die 10-Jahres-Überlebensraten nach diesem Parameter aufschlüsselt, so zeigt sich, daß lediglich Patienten, die ein schlechtes Nuclear grading aufweisen, also solche, die einen undifferenzierten Tumor haben, von der adjuvanten Monochemotherapie profitierten

Tabelle 8. 10-Jahres-Überlebensrate von Patientinnen der NSABP-Studie B-05 in Abhängigkeit vom „Nuclear grading (NG)" (adaptiert n ach Fisher et al [60])

	Rezidivfreies Überleben %		Überleben %	
	gutes NG	schlechtes NG	gutes NG	schlechtes NG
Plazebo	36	19	53	26
	N. S.	p<0,001	p<0,04	p<0,004
L-PAM (Melphalan)	27	48	40	50

NSABP National Surgical Adjuvant Breast and Bowel Project; *N. S.* Nicht signifikant

(Tabelle 8). Der Unterschied in Überlebensraten zwischen der Kontrollgruppe und der Chemotherapiegruppe ist sowohl für das rezidivfreie als auch für das gesamte Überleben hoch signifikant. Bezüglich des Überlebens von Patienten mit hoch differenzierten Tumoren ist anzumerken, daß Patienten aus der Plazebogruppe signifikant häufiger überlebten als solche aus der Therapiegruppe, wobei auch im rezidivfreien Überleben ein Unterschied festzustellen ist, der jedoch das Signifikanzniveau nicht erreicht.

Eigene Untersuchungen in diesem Zusammenhang haben ergeben, daß bei einer Nachbeobachtungszeit von 7 Jahren nur Patienten mit östrogenrezeptornegativen Tumoren von der Chemotherapie profitierten, nicht jedoch solche, die einen östrogenrezeptorpositiven Tumor aufwiesen. Wenn man nun berücksichtigt, daß eine gute Korrelation zwischen der Tumordifferenzierung und dem Gehalt an Östrogenrezeptor besteht, so ergibt dies eine gute Übereinstimmung der verschiedenen Untersuchungen [19, 60].

Nebenwirkungen bei der adjuvanten Therapie

Die akute Toxizität der adjuvanten Chemotherapie ist relativ gut bekannt und schließt einen unterschiedlichen Grad an Leukopenie, Übelkeit, Erbrechen, Abgeschlagenheit und Haarverlust ein. Amenorrhoe tritt häufig als Ergebnis einer zytotoxischen Therapie auf und ist kaum reversibel bei Frauen über 40 Jahre. Gewichtszunahme während der Behandlung ist bei vielen Frauen eine lästige Nebenwirkung, vor allem wenn Therapieschemata benutzt werden, die Prednison enthalten. Die akuten Nebenwirkungen der Chemotherapie können zwar schwerwiegend sein, sind aber in vielen Fällen gut therapeutisch zu beeinflussen. Die psychologischen, sozialen und ökonomischen Belastungen sind für die Patientin und ihre Familie oft nicht unerheblich. Ausgeprägte Langzeittoxizität einer Chemotherapie ist außerordentlich selten [51]. Es gibt jedoch bis jetzt bei Patientinnen, welche adjuvante Chemotherapie erhielten, keinen Hinweis für ein erhöhtes Risiko, einen Zweittumor zu entwickeln. Es scheint jedoch ein Zusammenhang zwischen Leukämie und Mammakarzinom nach Strahlen- und/oder Chemotherapie zu existieren. Viele Fallberichte beschäftigen sich mit dem Auftreten von Leukämien nach Verabreichung von Mono- bzw. Kombinationstherapien [61–65]. Die Erfahrungen der sieben NSABP-Studien mit 8.483 Patientinnen mit Mammakarzinom ergaben folgende Ergebnisse [66]. In 3 von 2.068 Fällen traten Leukämien postoperativ ohne Adjuvanstherapie auf, während 5 von 646 eine Leukämie nach postoperativer Radiatio entwickelten. 27 Fälle von Leukämien (0,5%) und 7 Fälle von myeloproliferativen Syndromen (0,1%) traten bei insgesamt 5.299 Patientinnen auf, die postoperativ mit Melphalan beinhaltenden Polychemotherapieschemata behandelt wurden. Der Vergleich mit einem epidemiologischen Tumorregister (SEER) gibt allerdings den Hinweis, daß ein erhöhtes relatives Risiko, an akuter myeloischer Leukämie zu erkranken, sowohl nach Radiatio ($p<0,01$) als auch nach adjuvanter Chemotherapie ($p<0,001$) besteht. Man muß jedoch die Frage stellen, inwieweit das Risiko in einem vertretbaren Verhältnis zum Vorteil der adjuvanten Chemotherapie steht.

Insgesamt muß dazu festgestellt werden, daß die erreichten verbesserten Überlebensdaten durch etablierte adjuvante Therapien beim Mammakarzinom das Risiko maligner Folgeerkrankungen bei weitem überwiegen. Da jedoch der Nutzen der Chemotherapie nicht uniform ist, sollten besondere Anstrengungen unternommen werden, Parameter zu identifizieren, die ein Ansprechen auf Chemotherapie voraussagen, um so die übrigen Patienten vor negativen Folgen der Therapie bewahren zu können.

Zusammenfassung und Ausblick

Läßt man nun die hier dargestellten Ergebnisse Revue passieren, muß man zum Schluß kommen, daß der gegenwärtige Stand des Wissens um Prognose und adjuvante Chemotherapie des Mammakarzinoms bei weitem über dem aller anderen soliden Tumoren liegt. Risikogruppen können gut definiert werden. Basistherapien, die die jährliche Todesrate um 15–20% reduzieren, sind gut etabliert. Adjuvante Chemotherapie war somit in der Lage, bei einem Teil der Patienten mit Mammakarzinom den tödlichen Ausgang der Erkrankung zu verhindern oder zumindest hinauszuschieben. Es bleibt jedoch ein breites Feld von offenen Fragen, die nur in randomisierten, prospektiven Studien mit großen Patientenzahlen zu beantworten sein werden. Zu den offenen Fragen gehören unter anderem die Etablierung von Faktoren, die das Ansprechen auf adjuvante Chemotherapie vorhersagt, der prospektive Nachweis, daß Dosiserhöhungen auch wirklich mit einer Verbesserung der Überlebensraten einhergehen, die Entwicklung der Überwindung der primären Chemotherapieresistenz und die Evaluierung des optimalen Zeitpunkts des Einsatzes einer adjuvanten Chemotherapie. All diese Fragen können, wie bereits erwähnt, nur in großen kooperativen Studien beantwortet werden. Die Initiierung, Planung, exakte Durchführung und Auswertung gehören zu den wichtigsten Aufgaben interdisziplinärer onkologischer Arbeitsgruppen, und dieser Aktivität muß hohe Priorität eingeräumt werden.

Literatur

1. Howell A, Morrison JM (1983) Adjuvant chemotherapy for operable breast cancer. Rev Endocr Rel Cancer [Suppl] 13:19
2. Fisher B, Slack NH, Bross IDJ, et al (1969) Cancer of the breast: size of neoplasm and prognosis. Cancer 24:1071
3. Cancer Research Campaign Trial for Early Breast Cancer (1980) A detailed update at the tenth year. Cancer Research Campaign Working Party. Lancet ii:55
4. Brinkley D, Haybittle JR (1975) The curability of breast cancer. Lancet i:95
5. Mueller CB, Jeffries W (1975) Cancer of the breast. Its outcome as measured of death. Ann Surg 182:334

6. Henderson JC, Canellos GP (1980) Cancer of the breast: the past decade. N Engl J Med 302:17
7. Skipper HE (1971) Kinetics of mammary tumor cell growth and implications for therapy. Cancer 28:1479
8. Mendelsohn ML (1960) The growth fraction: a new concept applied to tumors. Science 132:1496
9. Martin DS (1981) The scientific basis for adjuvant chemotherapy. Cancer Treat Rev 8:169
10. Goldie JH, Coldman AJ (1979) A mathematic model for relating the drug sensitivity of tumors to their spontaneous mutation rate. Cancer Treat Rep 63:1727
11. Goldie JH, Coldman AJ (1984) The genetic origin of drug resistance in neoplasms: implication for systemic therapy. Cancer Res 44:3643
12. McGuire WL, Clark GM (1989) Prognosis in breast cancer. In: Senn HJ, Goldhirsch A, Gelber RD, et al (eds) Adjuvant therapy of primary breast cancer. Springer, Berlin Heidelberg New York Tokyo, p 170
13. Say CC, Donegan WL (1974) Invasive carcinoma of the breast: prognostic significance of tumor size and involved axillary lymph nodes. Cancer 34:468
14. McGuire WL (1975) Current status of estrogen receptors in human breast cancer. Cancer 36:638
15. Fisher B (1972) Surgical adjuvant therapy for breast cancer. Cancer 30:1556
16. Stenkvist B, Bengtsson E, Dahlquist B, et al (1982) Predicting breast cancer recurrence. Cancer 50:2884
17. Bloom HJG, Richardson WW (1957) Histological grading and prognosis in breast cancer. Br J Cancer 11:359
18. Parl FF, Dupont WD (1982) A retrospective cohort study of histologic risk factors in breast cancer patients. Cancer 50:2410
19. Reiner A, Kolb R, Reiner G, et al (1987) Prognostic significance of steroid hormone receptors and histopathological characterization of human breast cancer. J Cancer Res Clin Oncol 113:285
20. Bianco G, Alavaikko M, Ojala A, et al (1984) Estrogen and progesterone receptors in breast cancer: relationship to tumor histopathology and survival of patients. Anticancer Res 4:383
21. Dressler LG, Seamer L, Owens MA, et al (1987) Evaluation of a modeling system for S-phase estimation in breast cancer by flow cytometry. Cancer Res 47:5294
22. Dressler LG, Seamer L, Owens MA, et al (1988) DNA flow cytometry and prognostic factors in 1.331 frozen breast cancer specimens. Cancer 61:420
23. Slamon DJ, Clark GM, Wong SG, et al (1987) Human breast cancer: correlation of relapse and survival with amplification of the HER-2/neu oncogene. Science 235:177
24. Zeilinger R, Kury F, Czerwenka K, et al (1989) HER-2 amplification, steroid receptors and epidermal growth factor receptor in primary breast cancer. Oncogene 4:109
25. Carter CL, Allen C, Henson DE (1989) Relation in tumor size, lymph node status and survival in 24.740 breast cancer cases. Cancer 63:181
26. Jakesz R, Dittrich Ch, Holzner JH, et al (1985) Die Bedeutung von Östrogen- und Progesteronrezeptoren für die Rezidiv- und Gesamtüberlebensrate von Patienten mit primärem Mammakarzinom – Ergebnisse einer prospektiv randomisierten Studie. In: Jonat W, Kaufmann M, Kublin F, et al (Hrsg) Aktuelle Onkologie 16. Zuckschwerdt, München Bern Wien, S 19
27. Clark GM, Dressler LG, Owens MA, et al (1989) Prediction of relapse or survival in patients with node negative breast cancer by DNA flow cytometry. N Engl J Med 320:627

28. Tandon AK, Clark GM, Chamness GC, et al (1990) Cathepsin D and prognosis in breast cancer. N Engl J Med 322:297
29. Thorpe SM, Rochefort H, Garcia M, et al (1989) Association between high concentrations of Mr 52,000 cathepsin D and poor prognosis in primary human breast cancer. Cancer Res 49:6009
30. Spyratos F, Maudelonde T, Brouillet JP, et al (1989) Cathepsin D: an independent prognostic factor for metastasis of breast cancer. Lancet ii:1115
31. Early Breast Cancer Trialists' Collaborative Group (1988) Effects of adjuvant tamoxifen and of cytotoxic therapy on mortality in early breast cancer. N Engl J Med 319:1681
32. Bonadonna G, Valagussa P, Zambetti M, et al (1987) Milan adjuvant trials for stage I–II breast cancer. In: Salmon SE (ed) Adjuvant therapy of cancer V. Grune & Stratton, Orlando, p 211
33. Jakesz R, Kolb R, Reiner G, et al (1987) Adjuvant chemotherapy in node negative breast cancer patients. In: Salmon SE (ed) Adjuvant therapy of cancer V. Grune & Stratton, Orlando, p 223
34. Fisher B, Redmond C, Dimitro NV, et al (1989) A randomized clinical trial evaluating sequential melphalan and fluorouracil in the treatment of patients with node-negative breast cancer who have estrogen receptor negative tumors. N Engl J Med 320:473
35. Mansour E, Gray R, Shatila A, et al (1989) Efficacy of adjuvant chemotherapy in high risk node-negative breast cancer. An intergroup study. N Engl J Med 320:485
36. Houghton J, Baum M, Nissen-Meyer R, et al (1989) Is there a role for perioperative adjuvant cytotoxic therapy in the treatment of early breast cancer. In: Senn HJ, Goldhirsch A, Gelber RD, et al (eds) Adjuvant therapy of primary breast cancer. Springer, Berlin Heidelberg New York Tokyo (Recent Results in Cancer Research, p 54)
37. Senn HJ, Barett-Mahler R (1987) Update of Swiss adjuvant trials with LMF and CMF in operable breast cancer. In: Salmon SE (ed) Adjuvant therapy of cancer V. Grune & Stratton, Orlando, p 243
38. Fisher B, Redmond CK, Wolmark N, et al (1987) Long term results from NSABP trials of adjuvant therapy for breast cancer. In: Salmon SE (ed) Adjuvant therapy of cancer V. Grune & Stratton, Orlando, p 283
39. Morrison JM, Howell A, Grieve RJ, et al (1987) The West Midlands Oncology Association trials of adjuvant chemotherapy for operable breast cancer. In: Salmon SE (ed) Adjuvant therapy of cancer V. Grune & Stratton, Orlando, p 311
40. Jakesz R (1985) Adjuvante Chemotherapie beim Mammakarzinom. Bericht von und Kommentar zur „NIH-Consensus-Development-Konferenz", Bethesda, Maryland, USA, 9.–11. September 1985. Wien Klin Wochenschr 97:825
41. Nissen-Meyer R, Kjellgren K, Malmio K, et al (1978) Surgical adjuvant chemotherapy. Results with one short course with cyclophosphamide after mastectomy for breast cancer. Cancer 41:2088
42. The Ludwig Breast Cancer Study Group (1989) Prolonged disease-free survival after one course of perioperative adjuvant chemotherapy for node-negative breast cancer. N Engl J Med 320:491
43. The Ludwig Breast Cancer Study Group (1988) Combination adjuvant chemotherapy for node-positive breast cancer. Inadequacy of a single perioperative cycle. N Engl J Med 319:677
44. Bonadonna G, Valagussa P, Rossi A, et al (1985) Ten year experience with CMF based adjuvant chemotherapy in resectable breast cancer. Breast Cancer Res Treat 5:95
45. Henderson IC, Gelman RS, Harris JR, et al (1986) Duration of therapy in adjuvant chemotherapy trials. NCI Monogr 1:95

46. Hryniuk WM, Levine MN, Levin L (1986) Analysis of dose intensity for chemotherapy in early (stage II) and advanced breast cancer. NCI Monogr 1:87
47. Hryniuk W, Bush H (1984) The importance of dose intensity in chemotherapy of metastatic breast cancer. J Clin Oncol 2: 1281
48. Hryniuk W, Levine MN (1986) Analysis of dose intensity for adjuvant chemotherapy trials in stage II breast cancer. J Clin Oncol 4:1162
49. Hryniuk WM (1989) Correlation of dose intensity and prognosis in adjuvant chemotherapy: an extended controversy. In: Senn HJ, Goldhirsch A, Gelber RD, et al (eds) Adjuvant therapy of primary breast cancer. Springer, Berlin Heidelberg New York Tokyo (Recent Results in Cancer Research, p 17)
50. Glucksberg H, Rivkin SE, Rasmussen S, et al (1982) Combination chemotherapy (CMFVP) versus L-phenylalanine mustard (L-PAM) for operable breast cancer with axillary nodes. A Southwest Oncology Group study. Cancer 50:423
51. Rivkin SE, Green S, Metch B, et al (1989) Adjuvant CMFVP versus melphalan for operable breast cancer with positive axillary nodes: 10 year results of a Southwest Oncology Group study. J Clin Oncol 7:1229
52. Weiss RB, Tormey DC, Holland F, et al (1982) A randomized trial of postoperative five versus three drug chemotherapy after mastectomy: a Cancer and Leukemia Group B (CALGB) study. Rec Res Cancer Res 80:170
53. Buzdar AU, Hortobagyi GN, SmithTL, et al (1988) Adjuvant therapy of breast cancer with or without additional treatment with alternative drugs. Cancer 62:2098
54. Peng-Tiam ANG, Buzdar AU, Smith TL, et al (1989) Analysis of dose intensity in doxorubicin-containing adjuvant chemotherapy in stage II and III breast carcinoma. J Clin Oncol 7:1677
55. Fisher B, Redmond C, Wickerham DL, et al (1989) Doxorubicin-containing regimes for the treatment of stage II breast cancer: the NSABP experience. J Clin Oncol 7:572
56. Mathe G, Plagne R, Morice V, et al (1987) Consistencies and variations of observation during serial analyses of a trial of adjuvant chemotherapy in breast cancer. In: Salmon SE (ed) Adjuvant therapy of cancer V. Grune & Stratton, Orlando, p 271
57. Perloff M, Norton L, Korzun A, et al (1986) Advantage of an adriamycin (A) combination plus halotestin (H) after initial cyclophosphamide, methotrexate, 5-fluorouracil, vincristine and prednison (CMFVP) for adjuvant therapy of node-positive stage II breast cancer. Proc ASCO 5:70 (abstract)
58. Misset JL, de Vassal F, Jasmis C, et al (1984) Five year results of the French adjuvant trial for breast cancer comparing CMF to a combination of adriamycin (ADM), vincristin (VCR), cyclophosphamide (PM) and 5-fluorouracil (5-FU). In: Jones SE, Salmon SE (eds) Adjuvant therapy of cancer IV. Grune & Stratton, Orlando, p 243
59. Buzdar AV, Kau SW, Smith TL, et al (1989) Ten year results of FAC adjuvant chemotherapy trial in breast cancer. Am J Clin Oncol 12:123
60. Fisher B, Fisher ER, Redmond C (1986) Ten years results from the NSABP clinical trial evaluating the use of L-phenylalanine mustard (L-PAM) in the management of primary breast cancer. J Clin Oncol 4:929
61. Rosner F, Carey RW, Zarrabi MH (1978) Breast cancer and acute leukemia: report of 24 cases and review of the literature. Am J Hematol 4:151
62. Ersher WB, Robins HI, Davis HL, et al (1982) Emergence of acute non-lymphocytic leukemia in breast cancer patients. Am J Med Sc 248:23
63. Howell P, Glick JH, Bucolo A, et al (1981) Cytogenetic studies of bone marrow in breast cancer patients after adjuvant chemotherapy. Cancer 48:667
64. Koyama H, Wada T, Takahashi Y, et al (1980) Surgical adjuvant chemotherapy with mitomycin C and cyclophosphamide in Japanese patients with breast cancer. Cancer 46:2373

65. Kapadia SB, Krause JR, Ellis LD, et al (1980) Induced acute non-lymphocytic leukemia following long-term chemotherapy: a study of 20 cases. Cancer 45:1315
66. Fisher B, Rockette H, Fisher ER, et al (1958) Leukemia in breast cancer patients following adjuvant chemotherapy or postoperative radiation. J Clin Oncol 3:1640

Endokrine Therapie des Mammakarzinoms

G. Reiner

Pathophysiologie

Das normale Brustdrüsengewebe unterliegt einer Reihe von hormonellen Einflüssen. Die Beeinflußbarkeit kann auch nach maligner Transformation von Brustdrüsenzellen erhalten bleiben und macht somit endokrine Therapieformen beim Mammakarzinom möglich. Seit den ersten Beobachtungen von Beatson [1] und Schinzinger [2] vor fast 100 Jahren, daß die Ovarektomie eine Remission eines fortgeschrittenen Mammakarzinoms induzieren konnte, wurde eine Vielzahl von ablativen und additiven endokrinen Therapieformen versucht. Die Bedeutung dieser Therapieform muß immer wieder betont werden, da nicht nur Symptome gemildert werden, sondern auch zumindest bei postmenopausalen Patientinnen statistisch gesichert ist, daß das rezidivfreie und auch das Gesamt-Überleben verbessert werden können [3]. Außerdem sind endokrine Therapieformen nebenwirkungsarm und weniger toxisch als eine zytotoxische Chemotherapie. Die Entdeckung der Steroidhormonrezeptoren in den sechziger Jahren [4] und 1967 jener in Mammakarzinomzellen [5] haben wesentlich zum Verständnis der hormonellen Beeinflußbarkeit des Mammakarzinoms beigetragen, und der Steroidhormonrezeptormechanismus stellt den entscheidenden Ansatzpunkt der heutigen endokrinen Therapiemodalitäten dar.

Steroidhormonwirkungsmechanismus

Östrogenrezeptorproteine, welche spezifisch Östrogen (Östradiol) binden können, wurden in Zytoplasmafraktionen bzw. im Zellkern verschiedener Gewebe, Organe und Tumoren und auch in hormonabhängigen Mammakarzinomen gefunden [6]. Die Bindung von Östradiol an den Östrogenrezeptor führt zu einer Veränderung des Proteins, die Aktivierung bzw. Transformation genannt wird und die die Bindung des Rezeptors an Elemente des Zellkerns modifiziert [7]. Dadurch wird eine Reihe von Genen , die intra- und extrazelluläre Proteine oder Enzyme codieren, induziert. Es kommt zur Steige-

rung der Transkription von DNS zu Messenger-RNS (mRNS) und schließlich
zur Synthese der codierten Proteine [8–11]. Diese Proteine bzw. Enzyme
sollen am Zellwachstum bzw. an der Zellproliferation beteiligt sein, als auto-
krine bzw. parakrine Wachstumsfaktoren für ruhende oder auch für proliferie-
rende Zellen [12]. Diese Wachstumsregulation ist bei hormonabhängigen Tumoren an das Vorhandensein des Steroidhormons gebunden [13]. Bei nicht
hormonabhängigen Tumoren sind die gleichen oder ähnlichen Wachstumsfaktoren für die Proliferation verantwortlich, die Synthese und Sekretion ist
aber nicht durch das Steroidhormon reguliert [14]. Ein Eingreifen in diese
letzten Proliferationsschritte könnte das Wachstum von hormonabhängigen
als auch von hormonunabhängigen Tumoren beeinflußen und somit ein the-
rapeutischer Ansatz sein. Die Wachstumsfaktoren, die hier gemeint sind, sind
der Epidermal growth factor (EGF), der Insulin like growth factor (IGF-1) und
der Tumor growth factor alpha und beta (TGFa, TGFb). Diese Faktoren und
Mechanismen wurden extensiv in Zellkulturen und auch an thymektomierten
Nacktmäusen untersucht [14]. In durchführbare Behandlungsstrategien konnten die Ergebnisse noch nicht umgesetzt werden.

Rezeptorgehalt beim Mammakarzinom

Etwa zwei Drittel aller primären Mammakarzinome enthalten Östrogenrezeptoren. Proben aus Metastasen unbehandelter Patientinnen sind zu ca. 50%
östrogenrezeptorpositiv. Mammakarzinome beim Mann sind in 85% östrogenrezeptorpositiv. Prämenopausale Patientinnen haben weniger häufig rezeptor-
positive Tumoren, und der quantitative Rezeptorgehalt ist im Durchschnitt
niedriger als bei postmenopausalen Patientinnen [15]. Diese Beobachtung kann
durch die höhere Konzentration an zirkulierendem Östradiol bei prämenopausalen Patientinnen erklärt werden. Diese führt zu einer Absättigung von Bindungs-
stellen, wodurch der Rezeptor mit der DCC (Dextran coated charcoal)-Methode
dem Nachweis entgeht. Tumorlokalisation oder Tumorgröße zeigen keinen
direkten Zusammenhang mit dem Rezeptorgehalt [15]. Patientinnen mit Lymph-
knotenbefall in der Axilla haben etwas häufiger rezeptornegative Tumoren [16].
Spezielle histologische Subtypen zeigen fast immer Rezeptorpositivität (tubuläres, papilläres Karzinom) oder Rezeptornegativität (atypisch medulläres Karzinom), während die Mehrzahl der Karzinome keine Unterschiede im Rezeptorgehalt aufweist [17]. Signifikante Beziehungen bestehen zwischen histologischem Differenzierungsgrad und Rezeptorgehalt. So sind hoch differenzierte
Karzinome (G 1) signifikant häufiger rezeptorpositiv als undifferenzierte (G3)
Karzinome [18]. Die Heterogenität der Primärtumoren bewirkt, daß verschiedene Proben, welche aus dem gleichen Tumor oder aus Tumor und Lymphknoten simultan entnommen werden, nicht nur qualitativ, sondern auch quan-
titativ unterschiedlich im Rezeptorgehalt sein können. Dies trifft in ca. 10% bis
20% der Fälle zu [19]. Auch im Krankheitsverlauf kann sich der Rezeptorgehalt
im Tumorgewebe verändern [20, 21]. Ob die durchgeführten Therapien hier
einen Einfluß haben, oder ob eine zunehmende Entdifferenzierung maßgebend
ist, oder ob mehrere Faktoren beteiligt sind, ist weitgehend unklar.

Zusammenhang zwischen Hormonrezeptorbefund und Ansprechen auf endokrine Therapie

Von einem unselektionierten Krankengut von Patientinnen mit Mammakarzinom sprechen ca. 30% auf eine endokrine Therapie an. Sind Östrogenrezeptoren vorhanden, so steigt dieser Anteil auf 50% bis 70%, sind sie nicht vorhanden, sprechen maximal 10% an. Es konnte gezeigt werden, daß ein höherer Rezeptorgehalt die Ansprechrate weiter erhöhen kann. Ganz allgemein kann gesagt werden, daß Weichteilmetastasen und Knochenmetastasen häufiger rezeptorpositiv sind als Organmetastasen (Lunge, Leber, etc.) und auch insgesamt besser auf eine endokrine Therapie ansprechen [22].

Hormonrezeptoren und Prognose

Der Nachweis von Hormonrezeptoren in primären Mammakarzinomen erlaubt die Voraussage einer geringeren Rezidiv- und einer längeren Gesamtüberlebenswahrscheinlichkeit. Diese bessere Prognose von Patienten mit hormonrezeptorpositiven Tumoren ist einerseits in Zusammenhang mit der Beziehung zwischen Tumorgrading und Rezeptorgehalt zu sehen. Andererseits ist die prognostische Bedeutung durch statistische Absicherung in Multivariatanalysen auch als eigenständig zu werten [18, 23].

Adjuvante endokrine Therapie

Die Ausschaltung der Ovarialfunktion durch Ovarektomie oder Ovarbestrahlung wurde schon vor Einführung der adjuvanten Chemotherapie in adjuvanten Therapiestudien beim Mammakarzinom untersucht. Insgesamt haben diese Studien [24–27] gezeigt, daß die prophylaktische Kastration prämenopausaler Patientinnen das rezidivfreie Intervall verlängern kann, ohne dabei das Gesamtüberleben signifikant zu steigern. In keiner dieser Studien wurde der Steroidhormonrezeptorstatus als Selektions- oder Stratifikationskriterium herangezogen. Unter dem Gesichtspunkt des Rezeptorgehalts laufen derzeit Therapiestudien bei prämenopausalen Patientinnen, die den Effekt der Ovarausschaltung untersuchen.

Mit der Entwicklung der LHRH (Luteinisierungshormon-Releasing-Hormon)-Agonisten (z. B. Goserelin) ist es nun auch möglich, die Ovarialfunktion medikamentös auszuschalten. Mit diesen Substanzen werden die LHRH-Rezeptoren in der Hypophyse soweit blockiert, daß keine weitere Stimulation durch LHRH möglich ist und somit nach initialer Stimulierung der Ovarien diese in der Folge durch das Fehlen von Luteinisierungshormon (LH) in der Funktion soweit blokkiert werden, daß postmenopausale Östrogenspiegel gemessen werden. Eine Studie in Deutschland [28] untersucht derzeit die adjuvante Gabe von Goserelin versus 6x CMF(Cyclophosphamid, Methotrexat, 5-Fluorouracil) bei prämenopausalen Patientinnen. In Österreich läuft eine Studie, die bei prämenopausalen Patientinnen mit rezeptorpositivem Mammakarzinom den Effekt einer konventionellen adjuvanten Chemotherapie (6x CMF) in einem Therapiearm mit der gleichzeitigen Gabe von Goserelin und Tamoxifen durch 3 Jahre mit Fortsetzung der Tamoxifen-Behandlung durch weitere zwei Jahre in einem zweiten Therapiearm vergleicht.

Die erfolgreiche Anwendung von Tamoxifen bei der Behandlung des fortgeschrittenen Mammakarzinoms eröffnete die Möglichkeit des Einsatzes in der adjuvanten Phase. Therapiestudien [27, 29–32] haben gezeigt, daß unter der adjuvanten Gabe von Tamoxifen das rezidivfreie Überleben signifikant gebessert werden kann. In der Studie mit der längsten Nachbeobachtung – der NATO (Nolvadex Adjuvant Trial Organization)-Studie –, in der auch prämenopausale und rezeptornegative Patientinnen eingebracht wurden, wurde auch eine Verlängerung des Gesamtüberlebens in der behandelten gegenüber der nicht behandelten Gruppe gesehen [29]. Dieser Unterschied war auch nicht durch den Rezeptorstatus beeinflußt. In einem Konsensus [3] wurde klargestellt, daß postmenopausale Patientinnen mit und ohne Lymphknotenmetastasen nach 1–2 jähriger Tamoxifen-Behandlung ein signifikant besseres rezidivfreies und auch Gesamt-Überleben aufweisen als nicht behandelte Patientinnen.

Ein interessanter Ansatz ist auch die **Kombination von Chemotherapie und endokriner Therapie** in der adjuvanten Situation. In den bisher durchgeführten Studien konnte die zusätzliche endokrine Therapie das Gesamtüberleben allerdings nicht verlängern. Die endokrine Therapie bestand jeweils in der Gabe von Tamoxifen [33, 34]. In einzelnen Studien konnte bei postmenopausalen Patientinnen die kombinierte Chemo-Hormontherapie lediglich das rezidivfreie Intervall im Vergleich zur alleinigen Chemotherapie verlängern. Bei prämenopausalen Patientinnen hatte die zusätzliche Tamoxifen-Gabe zu einer konventionellen Chemotherapie keinen Einfluß auf das Gesamtüberleben bzw. das rezidivfreie Intervall [33]. Diese Studienergebnisse stellen den Wert der adjuvanten Chemo-Hormontherapie in Frage und machen ein Überdenken dieses Therapieansatzes erforderlich.

Endokrine Therapie des metastasierenden Mammakarzinoms

Die endokrine Therapie ist bei der Behandlung des metastasierenden Mammakarzinoms neben der zytostatischen oder zytotoxischen Chemotherapie eine sehr wichtige Behandlungsform. Die verschiedenen Therapien sind meist leicht durchzuführen und auch im Vergleich mit der Chemotherapie nebenwirkungsarm. Prinzipiell unterscheidet man ablative und additive Therapieformen sowie Hormonantagonisierung und Steroidhormonsynthesehemmung (Tabelle 1). Eine endokrine Therapie ist vor allem bei Patientinnen mit nicht lebensbedrohendem Krankheitsverlauf, mit hormonrezeptorpositivem Mammakarzinom, mit langem rezidivfreiem Intervall, mit nicht viszeraler Metastasierung, bei Patientinnen in der Postmenopause oder nach Remission auf eine frühere endokrine Therapie erfolgversprechend. Wie oben erwähnt, kann beim unselektionierten Krankengut in etwa 30% mit einer Remission gerechnet werden. Sind Hormonrezeptoren im Tumorgewebe nachweisbar, so liegt die Remissionsrate bei 50% bis 70%. Patientinnen mit hormonrezeptornegativen Tumoren sprechen praktisch nicht (0% bis 10%) auf eine endokrine Therapie an.

Tabelle 1. Endokrine Therapieformen beim metastasierenden Mammakarzinom

Ablative Behandlungen	chirurgisch:	Ovarektomie
		Adrenalektomie
		(Hypophysektomie)
	radiotherapeutisch:	Ovarbestrahlung
Additive Behandlungen	Östrogene	
	Androgene	
	Glukokortikoide	
	Gestagene	
Hormonantagonisierung	Antiöstrogen:	Tamoxifen (Nolvadex®)
Steroidhormonsynthesehemmung	Aromatase-Hemmer:	Aminoglutethimid
		(Orimeten®)
		4-OH-Androstendion
	LHRH-Agonisten:	Goserelin (Zoladex®)

LHRH Luteinisierungshormon-Releasing-Hormon

Ablative Behandlungen

Die **Ovarektomie** bzw. die **radiologische Ovarausschaltung** bewirken bei menstruierenden Frauen eine Senkung des Östradiol-Spiegels auf Werte, wie sie bei postmenopausalen Frauen gemessen werden. Durch den Östradiol-Entzug kommt es zur Tumorverkleinerung bzw. Remission. Die radiologische Ovarausschaltung zeigt manchmal einen verzögerten Wirkungseintritt auf Grund einer inkompletten Inaktivierung der Ovarien. Der Ovarektomie wird daher der Vorzug gegeben, wenn eine rasche Wirkung durch einen einzigen, allerdings irreversiblen Eingriff gewünscht ist.

Die beidseitige **Adrenalektomie** führt auch zu einer Senkung des Östrogenspiegels, da die Nebennierenrinde Östron selbst und eine Östronvorstufe, das Androstendion, welches in der Peripherie zu Östron aromatisiert wird, sezerniert. Durch die Entwicklung und Einsetzbarkeit von Aromatase-Hemmern wie Aminoglutethimid wurde die chirurgische Adrenalektomie obsolet. Weiters ist nach der Adrenalektomie eine lebenslange Substitutionstherapie erforderlich.

Die **Hypophysektomie** ist lediglich von historischer Bedeutung; der Wirkungsmechanismus ist ungeklärt, die Durchführung schwierig, und eine umfangreiche Substitutionstherapie ist erforderlich.

Additive Behandlungen

Die additiven Therapieformen bestehen in der hoch dosierten Verabreichung von Steroidhormonen. Der Wirkungsmechanismus selbst ist unbekannt.

Die Behandlungen mit Östrogenen, Androgenen und Glukokortikoiden sind verlassen worden, einerseits wegen der starken und störenden Nebenwirkungen (Blutungen, Hyperkalzämie, Virilisierung) und andererseits, weil andere suffiziente Therapiemöglichkeiten gefunden wurden.

Die relativ nebenwirkungsarme Gestagen-Behandlung kommt allerdings neben den Aromatase-Hemmern als Second line-Therapie immer wieder zum Einsatz. Zur Anwendung kommen Medroxyprogesteronazetat bzw. Megestrolazetat. In Therapiestudien wurde das Ansprechen auf hoch dosierte Gestagen-Gaben untersucht [35]. An Nebenwirkungen wurden vor allem Gewichtszunahme und periphere Ödeme beobachtet.

Hormonantagonisierung

Bei der Behandlung des Mammakarzinoms kommt dem Antiöstrogen Tamoxifen als Hormonantagonist die größte Bedeutung zu. Wenn auch die Hauptwirkung von Tamoxifen in einer kompetitiven Hemmung von Östradiol am Östrogenrezeptor ist, entfaltet Tamoxifen auch eine Reihe von östrogenen Wirkungen. So können menstruierende Frauen unter Tamoxifen-Behandlung einen normalen Zyklus aufrechterhalten, oder bei postmenopausalen Frauen kann es zu einem Östrogeneffekt an der Vaginalschleimhaut kommen. Gelegentlich sieht man auch eine kurze Tumorstimulation bei der Verabreichung von Tamoxifen [36]. Der molekularbiologische Mechanismus, der zu den beschriebenen Wirkungen und Nebeneffekten führt, ist trotz intensiver Untersuchungen noch nicht restlos aufgeklärt [37, 38].

Bei der Behandlung des metastasierenden Mammakarzinoms kommt Tamoxifen eine zentrale Bedeutung zu. Da ca. 60% bis 70% der Patientinnen mit östrogenrezeptorpositiven Tumoren auf Tamoxifen eine Remission zeigen, ist es bei diesem Krankengut die Therapie der ersten Wahl. Eine umfassende Übersicht über die Ergebnisse von Therapiestudien mit Tamoxifen an fast 3.000 Patienten gaben Patterson und Mitarbeiter 1982 [39]. Das Ansprechen auf eine Tamoxifen-Behandlung wurde mit dem Patientenalter, dem Metastasierungstyp, dem Hormonrezeptorstatus sowie den vorangegangenen Behandlungen in Zusammenhang gebracht.

Wenn auch an bisher wenigen Patientinnen untersucht, so wurde auch bei prämenopausalen Patientinnen nach Monotherapie mit Tamoxifen eine Remissionsrate von ca. 30% erzielt [39, 40]. In den höheren Altersgruppen postmenopausaler Patientinnen war die Ansprechrate deutlich höher. Wie bei anderen endokrinen Therapieformen sprechen Weichteilmetastasen am besten auf Tamoxifen an, gefolgt von Knochen- und Lungenmetastasen. Der Hormonrezeptorstatus ermöglicht ebenfalls eine relativ sichere Voraussage über das Ansprechen auf eine Tamoxifen-Behandlung, und schließlich besteht bei Patientinnen, die schon einmal auf eine endokrine Therapie eine Remission gezeigt haben, die größte Chance auf einen weiteren Therapieerfolg mit Tamoxifen (59%). Die Remissionsraten auf Tamoxifen nach vorangegangener Chemotherapie oder Chemohormontherapie oder bei bislang unbehandelten Patientinnen im Rezidivstadium lagen zwischen 35% und 45%.

Die übliche Dosierung von Tamoxifen liegt zwischen 20 und 40 mg pro Tag, wobei bisher keine signifikante Korrelation zwischen Dosierung und Ansprechrate nachgewiesen werden konnte. Der Wirkspiegel im Plasma von ca. 300 ng/ml wird nach ca. vier Wochen erreicht. Schwere toxische Nebenwirkungen werden fast nie beobachtet. Selten kommt es bei ausgedehnter Knochenmetastasierung zum Hyperkalzämie-Syndrom, weshalb entsprechende Kontrollen notwendig sind. Andere Nebenwirkungen sind Übelkeit und Erbrechen sowie Wallungen, welche selten zum Absetzen der Therapie zwingen.

Auf Grund der geringen und leichten Nebenwirkungen auch bei Langzeitbehandlung ist der Tamoxifen-Gabe vor einer Östrogen-Therapie oder vor einer Aminoglutethimid-Behandlung oder auch vor einer hoch dosierten Gestagen-Therapie der Vorzug zu geben.

Steroidhormonsynthesehemmung

Um Östrogeneffekte zu eliminieren oder zu reduzieren, können einerseits die Organe, in welchen Östrogene produziert werden, ausgeschaltet werden (Ovarektomie, Adrenalektomie) oder die Synthese von Östrogenen gehemmt werden (Aromatase-Hemmer, LHRH-Agonisten).

Der derzeit am besten bekannte und untersuchte Aromatase-Hemmer, das Aminoglutethimid, blockiert einerseits die Umwandlung von Cholesterol zu Pregnenolon und weiters die Aromatisierung von Androstendion zu Östron im peripheren Fettgewebe, welches postmenopausal die eigentliche Quelle für Östrogene darstellt [41]. Eine Behandlung mit Aminoglutethimid (250 mg pro Tag) macht eine Substitutionstherapie mit Hydrokortison (40 mg pro Tag) erforderlich, um eine steigende ACTH (Adrenokortikotropes Hormon)-Ausschüttung, die die Blockierung der Nebenniere durch Aminoglutethimid aufheben könnte, zu verhindern.

Die Plasmaöstron- und Östradiol-Spiegel werden auf Werte wie nach Adrenalektomie gesenkt. Die Ansprechraten sind ähnlich wie bei anderen endokrinen Therapieformen, und die Nebenwirkungen sind etwas schwerwiegender (Somnolenz, Benommenheit, verschwommenes Sehen, Hitzewallungen), gehen aber in der Regel nach den ersten Wochen der Behandlung wieder zurück [42]. Neuere Aromatase-Hemmer, wie 4-OH-Androstendion, sind im präklinischen Stadium [43].

Wie im Abschnitt der adjuvanten endokrinen Therapie erwähnt, kann die Östrogensynthese der Ovarien menstruierender Frauen durch LHRH-Agonisten blockiert und so eine medikamentöse Ausschaltung der Ovarialfunktion erreicht werden. Zum Einsatz kommt derzeit Goserelin, welches als Depot zu 3,6 mg subkutan in vierwöchigen Abständen verabreicht wird. Weitere Substanzen sind Buserelin und Leuprolide. Kaufmann et al [44] publizierten Behandlungsergebnisse mit Goserelin und fanden eine Remissionsrate von 45% bei prämenopausalen, vorwiegend hormonrezeptorpositiven, metastasierten Mammakarzinom-Patientinnen. Die Behandlung ist ebenfalls frei von gravierenden Nebenwirkungen und gut verträglich und sollte daher dem chirurgischen Vorgehen vorgezogen werden, zumal die chirurgische Intervention immer irreversibel ist und ein Ansprechen auf die Therapie nicht sicher vorausgesagt werden kann.

Noch laufende Studien werden zeigen, ob die Kombination von LHRH-Agonisten mit Tamoxifen oder Aromatase-Hemmern oder Gestagenen Verbesserungen der Remissionsraten ergeben bzw. nach Remissionsende unter alleiniger LHRH-Agonisten-Therapie zu neuerlichen Remissionen führen kann.

Literatur

1. Beatson GT (1896) On the treatment of inoperable cases of carcinoma of the mamma: suggestions for a new method of treatment with illustrative cases. Lancet ii:162
2. Schinzinger K (1905) Das Karzinom der Mamma. Münch Med Wochenschr 2:1724
3. Peto R (1988) Effects of adjuvant tamoxifen and of cytotoxic therapy on mortality in early breast cancer. An overview of 61 randomized trials among 28.896 women. N Engl J Med 319:1681
4. Toft D, Gorski J (1966) A receptor molecule for estrogens: isolation from the rat utery and preliminary characterization. Proc Natl Acad Sci USA 55:1574
5. Jensen EV, De Sombre ER, Jungblut PW (1967) Estrogen receptors in hormone-responsive tissues and tumors. In: Wissler RW (ed) Endogenous factors influencing host tumor balance. University of Chicago Press, Chicago, p 68
6. Molteni A, Bahu RM, Batifora HA, et al (1979) Estradiol receptor assays in normal and neoplastic tissues. A possible diagnostic aid for tumor differentiation. Ann Clin Lab Sci 9:103
7. Katzenellenbogen BS (1980) Dynamics of steroid hormone receptor action. Ann Rev Physiol 42:17
8. Butler WB, Kirkland WL, Gargola TL, et al (1983) Steroid stimulation of plasminogen activator production in a human breast cancer cell line (MCF-7). Cancer Res 43:1637
9. Eckert RL, Katzenellenbogen BS (1982) Effects of estrogens and antiestrogens on estrogen receptor dynamics and the induction of progesterone receptor in MCF-7 human breast cancer cells. Cancer Res 42:139
10. Lippman M, Bolan G, Huff K (1976) The effects of estrogens and antiestrogens on hormone-responsive human breast cancer in long-term tissue culture. Cancer Res 36:4595
11. Mangel WF, Toledo DL, Nardulli AM, et al (1988) Plasminogen activators in human breast cancer cell lines: hormonal regulation and properties. J Steroid Biochem 30:79
12. Sporn MB, Todaro GJ (1980) Autocrine secretion and malignant transformation of cells. N Engl J Med 303:878
13. Jakesz R, Smith CA, Aitken S, et al (1984) Influence of cell proliferation and cell cycle phase on expression of estrogen receptor in MCF-7 breast cancer cells. Cancer Res 44:619
14. Lippman ME (1988) Steroid hormone receptors and mechanisms of growth regulation of human breast cancer. In: Lippman ME, Lichter AS, Danforth DN (eds) Diagnosis and management of breast cancer. Saunders, Philadelphia, p 326

15. Jakesz R, Kees A, Kolb R, et al (1982) Östrogen- und Progesteronrezeptoren beim primären Mammakarzinom. In: Jonat W, Maas H (Hrsg) Steroidhormonrezeptoren im Karzinomgewebe. Enke, Stuttgart, S 31

16. Reiner G, Jakesz R, Kolb R, et al (1988) Androgenrezeptoren beim primären Mammakarzinom: Beziehungen zu Prognosefaktoren im Vergleich mit Östrogen- und Progesteronrezeptoren. Dtsch Med Wochenschr 113:892

17. Reiner A, Reiner G, Spona J, et al (1988) Histopathologic characterization of human breast cancer in correlation with estrogen receptor status. A comparison of immuno-cytochemical and biochemical analysis. Cancer 61:1149

18. Reiner A, Kolb R, Reiner G, et al (1987) Prognostic significance of steroid hormone receptors and histopathological characterization of human breast cancer. J Cancer Res Clin Oncol 113:285

19. Kolb R, Reiner G, Jakesz R, et al (1979) Topische Unterschiede im Östrogenrezeptorgehalt primärer Mammakarzinome. In: Junghanns H (Hrsg) Chirurgisches Forum 1979 für experimentelle und klinische Forschung. Springer, Berlin Heidelberg New York, S 179

20. Jakesz R, Dittrich Ch, Hanusch J, et al (1985) Simultaneous and sequential determinations of steroid hormone receptors in human breast cancer. Influence of intervening therapy. Ann Surg 201:305

21. Allegra JC, Barlock A, Huff KK, et al (1980) Changes in multiple or sequential estrogen receptor determinations in breast cancer. Cancer 45:792

22. Mc Guire WL, Vollmer EP, Carbone PP (1975) Estrogen receptors in human breast cancer. Raven Press, New York

23. Reiner A, Neumeister B, Spona J, et al (1990) Immunocytochemical localization of estrogen and progesterone receptor and prognosis in human primary breast cancer. Cancer Res 50:7057

24. Bryant AJS, Weir JA (1981) Prophylactic oophorectomy in operable instances of carcinoma of the breast. Surg Gynecol Obstet 153:660

25. Nissen-Meyer R (1967) The role of prophylactic castration in the therapy of human mammary cancer. Eur J Cancer 3:395

26. Cole MP (1968) Suppression of ovarian function in primary breast cancer. In: Forrest APM, Kunkler PB (eds) Prognostic factors in breast cancer. Livingston, Edinburgh, p 146

27. Meakin JW (1986) Review of Canadian trials of adjuvant endocrine therapy of breast cancer. NCI Monographs 1:111

28. Kaufmann M (persönliche Mitteilung)

29. Nolvadex Adjuvant Trial Organization (1985) Controlled trial of tamoxifen as single adjuvant agent in management of early breast cancer. Lancet i:836

30. Goldhirsch A, Gelber R (1986) Adjuvant treatment for early breast cancer. The Ludwig Breast Cancer Studies. NCI Monographs 1:55

31. Mouridson HT, Andersen AP, Brinker H, et al (1986) Adjuvant tamoxifen in postmenopausal high-risk breast cancer patients. Present status of the Danish breast cancer cooperative group trials. NCI Monographs 1:115

32. Cummings FJ, Gray R, Davis TE, et al (1986) Tamoxifen vs placebo: double blind adjuvant trial in elderly women with stage II breast cancer. NCI Monographs 1:119

33. Tormey DC, Gray R, Taylor SG, et al (1986) Postoperative chemotherapy and chemohormonal therapy in women with nodal positive breast cancer. NCI Monographs 1:75

34. Kaufmann M, Maass H, Kubli F, et al (1984) Risk adapted adjuvant chemohormone therapy in operable nodal positive breast cancer. In: Jones SE, Salmon SE (eds) Adjuvant therapy of cancer IV. Grune & Stratton, Orlando, p 369

35. Pannuti F, Martoni A, Di Marco AR, et al (1979) Prospective randomized clinical trial of two different high dosages of medroxy-progesterone acetate (MAP) in the treatment of metastatic breast cancer. Eur J Cancer 15:593
36. McIntosh IH, Thynne GS (1977) Tumor stimulation by antiestrogens. Br J Surg 64:900
37. Jordan VC (1984) Bischemical pharmacology of antiestrogen action. Pharmacol Rev 36:245
38. Furr BJA, Jordan VC (1984) The pharmacology and clinical uses of tamoxifen. Pharmacol Ther 25 :127
39. Patterson JS, Battersby LA, Edwards DG (1982) Review of the clinical pharmacology and international experience with tamoxifen in advanced breast cancer. Rev Endocr Rel Cancer [Suppl 9]: 563
40. Pritchard KI, Thomson DB, Myers RE, et al (1980) Tamoxifen therapy in premenopausal patients with metastatic breast cancer. Cancer Treat Rep 64:787
41. Santen RS, Lipton A, Kendall J (1974) Successful medical adrenalectomy with aminoglutethimide. Role of altered drug metabolism. JAMA 230:1661
42. Santen RJ, Worgul TJ, Samojlik E, et al (1981) Randomized trial comparing surgical adrenalectomy with aminoglutethimide plus hydrocortisone in women with advanced breast cancer. N Engl J Med 305:545
43. Coombes RC, Goss P, Dowsett M, et al (1984) 4-Hydroxyandrostendione in treatment of postmenopausal patients with advanced breast cancer. Lancet i:1237
44. Kaufmann M, Jonat W, Kleeberg V, et al (1989) Goserelin, a depot gonadotropine-releasing hormone agonist in the treatment of premenopausal patients with metastatic breast cancer. J Clin Oncol 7:1113

Radiotherapie des Mammakarzinoms

B. Hirn und W. Seitz

Einleitung

Die primäre Behandlung von Patientinnen mit Mammakarzinom erfordert eine enge Kooperation zwischen Chirurgen, Radiotherapeuten und internistischen Onkologen. In der Strategie der Behandlung hat sich dabei in den letzten Jahren ein Wandel vollzogen. Wurden bis vor einigen Jahren in der Mehrzahl der Fälle Radikaloperationen mit oder ohne nachfolgende Radiotherapie vorgenommen, so ist heute ein weitverbreiteter Trend zur brusterhaltenden Operation mit Radiotherapie festzustellen. Gelegentlich stellt sich die Indikation zur primären Radiatio in lokal fortgeschrittenen Tumorstadien bzw. beim inflammatorischen Mammakarzinom, wo eine Operabilität zunächst nicht gegeben ist.

Beim metastasierenden Mammakarzinom kommen primär Hormon- und/oder Chemotherapie zum Einsatz. Dennoch besteht oft die Notwendigkeit einer palliativen Radiatio mit der häufigsten Indikation der Schmerzbekämpfung.

Biologische Grundlagen

Für eine Sterilisierung der Tumorzellen eines Mammakarzinoms besteht, wie bei allen anderen Tumoren auch, eine sigmoide Dosis-Wirkungsbeziehung. Da derzeit der direkte Nachweis von Tumorzellen über einer Zellzahl von 10^5–10^6 Zellen, sogenannter subklinischer Zellformationen, liegt, besteht auch nach radikalen Operationen oft hohe Wahrscheinlichkeit für das Auftreten eines lokalen oder lokoregionären Rezidivs. Mit Strahlendosen von 50 Gy (Gray; derzeit internationale Bezeichnung, entspricht 5.000 rad) in 5 bis 6 Wochen wird bei subklinischen Karzinomzellen eine über 90%ige Tumorkontrolle erreicht. Die Tumorkontrolle beträgt bei insuffizienten, niedrigeren Dosen von 30 bis 35 Gy hingegen nur mehr 60% bis 70%. Für makroskopisch nachweisbare Tumoren (primäre Radiatio, nicht operierte Lymphknotenmetastasen) müssen, entsprechend der höheren Tumorzellzahl, Strahlendosen von 60 bis 80 Gy in 6 bis 9 Wochen verwendet werden, um optimale Behandlungsergebnisse zu erzielen.

Heute wird ausschließlich eine fraktionierte Radiotherapie angewandt. Die notwendige Gesamtdosis wird dabei in mehreren kleineren Dosisfraktionen appliziert. Die tägliche Herddosis beträgt in den meisten Fällen an der Mamma oder den Lymphabflußgebieten 1,7 bis 2,0 Gy. Bei einer suffizienten Gesamtdosis von 50 Gy (bei subklinischem Vorliegen von Tumorzellen) ergibt sich daraus die Behandlungszeit von 5 bis 6 Wochen bei täglicher Bestrahlung von Montag bis Freitag. Die Gründe für diese Fraktionierung sind folgende:

1. Klinische und experimentelle Daten haben gezeigt, daß das Normalgewebe (Haut, subkutanes Fettgewebe, etc.) weitgehend geschont wird, sodaß es zu geringeren Akutreaktionen (Haut), aber insbesondere zu minimalen Spätveränderungen (Bindegewebe) kommt (siehe radiogene Nebenwirkungen).

2. Die Wirkung auf die Tumorzellen ist wesentlich besser, da eine Fraktionierung folgenden biologischen Tumormechanismen entgegenwirkt:

    a) Repopulation
    b) Reoxygenierung
    c) Reparatur
    d) Redistribution

ad a) Da bei jeder Dosisfraktion die Zellabtötung experimentell erfolgt, verbleiben vitale Tumorzellen, aus denen der Tumor repopuliert.

ad b) Makroskopische Tumoren enthalten im Zentrum hypoxische Tumorzellen, die radioresistent sind. Durch tägliche Fraktionierung mit konsekutiver Tumorverkleinerung werden diese Zellen zunehmend mit Sauerstoff angereichert und in den strahlensensiblen Bereich geführt.

ad c) Nach einer Dosisfraktion kommt es zur Reparatur subletaler Strahlenschäden. Die Fraktionierung bietet die Möglichkeit, diese Zellen bei einer der nächsten Fraktionen zu sterilisieren.

ad d) Die Zellzyklusphasen sind unterschiedlich radiosensibel (M- und G2-Phase sind am empfindlichsten). Im Laufe einer mehrwöchigen Radiotherapie gelangen alle Zellen einmal in die radiosensiblen Zellzyklusphasen.

In Zusammenhang mit der Oxygenierung von Tumorzellen ist auf die radiobiologische Problematik nach radikalen Operationen hinzuweisen. In Narben können Tumorzellen, die entsprechend schlecht sauerstoffversorgt sind, verbleiben. Wie erwähnt, sind diese Zellen relativ radioresistent. Für eine optimale lokale Kontrolle empfiehlt sich daher aus radiotherapeutischer Sicht die Kombination eines eingeschränkten operativen Eingriffs (ohne wesentliche Narbenbildung) mit postoperativer, mäßig dosierter Radiotherapie. Chirurgie und Radiotherapie ergänzen sich dabei in idealer Weise.

Während es chirurgisch einfach ist, auch im Sinne einer Organerhaltung die große Tumormasse zu entfernen, würde diese bei einer primären Radiatio wegen der notwendigen Gesamtdosis ein Problem für den Radiotherapeuten bedeuten. Die umgebenden subklinischen Zellen hingegen lassen sich, wie erwähnt, mit hoher Wahrscheinlichkeit ohne nennenswerte Nebenwirkung durch Radiatio sterilisieren.

Radiotherapie nach brusterhaltenden chirurgischen Eingriffen

In zahlreichen retrospektiven [1, 2] und prospektiven Studien [3–5] wurden die Behandlungsergebnisse nach brusterhaltender Operation und Radiatio in Hinblick auf die lokoregionäre Kontrolle und Überlebenszeit berichtet. Einige dieser retrospektiven Studien geben Langzeitüberlebensraten an, wie sie nach radikalen Operationen bekannt sind. Von den prospektiven Studien liegen derzeit 10-Jahres-Überlebensraten vor, die zumindest gleich gut sind wie die nach Radikaloperationen, wobei jedoch die Lebensqualität deutlich verbessert wurde.

Die Zunahme von brusterhaltend operierten Mammakarzinomen hat zu einem sprunghaften Ansteigen der *„primären"* Radiotherapie nach Tumorektomie bzw. Quadrantenresektion und Dissektion der axillären Lymphknoten geführt. Die Auswahl der Patientinnen zur brusterhaltenden Operation sollte immer von allen, mit der Therapie befaßten Fachdisziplinen (insbesondere Chirurg und Radiotherapeut) erfolgen. Nur wenn die Möglichkeit besteht, ein kosmetisch zufriedenstellendes Ergebnis zu erzielen, ist eine Organerhaltung sinnvoll. Für den Radiotherapeuten kann z. B. eine sehr große Brust eine aufwendigere und schwierigere Bestrahlungsplanung und Fixierung für das Ziel einer optimalen Dosisverteilung bedeuten.

Für selektierte Patientinnen in einem Frühstadium der Erkrankung gilt das brusterhaltende Vorgehen bereits als etablierte Therapieform, die zunehmend Verbreitung findet. Nach chirurgischer Entfernung des Tumors und axillärer Lymphknotenausräumung erfolgt die Radiotherapie nach einem optimalen postoperativen Intervall von 3 bis 4 Wochen. Die Wahl der Bestrahlungsfelder ist abhängig vom Tumorsitz und Befall der axillären Lymphknoten (Tabelle 1).

Tabelle 1. Wahl der Bestrahlungsfelder nach brusterhaltender Operation

Axilläre Lymphknoten	Tumor lateral	Tumor medial oder zentral
Negativ	Brust	Brust + supraklavikuläre + parasternale Lymphknoten
Positiv oder mehr als drei Lymphknoten	Brust + Apex axillae + supraklavikuläre Lymphknoten	Brust + Apex axillae + supraklavikuläre + + parasternale Lymphknoten

Die Richtlinien einer konservativen chirurgisch-radiotherapeutischen Behandlung lassen sich, wie folgt, zusammenfassen [6]:

1. Der makroskopisch faßbare Tumor wird chirurgisch konservativ entfernt; die Strahlentherapie inaktiviert mit niedrigen Dosen subklinische mikroskopische Tumorreste.

2. Bei geplanter postoperativer Radiatio ist der chirurgische Versuch, mikroskopische Herde zu entfernen, überflüssig und bringt keine Vorteile.

3. Konservative Operationen schaffen günstigere strahlenbiologische Voraussetzungen für die anschließende selektive Radiotherapie residualer subklinischer Tumorreste. Hypoxische Tumorzellen im Narbengewebe sind strahlenresistenter.

4. Konservativere Operationen reduzieren die Wahrscheinlichkeit der intraoperativen Streuung von Tumorzellen.

5. Nach konservativen Operationen entstehen weniger Komplikationen und mit der Strahlentherapie kann bald (ca. 3 Wochen postoperativ) begonnen werden (minimale Repopulation von Tumorzellen).

6. Die Strahlendosen (weniger als radikal) richten sich nach dem histopathologischen Befund des Operationspräparats. Es besteht nur eine geringe Komplikationsrate. Die Bestrahlungsdauer beträgt ca. fünf bis sieben Wochen.

7. Durch die konservative chirurgisch-strahlentherapeutische Kombinationsbehandlung resultiert eine verbesserte Lebensqualität (funktionell, kosmetisch, anatomisch, psychosexuell).

8. Die Langzeit-Therapieresultate sind zumindest gleich gut wie bei radikalen Behandlungen.

Die Bestrahlung der gesamten Brust wird zunächst perkutan begonnen, wobei ausschließlich Hochvoltgeräte (Linearbeschleuniger, Co-60-Bestrahlungsgeräte) zur Anwendung kommen. Anhand von sonographisch oder computertomographisch abgenommenen Körperquerschnitten und computergestützter Bestrahlungsplanung erfolgt die Festlegung der technischen Daten. Der Patient liegt auf dem Rücken mit rechtwinkelig abduziertem Oberarm, den Kopf auf die kontralaterale Seite gedreht. Bestrahlt wird über ein mediales und laterales tangentiales Feld unter Einschluß des gesamten Parenchyms und der Thoraxwand inklusive der anliegenden Pleura. Es sollten täglich beide tangentialen Felder sowie die eventuell notwendigen Felder der Lymphabflußgebiete im Bereich des Apex axillae, supraklavikulär und parasternal, bestrahlt werden. Die tägliche Einzeldosis beträgt 1,7 bis 2,0 Gy. Die angestrebte Gesamtdosis ist 45 bis 50 Gy. Zusätzlich muß in den meisten Fällen das ehemalige Tumorbett wegen der Rezidivgefahr gerade in diesem Areal mit einer entsprechenden Dosis aufgesättigt werden. Geeignet dafür sind vor allem hochenergetische Elektronen (5 bis 15 MeV-Megaelektronenvolt) oder eine interstitielle Therapie mit [192]Iridium (siehe Brachytherapie). Nur in Notfällen (wenn die erwähnten Strahlenqualitäten nicht verfügbar sind) können tangentiale Photonenfelder im Sinne einer Feldverkleinerung verwendet werden.

Die Dosis an den Lymphabflußwegen beträgt ebenfalls 45 bis 50 Gy. Bei dem parasternalen Feld muß auf eine mögliche Kardiotoxizität, insbesondere in Zusammenhang mit Zytostatikatherapie, geachtet werden. Möglich ist die Anwendung von Elektronen, allein (starke Hautreaktion) oder gemischt mit Photonen, oder eine Feldverkleinerung nach 30 Gy von kaudal bis etwa zur Carina, um eine unnötige kardiale Belastung zu vermeiden. Die Lymphknotenregionen im Bereich des Apex axillae und supraklavikulär werden über ein ventrales Feld bestrahlt. Im Gegensatz zu den supraklavikulären Lymphknoten (Herdtiefe ca. 3 cm) ist beim Apex axillae (Herdtiefe ca. 5–6 cm) aus Gründen der Hautschonung bei niedriger Photonenenergie (z. B. Co-60-Gerät) eine Herdaufsättigung über ein dorsales Feld notwendig.

Die Behandlungsergebnisse nach brusterhaltender Operation sind sowohl in bezug auf die lokoregionäre Tumorkontrolle als auch auf die Überlebenszeit gleich gut wie nach Mastektomie. Bei T1- oder T2-Tumoren mit negativer Axilla oder maximal drei positiven Lymphknoten werden Rezidivraten um 7% oder weniger berichtet [2, 5, 7–18].

Durch suffiziente Dosisaufsättigung im Tumorbett läßt sich dies bis auf 1% senken [2, 11, 19]. Es gibt heute folgende Hinweise auf Prognosekriterien, die mit einer erhöhten Lokalrezidivrate assoziiert sind [8, 10, 12, 15–18, 20–22]:
- junge Patientinnen
- negative Hormonrezeptoren
- hohes histopathologisches Grading (Richardson-Bloom)
- axillärer Lymphknotenstatus
- Tumorgröße >3 cm
- thoraxwandnahe Tumoren
- Hautinfiltration (T4)

Das Auftreten eines Lokalrezidivs in der Brust verschlechtert im Gegensatz zum Thoraxwandrezidiv die Prognose nicht wesentlich. Bevorzugt wird eine Mastektomie durchgeführt; in Einzelfällen auch eine neuerliche Exzision des Rezidivs mit Brusterhaltung, wobei jedoch darauf zu achten ist, daß das kosmetische Ergebnis zufriedenstellend bleibt.

Brachytherapie des Mammakarzinoms

Der Einsatz der modernen Brachytherapie bei brusterhaltendem Behandlungskonzept des Mammakarzinoms bietet die Möglichkeit, die Lokalrezidivrate auf ca. 1% zu senken. Als radioaktiver Träger ist derzeit fast ausschließlich [192]Iridium in Verwendung. Die [192]Iridium-Implantation wird im Sinne einer „Boost"-Bestrahlung oder Dosisaufsättigung im ehemaligen Tumorbett verwendet. Durch die kleinvolumige Dosisauslastung ist die Applikation einer relativ hohen Bestrahlungsdosis ohne wesentliche Beeinträchtigung des umgebenden Normalgewebes möglich.

Technik der [192]Iridium-Implantation

Der Eingriff wird in Rückenlage und Allgemeinnarkose durchgeführt. Nach exakter Definition des Zielgebiets durch präoperative Mammographie, Palpation und Operationsbericht werden ca. 1 mm starke Hohlkanülen in fix angeordneter Geometrie (z. B. Pariser System) im Mammagewebe implantiert. Das Zielgebiet umfaßt das ehemalige Tumorareal einschließlich der zum Submamillärplexus ziehenden Lymphgefäße. Nach Fixation der Hohlkanülen wird eine Röntgenaufnahme zur Lagekontrolle der inaktiven Applikatoren durchgeführt. Danach erfolgt das Beladen der Hohlkanülen mit den aktiven [192]Iridium-Drähten in genau vorgegebener Länge, um eine unnötige Hautbelastung zu vermeiden. Das Laden der Hohlkanülen erfolgt heute bevorzugt im sogenannten „Nachlade-Verfahren" (Afterloading-Technik), das eine wesentliche Strahlenbelastung für das Personal bedeutet und entweder manuell oder maschinell erfolgen kann. Die Dosisverteilung und die darauffolgende Liegezeit werden anhand eines Bestrahlungsplanungscomputers berechnet. Die Bestrahlung kann im Low-dose-Verfahren (niedere Dosisleistung) erfolgen, wobei die Liegezeit für 20 bis 25 Gy etwa 24 bis 36 Stunden beträgt. Heute wird oft die Applikation im High-dose-Verfahren bevorzugt (hohe Dosisleistung), wo die Liegezeit auf wenige Minuten drastisch gesenkt ist. Da diese Art der Applikation biologisch wesentlich effektiver ist, muß eine entsprechende Dosisreduktion auf 5 bis 10 Gy vorgenommen werden. Nach dem Eingriff empfiehlt sich eine kurzfristige antiphlogistische und antibiotische Abschirmung. Die nach alleiniger perkutaner Radiatio berichteten Lokalrezidivraten um 7% können durch die interstitielle Therapie auf unter 2% gesenkt werden [2, 7, 19, 23]. Die zu erwartenden Nebenwirkungen sind im allgemeinen minimal. In den Tagen nach der Implantation kommt es häufig zu einem passageren Ödem der Brust. Andere Reaktionen der Haut treten aufgrund der Dosisverteilung nicht auf. Nach 9 bis 12 Monaten kann es zu sogenannten radiogenen Spätveränderungen des Bindegewebes im Sinne einer geringgradigen Fibrose kommen, welche die Patientinnen jedoch kaum stört. Die kosmetischen Ergebnisse bezüglich Symmetrie und Konsistenz des implantierten Areals sind bei ca. 80% der Patientinnen hervorragend oder zufriedenstellend.

Postoperative Radiotherapie nach Radikaloperationen

Trotz zahlreicher Kontroversen bezüglich der postoperativen Radiatio nach Radikaloperationen ist es notwendig, an dieser Stelle den Wert dieser Behandlung hervorzuheben. Die hohen lokoregionalen Rezidivraten nach radikaler Operation [24–27] von ca. 25% können durch eine suffiziente Radiotherapie drastisch gesenkt werden. Zudem ist eine Verlängerung der Überlebenszeit für die Patienten in zahlreichen Analysen nachgewiesen. Ein wesentlicher Propagationsweg für die Generalisation sind Lymphbahnen, die die Thoraxwand durch-

Tabelle 2. Tumorfreie Überlebensraten nach isoliertem Rezidiv der Brustwand oder Supraklavikularregion

Zitat		Region	5-Jahres-Überlebensrate
Bedwinek et al	[30]	Brustwand	13,2%
Stadler & Kogelnik	[31]		7,4%
Stadler	[32]	Supraklavikular	5,6%
Jackson	[26]		5,0%

brechen und direkt in den Pleuraraum ziehen [28]. Weiters wird ein Befall der ipsilateralen parasternalen Lymphknotenkette bei zentral und medial gelegenen Tumoren bei negativen axillären Lymphknoten in ca. 30% der Fälle, bei positiven axillären Lymphknoten in über 50% der Fälle beobachtet [29].

Die schlechten Überlebensraten nach Auftreten eines isolierten Rezidivs der Brustwand oder Supraklavikularregion trotz chirurgischen und/oder radiotherapeutischen Einsatzes unterstreichen diese Aussage (Tabelle 2 [26, 30–32]). Ein lokoregionäres Rezidiv bedeutet für die Patientin nicht nur eine drastische Verschlechterung der Prognose, sondern eine große psychische Belastung durch den neuerlichen Krankheitsausbruch. Der Einsatz einer suffizienten postoperativen Radiotherapie vermag eine eindrucksvolle Senkung der Lokalrezidivrate zu bewirken (Tabellen 3 und 4 [24–27, 32–37]).

Tabelle 3. Häufigkeit von Supraklavikularrezidiven innerhalb von 5 Jahren nach radikaler Mastektomie in Abhängigkeit vom axillären Status (histologisch) und Beeinflussung durch Radiotherapie

Zitat/Jahr	Axillärer Lymphknotenstatus	Ohne Radiatio (%)	Mit Radiatio (%)	Strahlendosis Gy/Woche
Robbins et al [25] 1966	+	26	15,0	35/3
Jackson [26] 1966	+	20	11,0	35/3
Fletcher [34] 1972	+	–	1,5	50/4
Calle et al [35] 1973	–/+	5	1,2	50–55/7
Wiener Univ.-Strahlenklinik [32] 1990	+	–	0,9	55–60/6
Wiener Univ.-Strahlenklinik [32] 1990	–	–	0,0	55–60/6

GY Gray

Tabelle 4. Häufigkeit von Brustwandrezidiven nach radikaler Mastektomie in Abhängigkeit vom axillären Status (histologisch) und Beeinflussung durch Radiotherapie

Zitat/Jahr	Massiver axillärer Lymphknotenbefall (alleinige Operation) %	Lokal fortgeschrittene Tumoren (alleinige Operation) %	Postoperative Radiatio wegen mehr als 20% pos. axillärer Lymphknoten oder lokal fortgeschrittener Tumoren %
Haagensen & Stout [36] 1942	–	47	–
Spratt [24] 1967	45	33	–
Haagensen [27] 1971	35–40	–	–
Fletcher et al [37] 1976	–	–	10,0
Wiener Univ.-Strahlenklinik [32] 1990	–	–	10,1

                          B. Hirn und W. Seitz

Die postoperative Radiotherapie sollte jedoch denjenigen Patientinnen, die tatsächlich ein hohes Lokalrezidivrisiko aufweisen, vorbehalten sein.

Folgende Risikofaktoren kommen dafür in Frage:

1. Großer Primärtumor (größer als 3 cm)
2. Thoraxwandnahe Tumoren
3. Hautinfiltration
4. Mehr als vier positive axilläre Lymphknoten
5. Multizentrische invasive Tumoren
6. Inflammatorische Komponenten
7. Hohes histopathologisches Grading
8. Negativer Rezeptorstatus

Kleine Tumoren (T1) im oberen lateralen Quadranten der Brust und negativer Axilla stellen in der Mehrzahl der Fälle **keine** Indikation für eine postoperative Radiatio dar. Die Wahl der Bestrahlungsfelder für eine postoperative Radiatio ist in Tabelle 5 zusammengefaßt.

Tabelle 5. Wahl der Bestrahlungsfelder nach Radikaloperationen

Axilläre Lymphknoten	Tumor lateral	Tumor medial oder zentral
Negativ	Thoraxwand (nur bei thoraxwandnahen und großen Tumoren)	supraklavikuläre + parasternale Lymphknoten
Positiv oder mehr als drei Lymphknoten	Thoraxwand + Apex axillae + supraklavikuläre Lymphknoten	Thoraxwand + Apex axillae + supraklavikuläre + parasternale Lymphknoten

Die wenigen, immer wieder zitierten Studien [38, 39], die keinen oder einen negativen Effekt der postoperativen Radiotherapie auf die Überlebenszeit zeigen konnten, haben entweder insuffiziente Bestrahlungsdosen und -techniken verwendet oder waren statistisch nicht haltbar. Kontrollierte Studien [40, 41] haben eine Verbesserung der Überlebensraten um ca. 10% bewiesen. Zahlreiche rezente, zum Teil noch laufende Studien, bei denen die alleinige Mastektomie mit brusterhaltender Operation und Radiatio verglichen wird, zeigen für Patientinnen mit axillären Lymphknotenmetastasen einen Trend zu längerer Überlebenszeit.

Die Bestrahlung erfolgt in gleicher Position wie nach brusterhaltender Therapie. Die gesamte Thoraxwand, inklusive angrenzender Pleura, muß in die tangentialen Thoraxwandfelder inkludiert sein. Die Bestrahlung der Lymphabflußwege erfolgt wie nach brusterhaltender Therapie. Die angestrebte Gesamtdosis beträgt 50 bis 55 Gy.

Lokalrezidiv

Das Auftreten eines lokalen Rezidivs an der Thoraxwand ist, abgesehen von einem echten Narbenrezidiv, immer mit einer Verschlechterung der Prognose verbunden, da ca. 80% der Patientinnen innerhalb von 2 Jahren Fernmetastasen aufweisen [13]. Die Überlebenszeiten nach Thoraxwandrezidiv betragen 54% bei isoliertem Auftreten (operative Entfernung möglich) und sinken auf 11% bei diffusem Thoraxwandbefall [31]. In die Bestrahlungsfelder sollte die gesamte Thoraxwand, insbesondere bei multiplen subkutanen Metastasen (Lenticuli) oder bei Vorliegen einer inflammatorischen Komponente, inkludiert sein. Zur Anwendung kommen tangentiale Photonenfelder unter Verwendung von Bolusmaterial oder Elektronenfelder mit entsprechend hoher Energie, um eine homogene Auslastung bis zur Pleura zu gewährleisten.

Lymphknotenrezidiv

Ein Rezidiv in der Axilla wird chirurgisch saniert. Bei noch nicht bestrahlten Patienten sollte eine Radiatio der Lymphabflußwege (insbesondere des Apex axillae) folgen.

Rezidive der Supraklavikularregion, die immer prognostisch ungünstiger sind, werden nach histologischer Abklärung der Radiatio zugeführt. Die schlechten Überlebensraten [26, 32] nach Auftreten eines Supraklavikularrezidivs unterstreichen die Dringlichkeit einer postoperativen Radiatio, um das Rezidiv von vornherein zu verhindern.

Präoperative Bestrahlung

Bei lokal fortgeschrittenen Tumoren der Stadien III und IV, die häufig mit massivem axillärem Befall einhergehen, ist meist eine primäre Operabilität nicht gegeben, oder es besteht eine hohe Lokalrezidivrate. Durch eine präoperative Radiotherapie läßt sich eine deutliche Tumorverkleinerung und insbesondere beim inflammatorischen Mammakarzinom eine Demarkation der Tumorinfiltration erreichen. Die Mastektomie wird üblicherweise nach einer Gesamtdosis von mindestens 40 Gy, besser jedoch 50 Gy durchgeführt. Wundheilungsstörungen werden nach dieser Dosis kaum beobachtet.

Palliative Radiotherapie des metastasierenden Mammakarzinoms

Die häufigste palliative Indikation zur Radiatio beim Mammakarzinom sind **ossäre Metastasen**. Vorrangiges Ziel ist dabei die Besserung von Schmerzzuständen, gelegentlich die Verhinderung einer drohenden Fraktur. Eine lokale Radiatio mit einer Gesamtdosis von ca. 30 Gy in 10 bis 15 Fraktionen bringt bei nahezu der Hälfte der Patienten eine komplette Schmerzrückbildung; bei ca. 15% der Patienten ist kein Erfolg erzielbar. Die übrigen Patienten berichten über eine deutliche Besserung. Häufig tritt dieser Effekt schon im Laufe der 10 bis 20 Tage dauernden Behandlung auf. Im Vergleich zu den meisten anderen Möglichkeiten der Schmerzbekämpfung hält der Effekt der Schmerzbestrahlung oft mehrere Monate bis über ein Jahr an. Wenige Monate nach Radiatio läßt sich nativ-radiologisch eine Rekalzifizierung der befallenen Knochenabschnitte nachweisen. Bei Patientinnen, die durch Schmerzen schwer immobil sind, ist an die Möglichkeit einer einmaligen hoch dosierten Bestrahlung mit 10 Gy zu denken.

Bei generalisierter ossärer Metastasierung und diffusen, schwer lokalisierbaren Schmerzen hat sich an der eigenen Klinik eine Halbkörperbestrahlung mit minimalster Einzeldosis von 10 bis 20 Gy in 10 Fraktionen bewährt.

Auch nach Stabilisierungsosteosynthese empfiehlt sich eine Radiotherapie, um eine Lockerung des Implantats durch Tumorprogression zu verhindern.

Bei **Hirnmetastasen** kann eine Radiatio mit 30 bis 40 Gy in 3 bis 4 Wochen eine Schmerzlinderung und insbesondere Besserung der neurologischen Symptomatik bei ca. 80% der Patientinnen bringen. In den meisten Fällen hält die Remission mehrere Monate an.

Die **drohende Querschnittslähmung** durch Myelonkompression ist eine der vitalen Indikationen für die Radiatio. Bevorzugt sollte zunächst eine operative Entlastung mit unmittelbar anschließendem Beginn der Radiatio erfolgen. Die Bestrahlungsdosis sollte zwischen 30 und 40 Gy in 3 bis 4 Wochen betragen.

Strahlenbedingte Nebenwirkungen bei palliativer Radiatio treten aufgrund der eher geringen Dosierungen kaum auf. Einige Patientinnen entwickeln im Bestrahlungsareal eine geringgradige Hyperpigmentation. Bei Bestrahlungen des Gehirns ist darauf zu achten, daß es in den ersten Behandlungstagen gelegentlich zu einem passageren Hirnödem kommen kann, sodaß sich eine prophylaktische Kortisonmedikation empfiehlt. Ebenso beginnt bei einer Dosis von ca. 30 Gy ein – allerdings reversibler – Haarausfall.

Das männliche Mammakarzinom

Die Radiotherapie des männlichen Mammakarzinoms sollte aufgrund des gleichen Propagationswegs wie beim weiblichen Mammakarzinom erfolgen. Wegen des thoraxwandnahen Tumorsitzes besteht immer die Indikation zu tangentialen Thoraxwandfeldern. Die Bestrahlung des Apex axillae und der Supraklavikularregion erfolgt entsprechend dem Befall der axillären Lymphknoten.

Radiogene Nebenwirkungen

Im allgemeinen wird die Radiotherapie des Mammakarzinoms von den meisten Patienten problemlos toleriert. Einige Patienten klagen über Abgeschlagenheit; sonstige systemische Nebenwirkungen treten nicht auf. Als **Akutreaktion** kommt es etwa 2 bis 3 Wochen nach Beginn der Radiatio zu einem zunächst geringgradigen Erythem mit trockener Desquamation. Diese Reaktion nimmt gegen Ende der Therapie zu und bildet sich ca. 2 bis 3 Wochen danach zurück. Als Hautpflege empfiehlt sich reizloses Puder (z. B. Babypuder) während der Therapie und eine reizlose Fettsalbe nach Abschluß der Behandlung. Spätveränderungen der Haut und des subkutanen Bindegewebes werden etwa nach 9 bis 12 Monaten beobachtet, wobei diese jedoch vor allem in Arealen höherer Dosierung („boost"-Areal) auftreten. Es handelt sich meist um mäßiggradige Fibrosen, die selten eine Beeinträchtigung für die Patientin bedeuten. Gelegentlich entwikkeln sich im umschriebenen Areal teleangiektatische Veränderungen. Eine **radiogene Pneumonitis** (Akutreaktion nach 2 bis 3 Monaten) und Lungenfibrose (nach ca. 1 Jahr) werden im Bereich der Lungenspitze bei Patientinnen mit Radiatio des Apex axillae und der Supraklavikularregion beobachtet. Während der einige Wochen dauernden Radiopneumonitis tritt gelegentlich leichter Reizhusten auf. Eine Fibrose der Lungenspitze bleibt funktionell unbedeutend. Minimale Fibrosen nach tangentialer Thoraxwandbestrahlung bleiben ebenfalls ohne Symptomatik. Ein Lymphödem des Arms kommt nach alleiniger Radiatio mit einer Gesamtherddosis von ca. 50 Gy und kleiner Einzeldosis nicht vor. Immer handelt es sich um einen Kombinationseffekt durch Chirurgie und Radiatio.

Literatur

1. Calle R, Vilcoq B, Zafrani B, et al (1986) Local control and survival of breast cancer treated by limited surgery followed by irradiation. Int J Radiat Oncol Biol Phys 12:873
2. Clark RM, Wilkinson RH, Mahoney LJ, et al (1982) Breast cancer: a 21 year experience with conservative surgery and radiation. Int J Radiat Oncol Biol Phys 8:967
3. Fisher B, Bauer M, Margolese R, et al (1985) Five-year results of a randomized clinical trial comparing total mastectomy and segmental mastectomy with or without radiation in the treatment of breast cancer. N Engl J Med 312:665
4. Sarrazin D, Rouesse J, Contesso G, et al (1984) Conservative treatment versus mastectomy in breast cancer tumors with macroscopic diameter of 20 millimeters or less. The experience of the Institut Gustave-Roussy. Cancer 53:1209
5. Veronesi U, Zucali R, Luini A (1986) Local control and survival in early breast cancer: the Milan trial. Int J Radiat Oncol Biol Phys 12:717
6. Kogelnik HD (1984) Die primäre und postoperative kurative Radiotherapie beim Mammakarzinom. Speculum 2:10
7. Baeza MR, Arraztoa J, Solé J, et al (1982) Conservative surgery followed by radical radiotherapy in the management of stage I carcinoma of the breast. Int J Radiat Oncol Biol Phys 8:1775
8. Clarke DH, Le MG, Sarrazin D, et al (1985) Analysis of local-regional relapses in patients with early breast cancers treated by excision and radiotherapy: experience of the Institut Gustave-Roussy. Int J Radiat Oncol Biol Phys 11:137
9. Harris JR, Botnick L, Bloomer WD, et al (1981) Primary radiation therapy for early breast cancer: the experience at the Joint Center for Radiation Therapy. Int J Radiat Oncol Biol Phys 7:1549

10. Hellmann S, Harris JR, Levine MB (1980) Radiation therapy of early carcinoma of the breast without mastectomy. Cancer 46:988
11. Kurtz JM, Amalric R, Santamaria F, et al (1984) Radiation therapy after breast-conserving surgery for stage I and II mammary carcinoma. Strahlentherapie 160:239
12. Nobler MP, Venet L (1985) Prognostic factors in patients undergoing curative irradiation for breast cancer. Int J Radiat Oncol Biol Phys 11:1323
13. Leung S, Otmezguine Y, Calitchi E, et al (1986) Locoregional recurrences following radical external beam irradiation and interstitial implantation for operable breast cancer – a twenty three year experience. Radiother Oncol 5:1
14. Prosnitz LR, Goldenberg IS, Weshler Z, et al (1983) Radiotherapy instead of mastectomy for breast cancer – the Yale experience. In: Harris JR , Hellmann S, Silen W   (eds) Conservative management of breast cancer. Lippincott, Philadelphia, p 61
15. Ray GR, Fish VJ, Lee RH, et al (1983) Biopsy and definitive radiation therapy in stage I and II carcinoma of the female breast. Int J Radiat Oncol Biol Phys 9:23
16. Recht A, Silner B, Schnitt S, et al (1985) Breast relapse following primary radiation therapy for early breast cancer. 1. Classification frequency and solvage. Int J Radiat Oncol Biol Phys 11:1271
17. Solin LJ, Danoff BF, Paják ThF, et al (1984) Breast cancer in young women treated definitively with radiotherapy. Am J Clin Oncol 7:431
18. Vilcoq JR, Calle R, Stacey P, et al (1981) The outcome of treatment by tumorectomy and radiotherapy of patients with operable breast cancer. Int J Radiat Oncol Biol Phys 7:1327
19. Héry M, Namer M, Verschoore J, et al (1984) Conservative treatment of breast cancer: a report on 108 patients. Int J Radiat Oncol Biol Phys 10:2185
20. Bataini JP, Picco C, Martin M, et al (1978) Reaction between time-dose and local control of operable breast cancer treated by tumorectomy and radiotherapy or by radical radiotherapy alone. Cancer 42:2059
21. Nealon ThF, Nkongho A, Grossi CE, et al (1981) Treatment of early cancer of the breast (T1N0M0) and T2N0M0) or the basis of histologic characteristics. Surgery 3:279
22. Rouesse J, Contesso G, Genin J, et al (1972) Les adenocarcinomes du sein chez les femmes de moins de trente ans. Bull Cancer 59:41
23. Bulman AS, Zeitman A, Phillips RH, et al (1987) Interim results of treatment of breast cancer with breast conservation for all patients. Surgery 101:395
24. Spratt JS (1967) Locally recurrent cancer after radical mastectomy. Cancer 39:527
25. Robbins CG, Lucas JC, Fracchia AA, et al (1966) An evaluation of postoperative prophylactic radiation therapy in breast cancer. Surg Gynecol Obstet 12:979
26. Jackson SM (1966) Carcinoma of the breast – the significance of supraclavicular lymph node metastases. Clin Radiol 17:107
27. Haagensen CD (1971) Diseases of the breast, 2nd edn. Saunders, Philadelphia London Toronto
28. Roth D, Bayat H (1968) The role of residual tumors in the chest wall and the later dissemination of mammary cancer. Ann Surg 168:887
29. Handley RS (1969) A surgeon's view of the spread of breast cancer. Cancer 24:1231
30. Bedwinek JM, Fineberg B, Lee J, et al (1981) Analysis of failures following local treatment of isolated local-regional recurrence of breast cancer. Int J Radiat Oncol Biol Phys 7:581
31. Stadler B, Kogelnik HD (1983) Der klinische Verlauf von Patientinnen mit isolierten Brustwandrezidiven eines Mammakarzinoms. Strahlenther Onkol 159:676
32. Stadler B (1990) Das Supraclavicularrezidiv des Mammakarzinoms. Strahlenther Onkol (in Druck)

33. Kogelnik HD, Schneider F, Kumpan W (1979) Wertigkeit der postoperativen Strahlentherapie im kurativen Behandlungskonzept des Mammakarzinoms. Wien Klin Wochenschr 91:365
34. Fletcher GH (1972) Local results of irradiation in primary management of localized breast cancer. Cancer 29:545
35. Calle R, Fletcher GH, Pierquin B (1973) Les bases de la radiothérapie curative des épithéliomas mammaries. J Radiol Electrol Med Nucl 54:929
36. Haagensen CD, Stout AP (1942) Carcinoma of the breast. Results of treatment. Ann Surg 116:810
37. Fletcher GH, Montague E, Nelson AJ (1976) Combination of conservative surgery and irradiation for cancer of the breast. Am J Roentgenol 126:216
38. Paterson R, Russel MD (1959) Clinical trials in malignant disease. Part III – Breast cancer: evaluation of postoperative radiotherapy. J Fac Radiol 10:174
39. Stjernsward J (1974) Decreased survival in early operable breast cancer. Lancet ii:1285
40. Høst H, Brennhard J (1977) The effect of postoperative radiotherapy in breast cancer. Int J Radiat Oncol Biol Phys 2:1061
41. Wallgren A (1977) A controlled study: preoperative versus postoperative irradiation. Int J Radiat Oncol Biol Phys 2:1167

Therapie des metastasierenden Mammakarzinoms

C. Zielinski

Einleitung

Obwohl viele Patientinnen mit Mammakarzinom in den Stadien I oder II mit Hilfe moderner chirurgischer, strahlentherapeutischer und adjuvanter internistisch-onkologischer Methoden von ihrer Erkrankung prinzipiell geheilt werden können, entwickeln etwa 40% aller Patientinnen mit Mammakarzinom eine metastasierende Erkrankung. Angesichts der Tatsache, daß es sich beim Mammakarzinom um einen sehr häufigen Tumor handelt – derzeit tritt die Erkrankung bei etwa jeder zehnten Bürgerin der Vereinigten Staaten von Amerika auf –, ist das Problem der Behandlung des metastasierenden Mammakarzinoms von großer klinischer Relevanz. Trotz einer breiten Palette von zur Verfügung stehenden Chemo- und Hormontherapeutika ist es aber bis jetzt nicht möglich, das metastasierende Mammakarzinom zu heilen, sodaß davon ausgegangen werden muß, daß die Metastasierung bei allen Patientinnen früher oder später zum Tod führt.

Prinzipiell stehen zur Behandlung des metastasierenden Mammakarzinoms drei Vorgangsweisen zur Verfügung:

Chemotherapie: Tabelle 1 [1, 2] zeigt Ergebnisse, die bei Patientinnen mit Mammakarzinom mit Hilfe einer Chemotherapie erzielt werden. Dabei sind der niedrige Prozentsatz von Patientinnen, die eine komplette Remission erreichen, und die für gewöhnlich nur relativ kurze Remissionsdauer hervorzuheben.

Hormonelle Interventionen: Etwa ein Drittel aller Patientinnen spricht auf eine hormonelle Intervention an, wobei die mittlere Dauer des Ansprechens zwölf Monate beträgt.

Strahlentherapie: Strahlentherapeutische Maßnahmen werden hauptsächlich zur Palliation bei Knochenmetastasierung bzw. als zusätzliche Maßnahme zu den oben erwähnten Vorgangsweisen bei Lymphangiose oder bei Auftreten von Hirnmetastasen eingesetzt.

Tabelle 1. Ergebnisse der primären chemotherapeutischen Behandlung von Patientinnen mit metastasierendem Mammakarzinom [1, 2]

Prozentsatz von Patientinnen mit kompletter oder partieller Remission	50–82
Prozentsatz von Patientinnen mit kompletter Remission	4–27
Remissionsdauer (Monate)	5–15
Maximum	>72
Überlebensdauer bei Ansprechen (Monate)	12–33
Maximum	>72

In dem hier vorliegenden Kapitel sollen die zur Verfügung stehenden internistischen Methoden der Therapie des metastasierenden Mammakarzinoms, ihre Grenzen und Indikationen sowie prognostische Faktoren in Hinblick auf das Ansprechen dieser therapeutischen Maßnahmen erläutert werden.

Chemotherapie

Das Konzept einer kombinierten Chemotherapie bei metastasierendem Mammakarzinom wurde erstmals 1965 von Greenspan [3] und 1969 von Cooper [4] propagiert. Derzeit werden bei metastasierendem Mammakarzinom vor allem Cyclophosphamid, Methotrexat, Fluorouracil, Adriamycin, Epirubicin, Mitoxantron, Vincristin, Vinblastin, Mitomycin C und Cisplatin verwendet, wobei die Effektivität der einzelnen Zytostatika zwischen 20% und 38% liegt [5, 6]. Als die wirksamsten Substanzen mit Ansprechraten zwischen 20% und 50% bei Monotherapie gelten Cyclophosphamid, Methotrexat, Fluorouracil, Adriamycin, Epirubicin und Mitoxantron, doch dauert die Remission meistens nur wenige Monate lang [1, 5, 7–12]. Diese Präparate werden entweder in Form einer Monotherapie oder – mit dem Ziel eines therapeutischen Synergismus bzw. eines zumindest additiven Effekts – als wesentliche Bestandteile einer zytostatischen Polychemotherapie verwendet. Eine Übersicht der bei metastasierendem Mammakarzinom am häufigsten gebrauchten chemotherapeutischen Kombinationen ist in Tabelle 2 wiedergegeben. Als weiteres Agens wird von manchen Autoren aus Gründen der zusätzlichen zytostatischen Wirksamkeit, aber auch aus Gründen der Erreichbarkeit der vollen zytostatischen Dosis die Gabe von Prednisolon favorisiert.

Nachdem schon relativ früh Untersuchungen in Hinblick auf die Effektivität der Polychemotherapie im Vergleich zu einer Monochemotherapie und auf die im zeitlichen Ablauf notwendigen Häufigkeit ihrer Applikation sowie in Hinblick auf die Wertigkeit von Anthrazyklinen im Sinne der Steigerung der Effektivität unternommen worden waren, konzentrierten sich neuere Studien auf Fragen der Möglichkeit einer Dosissteigerung eines oder mehrerer Zytostatika innerhalb eines definierten Zeitraums („Augmentation"), auf jene der Kombination von zytostatischen Chemotherapeutika mit Hormonen bzw. mit endokrin aktiven

Substanzen und jene der Effektivität einer Erhaltungstherapie mit zytostatischen Chemotherapeutika. Diesen Fragestellungen soll nachgegangen und die Ergebnisse kontrollierter Studien erörtert werden.

Tabelle 2. Die am häufigsten verwendeten zytostatischen Kombinationen bei metastasierendem Mammakarzinom

Chemotherapeutika	Dosierung		Verabreichung	Zyklusdauer
CMF				4 Wochen
Cyclophosphamid	100	mg/m²	p. o. Tag 1–14	
Methotrexat	40–60	mg/m²	i. v. Tag 1+8	
Fluorouracil	600–700	mg/m²	i. v. Tag 1+8	
CMFVP				8 Wochen
Cyclophosphamid	2,5	mg/kg	p. o. täglich	
Methotrexat	25–50	mg	i. v. wöchentlich	
Fluorouracil	12	mg/kg	i. v. täglich x4, dann	
	500	mg	wöchentlich	
Vincristin	35	µg/kg	i. v. wöchentlich	
Prednisolon	0,75	mg/kg	p. o. täglich	
AC				3–4 Wochen
Adriamycin	40	mg/m²	i. v. Tag 1	
Cyclophosphamid	200	mg/m²	p. o. Tag 3–6	
CAF				3 Wochen
Cyclophosphamid	400–500	mg/m²	i. v. Tag 1	
Adriamycin*	40–50	mg/m²	i. v. Tag 1	
Fluorouracil	400–500	mg/m²	i. v. Tag 1(+8)	

p. o. Peroral; *i. v.* Intravenös
*Adriamycin kann durch Epirubicin (50–60 mg/m²) oder Mitoxantron (10 mg/m²) ersetzt werden.

Effektivität der Polychemotherapie

Das Konzept einer Polychemotherapie unter Einbindung mehrerer zytostatischer Substanzen geht auf die Idee eines therapeutischen Synergismus oder eines zumindest additiven Effekts von zytostatisch wirksamen Substanzen mit unterschiedlichen Angriffspunkten innerhalb des Zellzyklus zurück [13]. Aus solchen Überlegungen geht hervor, daß eine Polychemotherapie in der Behandlung des metastasierenden Mammakarzinoms in Hinblick auf ihre Effektivität gegenüber einer Monochemotherapie überlegen sein müßte. Die Richtigkeit dieser Annahme konnte tatsächlich in mehreren klinischen Studien belegt werden, in denen ein Effektivitätsvergleich zwischen der Monochemotherapie mit bestimmten Präparaten (Cyclophosphamid, Fluorouracil, Melphalan [L-PAM]) und der Kombination derselben Substanzen mit anderen Zytostatika in den Polychemotherapie-Schemata CMF (Cyclophosphamid, Methotrexat, Fluorouracil) und

CMFVP (CMF, Vincristin, Prednisolon) (Tabelle 2) angestellt wurde. Diese Studien [14–17] zeigten, daß die angewendeten Polychemotherapien im Vergleich zu Monochemotherapien in bezug auf den Prozentsatz der darauf ansprechenden Patientinnen und die mittlere Dauer des Anhaltens des Therapieeffekts überlegen waren. Die Toxizität der Mono- versus der Polychemotherapie war hingegen vergleichbar. Es ist jedoch anzumerken, daß in Hinblick auf die Häufigkeit der erreichten Remissionen und auf die Dauer des Ansprechens der Plafond der Effektivität mit einer Kombination von drei Zytostatika (z. B. im CMF-Schema) erreicht war und eine zusätzliche Gabe von zytostatisch wirkenden Chemotherapeutika (z. B. im CMFVP-Schema) keinen weiteren Vorteil brachte [6, 18–21]. Es kann daher davon ausgegangen werden, daß in der Therapie des metastasierenden Mammakarzinoms eine Polychemotherapie mit den erwähnten Zytostatika einer Monochemotherapie überlegen ist.

Wertigkeit von Anthrazyklinen

Die Entdeckung, daß Adriamycin als effektivste Monosubstanz bei metastasierendem Mammakarzinom angesehen werden kann [22] und daß etwa 50% der unbehandelten Patientinnen auf diese Substanz ansprechen [23], hat zum kombinierten Einsatz dieses Präparats mit anderen Zytostatika in kontrollierten Studien geführt. Eine ähnliche Wirkung haben auch das derzeit verwendete Adriamycin-Analogon Epirubicin, das weniger akute hämatologische und nicht-hämatologische Nebenwirkungen als Adriamycin aufweist [24, 25], und das Aminoanthrachinon-Derivat Mitoxantron [10, 26, 27], das sich bei mit den Anthrazyklinen vergleichbarer Wirksamkeit als weniger toxisch erwiesen hat [11]. Die Effektivität dieser Gruppe von Substanzen ist sowohl in Form einer Monotherapie als auch in Kombination mit anderen Zytostatika (Fluorouracil, Adriamycin, Cyclophosphamid, FAC; bzw. Fluorouracil, Epirubicin, Cyclophosphamid, FEC) vergleichbar [24, 25]. Allerdings wurde der Wunsch nach einer Steigerung der nur unbefriedigenden Effektivität der zytostatisch wirksamen Schemata CMF und CMFVP durch die Inkorporation von Anthrazyklinen insofern enttäuscht, als es infolge der Gabe einer kombinierten Chemotherapie unter Einschluß von Adriamycin (z. B. FAC-Schema, Tabelle 2), Epirubicin (FEC-Schema) oder Mitoxantron (FMiC-Schema) zu einer Verbesserung des Ansprechens um lediglich etwa 10% kam [20, 21, 28–36]. Insgesamt müssen daher der Einsatz einer kombinierten Chemotherapie unter Einbeziehung von Anthrazyklinen und die Exposition von Patientinnen gegenüber einer erhöhten Toxizität genau abgewogen und individuell entschieden werden.

Bedeutung der innerhalb eines definierten Zeitraums verabreichten Zytostatika-Dosis

Das Problem der Dosisintensität von Zytostatika ist frühzeitig und vielfach erkannt worden: es gilt der Grundsatz, daß eine hohe Konzentration eines Zytostatikums innerhalb eines kurzen Zeitraums verabreicht besser wirkt als die

Gabe der gleichen Dosis über einen längeren Zeitraum [13]. Zusätzlich zu diesen Überlegungen kam die bereits erwähnte Erkenntnis, daß Patientinnen mit metastasierendem Mammakarzinom mit den herkömmlichen Methoden der Verabreichung der zytostatischen Chemotherapie nicht geheilt werden können; so ist mit den bisher üblichen Vorgangsweisen bei Chemotherapieregimen, die Cyclophosphamid, Methotrexat und Fluorouracil (CMF) verwenden, eine Remissionsrate von 40% bis 50%, unter Zusatz von Adriamycin (CAF) bestenfalls eine von 70% erzielt worden [37–44], wobei nur ein geringer Prozentsatz aller Patientinnen eine Verlängerung der Lebensdauer von mehr als 16 bis maximal 25 Monaten erlebt hat. Dementsprechend haben Hryniuk und Bush [45] in einer retrospektiven Analyse von Chemotherapie-Protokollen, die sich mit der Behandlung von Patientinnen mit metastasierendem Mammakarzinom beschäftigt haben, aber auch Bonadonna und Valagussa [46] eine enge Korrelation zwischen der Ansprechrate und der pro Zeiteinheit erreichten Dosisintensität gefunden.

Auf diesen Erkenntnissen basierend, wurden klinische Studien durchgeführt, die das Ziel einer Verbesserung der Therapieresultate mit Hilfe der Steigerung der pro Zeiteinheit verabreichten Zytostatika-Dosis verfolgten. So wurde die Effektivität einer dreifachen Dosierung von Cyclophosphamid und einer um 50% erhöhten Dosis von Adriamycin im Rahmen des FAC-Schemas mit der einer konventionellen Dosierung des gleichen Schemas verglichen. Bei den Patientinnen, die hoch dosiertes FAC erhielten, wurde im Vergleich zu konventionell behandelten Patientinnen eine annähernd doppelt so hohe Ansprechrate erzielt, ohne daß sich aber die Häufigkeit kompletter Remissionen, die Remissionsdauer und die Lebensdauer zwischen beiden Therapiegruppen signifikant von einander unterschieden [47]. Eine weitere Studie von Jones und Mitarbeitern [48], die sich einer konsekutiven Dosiseskalation von Adriamycin bis zu einer mittleren Dosis von 99 mg/m² Körperoberfläche pro Monat bediente, zeigte ebenfalls eine deutliche Verbesserung der Ansprechrate, aber auch eine Erhöhung des Prozentsatzes kompletter Remissionen im Vergleich zu konventionell dosiertem Adriamycin.

In einer weiteren klinischen Fortführung der Überlegungen in Hinblick auf die bessere Effektivität einer intensivierten Gabe von Zytostatika wurden von mehreren Autoren Protokolle vorgestellt, die die hämatologische Toxizität einer hoch dosierten Chemotherapie durch die Kombination mit einer autologen Knochenmarktransplantation vermindern sollten. So haben Williams et al [49] nach einer Induktionstherapie mit Leucovorin, Vincristin, Methotrexat, Adriamycin und Cyclophosphamid eine Gesamtremissionsrate von 70% (15% komplette, 56% partielle Remissionen) beobachtet. Eine nachfolgende Intensivierungsphase mit hoch dosiertem Cyclophosphamid und Thio-Tepa in Kombination mit einer autologen Knochenmarktransplantation hat bei einer Gesamtzahl von allerdings nur 22 Patientinnen 12 komplette und 9 partielle Remissionen erzielt, wobei 60% der Patientinnen ein Jahr nach Ende der Therapie noch immer am Leben waren. Dunphy et al [2] haben – einem ähnlichen Konzept folgend – eine Induktionstherapie mit Adriamycin und Cyclophosphamid durchgeführt, die von einer intensivierten Chemotherapie mit hoch dosiertem Cyclophosphamid, Etoposid und Cisplatin wiederum in Kombination mit einer autologen Knochenmarktransplantation gefolgt wurde; 55% aller Patientinnen erreichten dabei eine komplette Remission, allerdings waren nur 25% aller Patientinnen zwei Jahre nach Beendigung dieser Therapie noch am Leben. Schließlich haben Wallerstein et al [50] über eine Gabe von hoch dosiertem Mitoxantron, Etoposid und Thio-Tepa in Kombination mit einer autologen Knochenmarktransplantation berichtet, die in 23% der Fälle zu einer kompletten, in 61% der Fälle zu einer kompletten oder partiellen Remission geführt hat. In dieser Studie waren allerdings die Nebenwirkungen so stark ausgeprägt, daß in 69% aller Fälle eine Mukositis beobachtet wurde.

Zusammenfassend scheint die Behauptung gerechtfertigt zu sein, daß weitere Studien die gute Effektivität einer hoch dosierten Chemotherapie – eventuell in Kombination mit autologer Knochenmarktransplantation oder dem Granulocyte/macrophage-colony stimulating factor (GM-CSF) und dem Granulocyte-colony stimulating factor (G-CSF) – untersuchen werden müssen, um die sicher berechtigten Hoffnungen in diese Richtung weiter zu erhärten.

Häufigkeit der Zytostatika-Applikation

Studien, die die Bedeutung der Applikationshäufigkeit gleicher zytostatischer Kombinationen untersucht haben – wobei hauptsächlich die Kombination CMFVP (Cyclophosphamid, Methotrexat, Fluorouracil, Vincristin, Prednisolon) geprüft wurde –, haben die klare Überlegenheit der in zeitlichem Hinblick intensivierten Gabe der Zytostatika gezeigt. So hat die wöchentliche Applikationsart in beiden publizierten Studien [23, 51] eine deutlich bessere Ansprechrate bei wöchentlicher als bei vier-wöchentlicher Applikation gezeigt (Tabelle 3). Ähnliche Konzepte bestehen auch bezüglich der Dauer der Verabreichung der Chemotherapie im Sinne der Überlegenheit kontinuierlicher versus intermittierender Schemata [52], obwohl kontinuierliche Chemotherapie nach Erreichung einer kompletten oder einer substantiellen partiellen Remission die Lebensqualität deutlich beeinträchtigt [53] und damit – in Hinblick auf das mögliche erreichbare Ziel – problematisch erscheint.

Tabelle 3. Ergebnisse einer kontinuierlichen versus einer intermittierenden Polychemotherapie bei metastasierendem Mammakarzinom

Chemotherapie	Applikationsrate	Ansprechrate (%)	Zitat
CMFVP	wöchentlich	59	[23]
	4-wöchentlich	40	
CMFVP	wöchentlich	46	[51]
	4-wöchentlich	27	

CMFVP Cyclophosphamid, Methotrexat, Fluorouracil, Vincristin, Prednisolon

Endokrine Therapie

Das Mammakarzinom ist ein hormonabhängiger Tumor, der über die Präsenz von Hormonrezeptoren in seinem Wachstum und seinem biologischen Verhalten beeinflußt wird. Dementsprechend können endokrine Therapiemaßnahmen nicht nur in der adjuvanten Situation, sondern auch bei metastasierender Erkrankung mit gutem Erfolg eingesetzt werden. Dennoch kann nicht davon ausgegangen werden, daß Tumoren, die primär eine gewisse Hormonrezeptorkonfiguration gehabt haben, auch Metastasen mit dem gleichen Hormonrezeptorstatus setzen. Dies gilt besonders dann, wenn zwischenzeitlich Chemotherapien verabreicht wurden. Daher ist es von Vorteil, von metastatischen Tumorabsiedelungen eine neuerliche Hormonrezeptorbestimmung durchzuführen, um eine optimale Versorgung mittels endokriner Therapiemaßnahmen zu gewährleisten.

Endokrine Therapiemaßnahmen beim Mammakarzinom können in ablative oder in additive Verfahren gegliedert werden. Während sich die ablativen Verfahren auf chirurgische Eingriffe in Richtung einer Ovariektomie (die auch mittels Strahlentherapie erreicht werden kann), Adrenalektomie oder – eher historisch – einer Hypophysektomie konzentriert haben, stellen die additiven Verfahren pharmakologische Interventionen im Sinne einer generellen endokrinen Manipulation oder einer Modulation des Einflusses endokriner Faktoren auf die Tumorzelle dar.

Ablative endokrine Therapie

Chirurgische Verfahren

Während die Ovariektomie bei prämenopausalen Patientinnen eine Ansprechrate von etwa 25% bis 30% aufweist, postmenopausale Patientinnen hingegen deutlich schlechter ansprechen [54, 55], beträgt die mittlere Remissionsdauer etwa 10–14 Monate [56]. Rezente Entwicklungen auf dem Gebiet der pharmakologischen endokrinen Therapie, wie des Tamoxifens, dessen Applikation ähnliche Ergebnisse wie die Ovariektomie erbringt, und der Analoga des Gonadotropin-Releasing Hormons (GnRH), das zu einer reversiblen pharmakologischen Kastration führt [57], haben das chirurgische Vorgehen in den Hintergrund treten lassen. In ähnlicher Weise haben die Entwicklung und die klinische Verwendung des Aminoglutethimids die Adrenalektomie als therapeutische Maßnahme bei metastasierendem Mammakarzinom weitgehend zurückgedrängt [58–60]. Die Hypophysektomie ist derzeit insgesamt als verlassen anzusehen.

Luteinisierungshormon-Releasing Hormon (LHRH)-Analoga

Die LHRH-Analoga haben insofern eine starke Ähnlichkeit mit dem hypothalamischen Dekapeptid, als sie sich lediglich an den Positionen 6 und 10 der Peptidkette unterscheiden. Dadurch führt diese Gruppe von Präparaten zu einer

Reduktion der Produktion von hypophysärem LHRH und in weiterer Folge zu einer Abnahme der ovariellen Hormonproduktion. Die Entwicklung von Depot-Präparaten (z. B. Goserelin oder Gonadorelin), die im Unterschied zu den bisher gebräuchlichen Substanzen nur in Abständen von mehreren Wochen appliziert werden müssen [61, 62], hat diese Medikamentengruppe zu einer guten therapeutischen Alternative – die sich darüber hinaus durch ihre Reversibilität auszeichnet – gegenüber einer chirurgischen Ovariektomie gemacht. Eine Auswertung der Ergebnisse des therapeutischen Einsatzes von Goserelin bei metastasierendem Mammakarzinom [63] hat gezeigt, daß mit Hilfe dieses Präparats 10% komplette und 34% partielle Remissionen erzielt werden konnten, während die Erkrankung bei 28% der Patientinnen zu einem Stillstand kam und 27% der Patientinnen eine Progression erlitten. Die Remissionen dauerten im Mittel 8 Monate bis zu einem Maximalzeitraum von 24 Monaten an. Diese Ergebnisse sind somit zumindest mit den Erfolgen der Ovariektomie vergleichbar. Obwohl Patientinnen mit östrogenrezeptorpositiven Tumoren auf diese Form der Therapie prinzipiell besser ansprachen, kam es auch bei etwa einem Drittel aller Patientinnen mit östrogenrezeptornegativen Tumoren zu einem guten therapeutischen Effekt. Klinische Studien über eine Kombinationstherapie von LHRH-Analoga mit anderen endokrinen Therapiemaßnahmen (z. B. Tamoxifen) haben eine weitere Verbesserung der Ergebnisse gebracht [64], die allerdings erst in größeren Untersuchungen bestätigt werden müssen.

Additive endokrine Therapie

Tamoxifen

Das synthetische Antiöstrogen Tamoxifenzitrat wurde erstmals 1967 beschrieben [65] und in den frühen siebziger Jahren erstmals klinisch eingesetzt. Es handelt sich dabei nach wie vor um den Prototyp eines Antiöstrogens [66, 67], da das Tamoxifen selbst und seine Metaboliten an den Östrogenrezeptor gebunden werden, wodurch die Bindung von Östradiol am Östrogenrezeptor von Tumorzellen kompetitiv blockiert wird [68]. Somit wird die Wirkungsentfaltung des Östrogens im Sinne der Stimulation des Zellwachstums und der vermehrten Produktion autokriner Wachstumsfaktoren (Transforming growth factor [TGF] alpha) und der Verminderung der Produktion inhibierender Wachstumsfaktoren (TGF beta) unterbunden. Die Wirkung des Tamoxifens ist jedoch bis heute nicht bis ins letzte Detail geklärt [69, 70]. Klar hingegen ist, daß Tamoxifen das Wachstum von Mammakarzinomzellen in der G0/G1-Phase des Zellzyklus inhibiert und somit zu einer Wachstumsinhibition führt. Dadurch hat das Medikament neben seinen endokrinen Wirkungen auch zytostatische [67, 71, 72]. Darüber hinaus steigert Tamoxifen auch die Natural Killer-Zell-Aktivität und erhöht somit die körpereigene „immunosurveillance" [73].

Tamoxifen kann sowohl in der adjuvanten Therapie als auch bei Patientinnen mit metastasierendem Mammakarzinom eingesetzt werden. Patterson und Mitarbeiter [74] haben in einer Analyse von insgesamt 45 Studien, die die Wirkung von

Tamoxifen bei einer Gesamtzahl von 2.889 Patientinnen mit metastasierendem
Mammakarzinom untersucht haben, eine kumulative Ansprechrate von 34% mit
einer Streubreite zwischen 14% und 57% und einer Inzidenz an kompletten
Remissionen von 7% unabhängig vom Alter der Patientinnen gefunden. In
weiterführenden Studien wurde beschrieben, daß bei postmenopausalen Patientinnen, die in 34% der Fälle auf eine endokrine Therapie mit Tamoxifen
ansprachen [75–78], der Therapieerfolg bei metastasierendem Mammakarzinom
vom Östrogenrezeptorstatus des ursprünglichen Tumors abhängig war. So haben
60% der Patientinnen mit positivem Östrogenrezeptor, aber nur weniger als 10%
mit negativem Östrogenrezeptor einen positiven Therapieerfolg zu verzeichnen
gehabt. Prämenopausale Patientinnen mit metastasierendem Mammakarzinom
sprechen auf eine Therapie mit Tamoxifen in etwa 30% der Fälle an, wobei sich
dieser Prozentsatz mit dem therapeutischen Erfolg einer Ovariektomie vergleichen läßt [79–82].

Tamoxifen ist in einer Dosierung von 20–40 mg/Tag einmal täglich verab-
reichbar [83] und hat ein relativ geringes und limitiertes Spektrum an Nebenwirkungen. Insgesamt ist Tamoxifen daher als die endokrine Therapie der ersten
Wahl bei postmenopausalen Patientinnen mit metastasierendem Mammakarzinom, vor allem aber bei Patientinnen mit positivem Östrogenrezeptorstatus
anzusehen.

Aminoglutethimid

Die Substanz Aminoglutethimid wurde erstmals 1958 als Antiepileptikum eingeführt, dann aber wegen ihrer Nebenwirkung der Induktion einer Neben-
nierenrindeninsuffizienz in der ursprünglichen Indikation zurückgestellt. In
weiterer Folge wurde es für die Behandlung des Cushing-Syndroms und
schließlich auch für die des metastasierenden Mammakarzinoms an Stelle der
bis dahin gängigen Adrenalektomie verwendet. Die Wirkung des Aminoglutethimids beruht auf der Inhibition der Steroidsynthese in der Nebenniere und
auf der Inhibition der Konversion von Androstendion zu Östron, das die
hauptsächliche Quelle von Östrogen in der Postmenopause darstellt. Daneben wird auch der Jodeinbau in die Schilddrüse reduziert. Das Ansprechen
von Patientinnen mit metastasierendem Mammakarzinom auf Aminoglutethimid liegt bei etwa 30% bis 40% [84–87], wobei diese Therapie – aus
der Wirkungsweise der Substanz deduzierend – sich besonders für Patientinnen in der Postmenopause eignet. Patientinnen mit positivem Östrogenrezeptorstatus sprechen in 40% bis 50% auf Aminoglutethimid an; die mittlere
Remissionsdauer beträgt etwa ein Jahr. Als hauptsächliches Problem in der
Therapie mit Aminoglutethimid ist die Beeinträchtigung der Nebennierenfunktion zu erwähnen, die sich klinisch in Müdigkeit und Somnolenz manifestieren
kann. Weitere Nebenwirkungen, die darüber hinaus beobachtet werden, sind
Schwindel, Ataxie, Anorexie und Exantheme [88]. Bei Auftreten einer Beeinträchtigung der Nebennierenfunktion sollte daher an eine zusätzliche Gabe
von Hydrokortison gedacht werden. Insgesamt kann aber dem Aminoglutethimid eine wesentliche Rolle nach Versagen einer primären Therapie
mit Tamoxifen zugestanden werden.

4-Hydroxyandrostendion

Auf den Erfahrungen des Aminoglutethimids und seiner hauptsächlichen Nebenwirkung im Sinne einer Inhibition der Steroidbiosynthese in der Nebenniere basierend, wurde die Suche nach anderen, mehr selektiven Inhibitoren der Aromatase fortgesetzt. Von diesen hat sich das 4-Hydroxyandrostendion sowohl in vitro [89] als auch in ersten klinischen Studien [90–94] am besten etabliert. Diese Substanz führt zu einer kompetitiven Inhibition der Aromatase, interferiert aber nicht mit anderen Enzymen der Nebenniere, vor allem nicht mit der Kortisol- oder Aldosteron-Synthese [89]. Erste größer angelegte Studien mit dieser Substanz haben ein Ansprechen in 23% mit einer Dauer von 8–20 Monaten gezeigt [94]. Bei postmenopausalen Patientinnen angewendet, haben sowohl Knochen- als auch Viszeralmetastasen gut auf diese Art der Therapie angesprochen. Nebenwirkungen traten bei 17% aller Patientinnen auf, waren aber allesamt von relativ geringer Ausprägung, sodaß die Therapie aus Toxizitätsgründen (lokale Irritationen und seltene allergische Reaktionen) nur bei 3% aller Patienten abgebrochen werden mußte. Die vorliegende Substanz dürfte daher eine gute und zukunftsträchtige hormonelle Manipulation bei postmenopausalen Patientinnen mit metastasierendem Mammakarzinom darstellen. Weitere Untersuchungen werden allerdings notwendig sein, um die regelmäßige klinische Anwendung zu etablieren.

Medroxyprogesteronazetat (MPA)

MPA drosselt auf der hypophysären Ebene die Sekretion des follikelstimulierenden Hormons (FSH), des Luteinisierungshormons (LH) und des adrenokortikotropen Hormons (ACTH) und steigert durch Induktion der hepatischen 5-alpha-Reduktase den Androgenabbau, wodurch die Plasmaöstrogenspiegel insgesamt gesenkt werden. Zusätzlich besitzt das MPA auch eine direkte Antiöstrogenwirkung auf der Ebene der Mammakarzinomzelle, da es nach Bindung an den Gestagenrezeptor die Östrogenrezeptorkonzentration reduziert [95]. Zusätzliche Wirkungen des MPA beinhalten auch eine direkte, rezeptorunabhängige Inhibition des Tumorzellwachstums sowie eine steroidähnliche Wirkung [96], die einen in der Therapie oftmals gewünschten stimmungsaufhellenden und roborierenden Effekt hat. Bei Patientinnen mit metastasierendem Mammakarzinom hat sich eine hoch dosierte (1.000 mg/Tag) gegenüber einer niedriger dosierten (500 mg/Tag) Therapie mit MPA als überlegen und vorteilhaft erwiesen, auch wenn keine Unterschiede in der Zeit bis zur Krankheitsprogression oder in der Überlebenszeit gefunden wurden [97]. Die Gesamtansprechrate bei MPA-Therapie liegt zwischen 39% [98] und etwa 70% [99], sodaß die Effektivität des MPA dem Tamoxifen vergleichbar ist [97]. Die Toxizität ist bei hoch dosierter MPA-Therapie hingegen deutlich über der Häufigkeit von Nebenwirkungen des Tamoxifens anzusetzen. So kommt es bei hoch dosiertem MPA bei 80% der Patientinnen zu einer Gewichtszunahme von im Mittel 5 kg, bei 25% zu einem Anstieg des systolischen Blutdrucks, bei 20% zu – allerdings meist nur leichten bis mäßigen – Muskelkrämpfen [97].

Laut den meisten Studien ist die Remissionsinzidenz bei Therapie mit hoch dosiertem MPA bei etwa 30% bis 40% [97, 100–102]. Somit kann die hoch dosierte MPA-Therapie als effektive endokrine Maßnahme bei Patientinnen mit metastasierendem Mammakarzinom angesehen werden, doch müssen die häufigen Nebenwirkungen Anlaß zur Vorsicht geben.

Kombinierte Chemo- und Hormontherapie

Eine Kombination von einer Chemotherapie mit endokrinen Maßnahmen kann auf zwei Überlegungen beruhen:

Erstens können Chemotherapeutika in Kombination mit einer Reihe verschiedener endokriner Manipulationsmaßnahmen (Ovariektomie, Tamoxifen, Androgene, etc.) mit der Überlegung eingesetzt werden, das Therapieergebnis, das durch den Einsatz nur einer von beiden Maßnahmen erreicht wird, zu verbessern. Über eine solche kombinierte Therapie gibt es eine Reihe von Studien [103–112], die allesamt eine etwas verbesserte Ansprechrate, jedoch keinen signifikanten Einfluß auf die Überlebensdauer der Patientinnen gezeigt haben.

Zweitens können Chemotherapeutika mit Hormontherapeutika kombiniert werden, um über den Einfluß auf die Zellkinetik, der durch die Hormontherapie erreicht wird, eine Verbesserung des mit Hilfe der Chemotherapie erreichten zytostatischen Effekts zu erzielen. Dieses ungleich modernere Konzept verfolgt die Überlegung, daß durch die Verabreichung von Tamoxifen und konjugiertem Östrogen eine Zellsynchronisierung erfolgt, sodaß die nachfolgende Chemotherapie zu gesteigertem Untergang von Tumorzellen führt [113–116]. Präliminäre Ergebnisse dieser Kombinationstherapie haben gezeigt, daß auf diese Weise zumindest eine Subgruppe von Patientinnen entweder im Sinne einer Verbesserung des Gesamtüberlebens bzw. einer partiellen Remission einer verbesserten Prognose zugeführt werden kann.

Prognosefaktoren für das Ansprechen einer Chemo- oder Hormontherapie bei metastasierendem Mammakarzinom

Seit dem Bestehen der Möglichkeit einer chemotherapeutischen oder hormonellen Intervention bei metastasierendem Mammakarzinom wird eine Vielzahl von Faktoren diskutiert, die als prognostische Kriterien für das Ansprechen der Patientinnen herangezogen werden können. So werden prinzipiell erstens Patientencharakteristika wie Alter, Menopausen- und Aktivitätsstatus, Gewichtsabnahme und psychologische Faktoren sowie der Einfluß früherer Therapien, zweitens Tumorcharakteristika einschließlich der Tumorgröße, der Zahl der primär infiltrierten axillären Lymphknoten und des primären Hormonrezeptorstatus sowie drittens Krankheitscharakteristika wie die Dauer des erkrankungsfreien Intervalls, die Metastasenlokalisation und das Tumorvolumen diskutiert. In Tabelle 4 sind diese Variablen aufgelistet und ihr Einfluß auf den Therapieerfolg bei Metastasierung des Primärtumors dargestellt. Wie aus dieser Tabelle hervorgeht, beschäftigte sich eine Vielzahl verschiedenster Publikationen [117–156] mit dieser Fragestellung, wobei manche Studien eine nur geringe Patientenzahl aufwiesen sowie bei anderen Fragestellungen Definitionsprobleme bestanden.

Tabelle 4. Einfluß von Patienten-, Tumor- und Krankheitscharakteristika sowie von früheren Therapien auf den Behandlungserfolg bei metastasierendem Mammakarzinom

Variable	Einfluß auf Therapieerfolg [Zitat]		Ergebnis
	Ja	Nein	
Patientencharakteristika			
Patientenalter	[117[1], 118]	[119, 120]	wahrscheinlich bedeutungslos
Menopausenstatus[2]	[120, 121]	[117[1], 119, 122[1], 123, 124, 125[1]]	wahrscheinlich bedeutungslos
Aktivitätsstatus	[20[1], 28, 119, 122[1], 126[1], 127]		hoher Aktivitätsstatus vorteilhaft
Gewichtsabnahme	[119, 127]		Gewichtsverlust nachteilig
Psychologische Faktoren	[117, 128]	[129]	wahrscheinlich beeinflussend
Einfluß früherer Therapien			
Frühere adjuvante Chemotherapie	[130]	[113, 131–133]	wahrscheinlich ohne Einfluß
Frühere adjuvante endokrine Therapie	[121]	[103–105, 134–138]	wahrscheinlich bedeutungslos
Tumorcharakteristika			
Tumorgröße		[119]	bedeutungslos
Zahl infiltrierter axillärer Lymphknoten		[119]	bedeutungslos
Hormonrezeptorstatus[1, 2]	[139, 140, 143, 144, 147–154]	[141, 142, 145, 146]	inkonklusiv
Krankheitscharakteristika			
Dauer des erkrankungsfreien Intervalls	[121, 123]	[119, 122[1], 125]	wahrscheinlich bedeutungslos
Metastasenlokalisation[2]		[119, 121, 122[1], 155]	wahrscheinlich bedeutungslos
Tumorvolumen	[119, 121, 123, 124, 156]		großes Tumorvolumen nachteilig

[1] geringe Patientenzahl; [2] Definitionsprobleme

Nach den hauptsächlichen Charakteristika geordnet, können folgende prognostische Kriterien herausgearbeitet werden:

Patientencharakteristika: Wenn die Charakteristika der Patientinnen zur Analyse herangezogen werden, so ist ein hoher Aktivitätsstatus als vorteilhaft, ein Gewichtsverlust hingegen als prognostisch nachteilig anzusehen. Psychologische Faktoren im Sinne einer Reduktion der Ängstlichkeit und Depressivität oder einer Steigerung der sozialen Unterstützung dürften einen positiven prognostischen Einfluß haben [157].

Frühere Therapien: Einschließlich früherer adjuvanter Chemo- bzw. Hormontherapien sind vorausgegangene Therapien wahrscheinlich ohne wesentlichen prognostischen Einfluß.

Charakteristika des Primärtumors: Auch *Tumorcharakteristika* des primär aufgetretenen Mammakarzinoms dürften keine besondere prognostische Bedeutung auf das Ansprechen einer Therapie bei metastasierender Erkrankung haben.

Krankheitscharakteristika: Ein großes Tumorvolumen zum Zeitpunkt der Metastasierung ist als nachteilig anzusehen. Aus dieser letzteren Überlegung könnte eventuell der Vorteil einer doch relativ engmaschigen Kontrolle und Nachsorge von Patientinnen mit Mammakarzinom abgeleitet werden.

Zusammenfassung

Zusammenfassend kann aus der hier wiedergegebenen Übersicht über die Therapie des metastasierenden Mammakarzinoms nur neuerlich die durchaus düstere Prognose dieser Erkrankung bei einmal aufgetretener Metastasierung abgeleitet werden. Neue Therapieansätze zur Verbesserung dieser schlechten prognostischen Situation beinhalten die intensivierte Chemotherapie – eventuell unter zusätzlicher hämatologischer Unterstützung einschließlich einer autologen Knochenmarktransplantation bzw. von GM-CSF oder G-CSF – und neue hormonelle Manipulationen. Es wird aber sicher eines noch entscheidenderen Fortschritts bedürfen, um das schwere Schicksal der Patientinnen mit metastasierendem Mammakarzinom umkehren zu können.

Literatur

1. Henderson IC (1984) Chemotherapy for advanced disease. In: Bonadonna G (ed) Breast cancer: diagnosis and management. Wiley, Chichester New York Brisbane Toronto Singapore, p 247
2. Dunphy FR, Spitzer G, Buzdar AU, et al (1990) Treatment of estrogen-negative or hormonally refractory breast cancer with double high-dose chemotherapy intensification and bone marrow support. J Clin Oncol 8 :1207
3. Greenspan EM (1965) Combination cytotoxic chemotherapy in advanced disseminated breast carcinoma. J Mt Sinai Hosp 33:1

4. Cooper R (1969) Combination cytotoxic chemotherapy in hormone resistant breast cancer. Proc AACR 10:15
5. Broder LE, Tormey DC (1974) Combination chemotherapy of carcinoma of the breast. Cancer Treat Rev 1:183
6. Kolaric K, Roth A (1983) Phase II clinical trial of cis-dichlorodiamine platinum (cis-DDP) for antitumorigenic activity in previously untreated patients with metastatic breast cancer. Cancer Chemother Pharmacol 11:108
7. Carbone PP, Davis TE (1978) Medical treatment for advanced breast cancer. Semin Oncol 4:417
8. Carter SK (1974) The chemical therapy of breast cancer. Semin Oncol 1:131
9. Davidson NE, Lippman ME (1988) Treatment of metastatic breast cancer. In: Lippman ME, Lichter AS, Danforth DN (eds) Diagnosis and management of breast cancer. Saunders, Philadelphia London Toronto Montreal Sydney Tokyo, p 375
10. Pötzi P, Zielinski C, Kühböck J (1985) Mitoxantrone in the treatment of advanced solid tumors. In: Ishigami J (ed) Recent advances in chemotherapy. University of Tokyo Press, Tokyo
11. Henderson IC, Allegra JC, Woodcock T, et al (1989) Randomized clinical trial comparing mitoxantrone with doxorubicin in previously treated patients with metastatic breast cancer. J Clin Oncol 7:560
12. Chlebowski RT, Irwin LE, Pugh RP, et al (1979) Survival of patients with metastatic breast cancer treated with either combination or sequential chemotherapy. Cancer Res 39:4503
13. Zielinski CC (1991) Zytostatische Chemotherapie. In: Grabner G, Geyer G (Hrsg) Innere Medizin. Maudrich, Wien (in Druck)
14. Canellos GP, Pocock SJ, Taylor SG III, et al (1976) Combination chemotherapy for metastatic breast carcinoma: prospective comparison of multiple drug therapy with L-phenylalanine mustard. Cancer 38:1882
15. Mouridsen HT, Palshof T, Brahm M, et al (1977) Evaluation of single drug versus multiple drug chemotherapy in the treatment of advanced breast cancer. Cancer Treat Rep 61:47
16. Rubens RD, Knight RK, Hayward JL (1975) Chemotherapy of advanced breast cancer: a controlled randomized trial of cyclophosphamide versus a four-drug combination. Br J Cancer 32:730
17. Carmo-Pereira J, Costa FO, Henriques E (1980) Single drug versus combination cytotoxic chemotherapy in advanced breast cancer: a randomized study. Eur J Cancer 16:1621
18. Muss HB, White DR, Cooper MR, et al (1977) Combination chemotherapy in advanced breast cancer: a randomized trial comparing a three- versus a five-drug program. Arch Intern Med 137:1711
19. Brunner KW, Sonntag RW, Martz G, et al (1975) A controlled study in the use of combined drug therapy for metastatic breast cancer. Cancer 36:1208
20. Kennealey GT, Boston B, Mitchell MS, et al (1978) Combination chemotherapy for advanced breast cancer. Two regimens containing adriamycin. Cancer 42:27
21. Trannum BL, McDonald B, Thigpen T, et al (1982) Adriamycin combinations in advanced breast cancer. Cancer 49:835
22. Tormey DC (1975) Adriamycin in breast cancer: an overview of studies. Cancer Chemother Rep 6:319
23. Hoogstraten B, George SL, Samal B, et al (1976) Combination chemotherapy and adriamycin in patients with advanced breast cancer. Cancer 38:13
24. French Epirubicin Study Group (1988) A prospective randomized phase III trial comparing combination chemotherapy with cyclophosphamide, 5-fluorouracil and either doxorubicin or epirubicin. J Clin Oncol 4:679

25. Italian multicenter breast study with epirubicin (1988) Phase III randomized study of 5-fluorouracil, epirubicin and cyclophosphamide versus 5-fluorouracil, doxorubicin and cyclophosphamide in advanced breast cancer: an Italian multicenter trial. J Clin Oncol 6:972
26. Kührer I, Ludwig H, Scheithauer W, et al (1987) Cyclophosphamid, Mitoxantron, 5-Fluorouracil und Prednisolon als Kombinationstherapie beim metastasierten Mammakarzinom. FAC 6–9:1415
27. Manni A, Pearson OH, Brodkey J, et al (1979) Transphenoidal hypophysectomy in breast cancer. Evidence for an individual role of pituary and gonadal hormones in supporting tumor growth. Cancer 44:2330
28. Tormey DC, Gelman R, Band PR, et al (1982) Comparison of induction chemotherapies for metastatic breast cancer. Cancer 50:1235
29. Smalley RV, Carpenter J, Bartolucci A, et al (1977) A comparison of cyclophosphamide, adriamycin, 5-fluorouracil (CAF) and cyclophosphamide, methotrexate, 5-fluorouracil, vincristine, prednisone (CMFVP) in patients with metastatic breast cancer. Cancer 40:625
30. Ahmann DL, O'Fallon J, O'Connell MJ, et al (1978) Evaluation of a fixed alternating treatment in patients with advanced breast cancer. Cancer Clin Trials 5:219
31. Brambilla C, DeLena M, Rossi A, et al (1976) Response and survival in advanced breast cancer after two non-cross-resistant combinations. Br Med J 1:801
32. Eagan RT, Ahmann DL, Edmonson JH, et al (1975) Controlled evaluation of the combination of adriamycin (NSC-123127), vincristine (NSC-67574), and methotrexate (NSC-740) in patients with disseminated breast cancer. Cancer Chemother Rep 6:339
33. Irwin LE, Chlebowski RT, Weiner JM, et al (1980) Randomized comparison of two combination chemotherapy regimens containing doxorubicin in patients with metastatic breast cancer: a Western Cancer Study Group trial. Cancer Treat Rep 64:981
34. Nemoto T, Horton J, Simon R, et al (1982) Comparison of four combination chemotherapy programs in metastatic breast cancer: comparison of multiple drug therapy with cytoxan, 5-FU, and prednisone versus cytoxan and adriamycin, versus cytoxan, 5-FU and adriamycin, versus cytoxan, 5-FU and prednisone alternating with cytoxan and adriamycin. Cancer 49:1988
35. Rainey JM, Jones SE, Salmon SE (1979) Combination chemotherapy for advanced breast cancer utilizing vincristine, adriamycin, and cyclophosphamide. Cancer 43:66
36. Tranum B, Hoogstraten B, Kennedy A, et al (1978) Adriamycin in combination for metastatic breast cancer. Cancer 41:2078
37. Aisner J, Weinberg V, Perloff M, et al (1987) Chemotherapy versus chemoimmunotherapy (CAF v CAFVP v CMF each ± MER) for metastatic carcinoma of the breast: a CALGB study. J Clin Oncol 5:1523
38. Bull JM, Tormey DC, Li SH, et al (1978) A randomized trial of adriamycin versus methotrexate in combination drug therapy. Cancer 41:1649
39. Muss HB, White DR, Richards F, et al (1978) Adriamycin versus methotrexate in five-drug combination chemotherapy for advanced breast cancer. Cancer 42:2141
40. Smalley RV, Lefante J, Bartolucci A, et al (1983) A comparison of cyclophosphamide, adriamycin and 5-fluorouracil (CAF) and cyclophosphamide, methotrexate, 5-fluorouracil, vincristine and prednisone (CMFVP) in patients with advanced breast cancer. Breast Cancer Res Treat 3:209
41. Cunnings FJ, Gelmans R, Horton J (1985) Comparison of CAF versus CMFP in metastatic breast cancer: analysis of prognostic factors. J Clin Oncol 3:932

42. Tormey DC, Weinberg VE, Leone LA, et al (1984) A comparison of intermittent vs continuous and adriamycin vs methotrexate 5-drug chemotherapy for advanced breast cancer. Am J Clin Oncol 7:231

43. Smalley RV, Carpenter J, Bartolucci A, et al (1977) A comparison of cyclophosphamide, adriamycin, 5-fluorouracil (CAF) and CTX-MTX-5FU-VCR-P (CM-FVP) in patients with metastatic breast cancer. Cancer 40:625

44. Tormey DC, Lippman ME, Edwards BK, et al (1978) Evaluation of intermittent vs continuous and of adriamycin vs methotrexate 5-drug chemotherapy regimens for breast cancer. Proc AACR-ASCO 19: abstract #54

45. Hryniuk W, Bush H (1987) The importance of dose intensity in chemotherapy of metastatic breast cancer. Semin Oncol 4:3

46. Bonadonna G, Valagussa P (1987) Dose response effect of CMF in breast cancer. Semin Oncol 1:34

47. Hortobagyi G, Bodey G, Rodriguez V, et al (1987) Evaluation of high dose versus standard FAC chemotherapy for advanced breast cancer in protected environment units: a prospective randomized study. J Clin Oncol 3:354

48. Jones R, Holland J, Strashun A, et al (1987) A phase I-II study of intensive-dose adriamycin for advanced breast cancer. J Clin Oncol 2:172

49. Williams SF, Mick R, Desser R, et al (1989) High-dose consolidation therapy with autologous stem cell rescue in stage IV breast cancer. J Clin Oncol 7:1824

50. Wallerstein R, Spitzer G, Dunphy F, et al (1990) A phase II study of mitoxantrone, etoposide, and thiotepa with autologous marrow support for patients with relapsed breast cancer. J Clin Oncol 8:1782

51. Smalley RV, Murphy S, Huguley CM Jr, et al (1976) Combination versus sequential five-drug chemotherapy in metastatic carcinoma of the breast. Cancer Res 36:3911

52. Coates A, Gebski V, Bishop JF, et al (1987) Improving the quality of life during chemotherapy for advanced breast cancer: a comparison of intermittent and continuous treatment strategies. N Engl J Med 317:1490

53. Plotkin D, Waugh WJ (1983) Discontinuous chemotherapy for advanced breast cancer. Am J Clin Oncol 6:375

54. Hall TC, Dederick MM, Nevinney HB, et al (1963) Prognostic value of response of patients with breast cancer to therapeutic castration. Cancer Chemother Rep 31:47

55. Lewison EF (1965) Castration in the treatment of advanced breast cancer. Cancer 18:1558

56. Stoll BA (1972) Castration and estrogen therapy. In: Stoll BA (ed) Endocrine therapy in malignant disease. Saunders, Philadelphia London Toronto Montreal Sydney Tokyo, p 117

57. Manni A, Santen R, Harvey H, et al (1986) Treatment of breast cancer with gonadotropin-releasing hormone. Endocrinol Rev 7:89

58. Moore FD, Van Devanter SB, Boyden CM, et al (1974) Adrenalectomy with chemotherapy in the treatment of advanced breast cancer. Objective and subjective response rates: duration and quality of life. Surgery 76:376

59. Silverstein MJ, Byron RL, Yonemoto RH, et al (1975) Bilateral adrenalectomy for advanced breast cancer: a 21 year experience. Surgery 77:825

60. Schmidt M, Nemoto T, Dao T, et al (1971) Prognostic factors affecting adrenalectomy in patients with metastatic cancer of the breast. Cancer 27:1106

61. Kaufmann M, Schmid H, Kiesel L, et al (1988) GnRH-Agonisten (Zoladex)-Therapie bei prämenopausalen Frauen mit metastasierendem Mammakarzinom. Geburtshilfe Frauenheilkd 48:528

62. Williams MR, Walker KJ, Turkes A, et al (1986) The use of a LH-RH agonist (ICI 118630, Zoladex) in advanced premenopausal breast cancer. Br J Cancer 53:692

63. Kaufmann M, Jonat W, Kleeberg U, et al (1989) Goserelin, a depot gonadotropin-releasing hormone agonist in the treatment of premenopausal patients with metastatic breast cancer. J Clin Oncol 7:1113
64. Preis P, Langer M, Kubista E, et al (1988) Decapeptyl als therapeutische Alternative beim metastasierenden Mammakarzinom prämenopausaler Patientinnen. Acta Med Austriaca 15:78
65. Harper MJK, Walpole AL (1967) A new derivative of triphenylethylene: effect on implantation and mode of action in rats. J Reprod Fertil 13:101
66. Jordan VC (1976) Antiestrogenic and antitumor properties of tamoxifen in laboratory animals. Cancer Treat Rep 60:1409
67. Jordan VC (1988) Chemosuppression of breast cancer with tamoxifen – laboratory evidence and future clinical investigation. Cancer Invest 6:589
68. Jordan VC (1986) Estrogen/antiestrogen action and breast cancer therapy. Madison, University of Wisconsin
69. Jordan VC (1984) Biochemical pharmacology of antiestrogenic action. Pharmacol Rev 36:245
70. Furr BJA, Jordan VC (1984) The pharmacology and clinical uses of tamoxifen. Pharmacol Ther 25:127
71. Osborne CK, Boldt DH, Clark GM, et al (1983) Effects of tamoxifen in human breast cancer cell kinetics: accumulation of cells in early GI phase. Cancer Res 43:3583
72. Sutherland RN, Green MD, Hall RE, et al (1983) Tamoxifen induces accumulation of MCF-7 human mammary carcinoma cells in the G0/G1 phase of the cell cycle. Eur J Cancer Clin Oncol 19:615
73. Benry J, Green BJ, Matheson DS (1987) Modulation of natural killer cell activity by tamoxifen in stage I postmenopausal breast cancer. Eur J Cancer Clin Oncol 23:517
74. Patterson JS, Battersby LA, Edwards DG (1982) Review of the clinical pharmacology and international experience with tamoxifen in advanced breast cancer. Rev Endocr Rel Cancer [Suppl 9]: 563
75. Legha S, Muggia FM (1976) Antiestrogens in the treatment of cancer. Ann Intern Med 84:751
76. Mouridsen H, Palshof T, Patterson J (1978) Tamoxifen in advanced breast cancer. Cancer Treat Rep 62:131
77. Heel RC, Brogden RN, Speight TM, et al (1978) Tamoxifen: a review of its pharmacological properties and therapeutic use in the treatment of breast cancer. Drugs 16:1
78. Pearson OH, Manni A, Arafah BM (1982) Antiestrogen treatment of breast cancer: an overview. Cancer Res 42:3424
79. Pritchard KI, Thomson DB, Myers RE, et al (1980) Tamoxifen therapy in premenopausal patients with metastatic breast cancer. Cancer Treat Rep 64:787
80. Pritchard I, Meakin JW, Sawka C, et al (1985) The role and mechanism of action of tamoxifen in premenopausal women with metastatic carcinoma of the breast. Proc ASCO 4:54 (abstract # C-206)
81. Hoogstraten B, Fletcher WS, Gad-el-Mawla N, et al (1982) Tamoxifen and oophorectomy in the treatment of recurrent breast cancer. Cancer Res 42:4788
82. Planting A, Wijst JM, Alexieva-Figuseh J (1983) Tamoxifen therapy in premenopausal women with metastatic breast cancer. Proc 3rd EORTC Breast Cancer Conference 9:17 (abstract)
83. Tormey DC, Lippman ME, Edwards BK (1983) Evaluation of tamoxifen doses with and without fluoxymesterone in advanced breast cancer. Ann Intern Med 98:139

84. Asbury RF, Bakemeier RF, Folsch E, et al (1981) Treatment of metastatic breast cancer with aminoglutethimide. Cancer 47:1954
85. Griffiths CT, Hall TC, Saba Z, et al (1973) Preliminary trial of aminoglutethimide in breast cancer. Cancer 32:31
86. Smith IE, Fitzharris BM, McKinna JA, et al (1978) Aminoglutethimide in treatment of metastatic breast carcinoma. Lancet ii:646
87. Wells SA Jr, Santen RJ, Lipton A, et al (1978) Medical adrenalectomy with amino-glutethimide: clinical studies in postmenopausal patients with metastatic breast carcinoma. Ann Surg 187:475
88. Kühböck J, Ludwig H, Pötzi P, et al (1985) Aminoglutethimidtherapie beim fortge-schrittenen Mammakarzinom. Wien Med Wochenschr :608
89. Brodie AMH, Garrett WM, Hendrickson JR, et al (1983) Aromatase inhibitors, their pharmacology and application. J Steroid Biochem 19:53
90. Coombes RC, Dowsett M, Goss P, et al (1984) 4-Hydroxyandrostenedione in treatment of postmenopausal patients with advanced breast cancer. Lancet i:1237
91. Coombes RC, Goss PE, Dowsett M, et al (1987) 4-Hydroxyandrostenedione in treatment of postmenopausal patients with advanced breast cancer. Tumor Dia-gnostik & Therapie 8:271
92. Dowsett M, Goss PE, Powles TJ, et al (1987) Use of the aromatase inhibitor 4-hydroxyandrostenedione in postmenopausal breast cancer: optimization of thera-peutic dose and route. Cancer Res 47:1957
93. Goss PE, Powles TJ, Dowsett M, et al (1986) Treatment of advanced premenopau-sal breast cancer with an aromatase inhibitor, 4-hydroxyandrostenedione: phase II report. Cancer Res 46:4823
94. Höffken K, Jonat W, Possinger K, et al (1990) Aromatase inhibition with 4-hydroxyandrostenedione in the treatment of postmenopausal patients with advan-ced breast cancer: a phase II study. J Clin Oncol 8:875
95. Bojar H (1983) Die Entwicklung der Rezeptorforschung, insbesondere in bezug auf die hochdosierte MAP-Therapie. In: Nagel GA, Robustelli della Cuna G, Lanius P (Hrsg) Deutsch-Italienisches Onkologisches Symposium (MAP). Kehrer, Freiburg, S 23
96. Lang I, Zielinski CC, Templ H, et al (1990) Medroxyprogesterone acetate lowers plasma corticotropin and cortisol but does not suppress anterior pituitary respon-siveness to human corticotropin releasing factor. Cancer 66:1949
97. Cavalli F, Goldhirsch A, Jungi F, et al (1983) Eine randomisierte Studie zum Vergleich einer niedrigdosierten gegenüber einer hochdosierten Medroxyprogeste-ronazetat-Therapie bei der Behandlung von postmenopausalen Patientinnen mit fortgeschrittenem Mammakarzinom. In: Nagel GA, Robustelli della Cuna G, Lani-us P (Hrsg) Deutsch-Italienisches Onkologisches Symposium (MAP). Kehrer, Frei-burg, S 147
98. Bumma C (1983) Metastasierendes Mammakarzinom auf Medroxyprogesteronaze-tat (MAP) und Hormonrezeptoren. In: Nagel GA, Robustelli della Cuna G, Lanius P (Hrsg) Deutsch-Italienisches Onkologisches Symposium (MAP). Kehrer, Freiburg, S 97
99. Mattson W (1983) Die Behandlung des fortgeschrittenen Mammakarzinoms mit hochdosiertem Medroxyprogesteronazetat (HD-MAP). In: Nagel GA, Robustelli della Cuna G, Lanius P (Hrsg) Deutsch-Italienisches Onkologisches Symposium (MAP). Kehrer, Freiburg, S 139
100. Pannuti F, Martoni A, Lenaz C, et al (1978) A possible new approach to the treatment of metastatic breast cancer: massive doses of medroxyprogesterone acetate. Cancer Treat Rep 62:499

101. Robustelli della Cuna G, Calciati A, Bernardo Strada MR, et al (1978) High dose medroxyprogesterone acetate (MPA) treatment in metastatic carcinoma of the breast: a dose response evaluation. Tumori 64:143
102. De Lena M, Brambilla C, Valagussa P, et al (1979) High-dose medroxyprogesterone acetate in breast cancer resistant to endocrine and cytotoxic therapy. Cancer Chemother Pharmacol 2:175
103. Ahmann DL, O'Connell MJ, Hahn RG, et al (1977) An evaluation of early or delayed adjuvant chemotherapy in premenopausal patients with advanced breast cancer undergoing oophorectomy. N Engl J Med 297:356
104. Cavalli F, Beer M, Martz G, et al (1983) Concurrent or sequential use of cytotoxic chemotherapy and hormone treatment in advanced breast cancer: report of the Swiss Group for Clinical Cancer Research. Br Med J 2:865
105. Falkson G, Falkson HC, Glidewell O, et al (1979) Improved remission rates and remission duration in young women with metastatic breast cancer following combined oophorectomy and chemotherapy. Cancer 43:2215
106. Lloyd RE, Jones SE, Salmon SE (1979) Comparative trial of low-dose adriamycin plus cyclophosphamide with or without additive hormonal therapy in advanced breast cancer. Cancer 43:60
107. Ahmann DL, Green SJ, Bisel HF, et al (1982) An evaluation of early or delayed adjuvant chemotherapy in premenopausal patients with advanced breast cancer undergoing oophorectomy: a later analysis. Am J Clin Oncol 5:355
108. Cocconi G, DelLisi V, Boni C, et al (1983) Chemotherapy versus combination of chemotherapy and endocrine therapy in advanced breast cancer. Cancer 51:581
109. Brunner KW, Sonntag RW, Alberto P, et al (1977) Combined chemo- and hormonal therapy in advanced breast cancer. Cancer 39:2923
110. Rubens RD, Begent RHJ, Knight RK, et al (1978) Combined cytotoxic and progestagen therapy for advanced breast cancer. Cancer 42:1680
111. Mouridsen HT, Palshof T, Engelsman E, et al (1980) CMF versus CMF plus tamoxifen in advanced breast cancer in postmenopausal women. An EORTC trial. Eur J Cancer 1[Suppl]:119
112. Mouridsen HT, Rose C, Engelsman E, et al (1985) Combined cytotoxic and endocrine therapy in postmenopausal patients with advanced breast cancer. A randomized EORTC Breast Cancer Cooperative Group study of CMF versus CMF plus tamoxifen. Eur J Cancer Clin Oncol 21:291
113. Lippman ME, Cassidy J, Wesley M, et al (1984) A randomized attempt to increase the efficacy of cytotoxic chemotherapy in metastatic breast cancer by hormonal synchronization. J Clin Oncol 2:28
114. Allegra JC, Woodcock TM, Richman SP, et al (1982) A phase II trial of tamoxifen, premarin, methotrexate, and 5-fluorouracil in metastatic breast cancer. Breast Cancer Treat Rep 2:93
115. Bowman D (1983) A phase II evaluation of sequential tamoxifen, premarin, methotrexate, and 5-fluorouracil in refractory stage IV breast cancer. Proc ASCO 2:106 (abstract)
116. Kührer I, Gisslinger H, Scheithauer W, et al (1990) Conventional versus cytokinetic polychemotherapy in patients with advanced breast cancer: a randomized phase III study. Blut 61:336 (abstract # A 55)
117. Nash CH, Jones SE, Moon TE, et al (1980) Prediction of outcome in metastatic breast cancer treated with adriamycin combination chemotherapy. Cancer 46:2380
118. Mohla S, Sampson CC, Khan T, et al (1982) Estrogen and progesterone receptors in breast cancer in black Americans. Cancer 50:552

119. Swenerton KD, Legha SS, Smith T, et al (1979) Prognostic factors in metastatic breast cancer treated with combination chemotherapy. Cancer Res 39:1552
120. Decker DA, Ahmann DL, Bisel HF, et al (1979) Complete responders to chemotherapy in metastatic breast cancer. Characterization and analysis. JAMA 242:2075
121. Valagussa P, Brambilla C, Bonadonna G (1979) Advanced breast cancer. Are the traditional stratification parameters still of value when patients are treated with combination chemotherapy? Eur J Cancer 15:565
122. Bull JM, Tormey DC, Li SH, et al (1978) A randomized comparative trial of adriamycin versus methotrexate in combination drug therapy. Cancer 41:1649
123. George SL, Hoogstraten B (1978) Prognostic factors in the initial response to therapy by patients with advanced breast cancer. J Natl Cancer Inst 60:731
124. Corle DK, Sears ME, Olson KB (1984) The relationship of quantitative estrogen receptor level and clinical response to cytotoxic chemotherapy in advanced breast cancer: an extramural analysis. Cancer 54:1554
125. Mörz R, Francesconi M, Schemper M, et al (1982) The value of prognostic parameters for the stratification of advanced breast cancer patients. J Cancer Res Clin Oncol 102:289
126. Tormey DC, Falkson G, Simon RM, et al (1979) A randomized comparison of two sequentially administered combination regimens to a single regimen in metastatic breast cancer. Cancer Clin Trials 2:247
127. DeWys WD, Begg C, Band P, et al (1981) The impact of malnutrition on treatment results in breast cancer. Cancer Treat Rep 65:87
128. Derogatis LR, Abeloff MD, Melisaratos N (1979) Psychological coping mechanisms and survival time in metastatic breast cancer. JAMA 242:1504
129. Cassileth BR, Lusk EJ, Miller DS, et al (1985) Psychosocial correlates of survival in advanced malignant disease? N Engl J Med 312:1551
130. Coburn J, Ahmann FR, Moon T, et al (1983) The effect of prior adjuvant chemotherapy on survival in metastatic breast cancer. Breast Cancer Res Treat 3:303
131. Valagussa P, Rossi A, Tancini G, et al (1985) Is there any effective salvage treatment for relapsing operable breast cancer with N+? Proc ASCO 4:56 (abstract # C-215)
132. Bitran JD, Desser RK, Shapiro CM, et al (1983) Response to secondary therapy in patients with adenocarcinoma of the breast previously treated with adjuvant chemotherapy. Cancer 51:381
133. Buzdar AU, Legha SS, Hortobagyi GN, et al (1981) Management of breast cancer patients failing adjuvant chemotherapy with adriamycin-containing regimens. Cancer 47:2798
134. Preda F, Oriana S, Perozziello F, et al (1982) Clinical response to chemotherapy and hormone therapy as first treatment after therapeutic ovariectomy in advanced breast cancer patients. Tumori 68:1982
135. Oberfield RA, Cady B, Pazianos AG, et al (1979) Adrenalectomy-oophorectomy and combined chemotherapy for carcinoma of the breast with metastases. Surg Gynecol Obstet 148:881
136. Kiang DT, Kennedy BJ (1981) Chemoendocrine therapy in advanced breast cancer. Breast Cancer Res Treat 1:105
137. Manni A, Trujillo JE, Pearson OH (1980) Sequential use of endocrine therapy and chemotherapy for metastatic breast cancer: effects on survival. Cancer Treat Rep 64:111
138. Legha SS, Buzdar AU, Smith TL, et al (1980) Response to hormonal therapy as a prognostic factor for metastatic breast cancer treated with combination chemotherapy. Cancer 46:438

139. Chang JC, Wegowske G (1981) Correlation of estrogen receptors and response to chemotherapy of cyclophosphamide, methotrexate, and 5-fluorouracil (CMF) in advanced breast cancer. Cancer 48:2503
140. Cocconi G, DeLisi V, Mori P, et al (1982) Estrogen receptors and response to chemotherapy in advanced breast cancer. Tumori 68:67
141. Jonat W, Maas H, Stolzenbach G, et al (1980) Estrogen receptor status and response to polychemotherapy in advanced breast cancer. Cancer 46:2809
142. Rubens RD, Hayward JL (1980) Estrogen receptors and response to endocrine therapy and cytotoxic chemotherapy in advanced breast cancer. Cancer 46:2922
143. Hilf R, Feldstein ML, Savlov ED, et al (1980) The lack of relationship between estrogen receptor status and response to chemotherapy. Cancer 46:2797
144. Hilf R, Feldstein ML, Gibson SL, et al (1980) The relative importance of estrogen receptor analysis as a prognostic factor for recurrence or response to chemotherapy in women with breast cancer. Cancer 45:1993
145. Samal BA, Brooks SC, Cummings G, et al (1980) Estrogen receptors and responsiveness of advanced breast cancer to chemotherapy. Cancer 46:2925
146. Young PCM, Ehrlich CE, Einhorn LH (1980) Relationship between steroid receptors and response to endocrine therapy and cytotoxic chemotherapy in metastatic breast cancer. Cancer 46:2961
147. Kiang DT, Frenning DH, Gay J, et al (1980) Estrogen receptor status and response to chemotherapy in advanced breast cancer. Cancer 46:2814
148. Kiang DT, Frenning DH, Goldman AI, et al (1978) Estrogen receptors and responses to chemotherapy and hormonal therapy in advanced breast cancer. N Engl J Med 299:1330
149. Lippman ME, Allegra JC, Thompson EB, et al (1978) The relation between estrogen receptors and response rate to cytotoxic chemotherapy in metastatic breast cancer. N Engl J Med 298:1223
150. Mortimer J, Reimer R, Greenstreet R, et al (1981) Influence of estrogen receptor status on response to combination chemotherapy for recurrent breast cancer. Cancer Treat Rep 65:763
151. Rosenbaum C, Marsland TA, Stolbach LL, et al (1980) Estrogen receptor status and response to chemotherapy in advanced breast cancer: the Tufts-Shattuck-Pondville experience. Cancer 46:2919
152. Samann NA, Buzdar AU, Aldinger KA, et al (1981) Estrogen receptor: a prognostic factor in breast cancer. Cancer 47:554
153. Bloom ND, Tobin EH, Schreibman B, et al (1980) The role of progesterone receptors in the management of advanced breast cancer. Cancer 45:2992
154. Osborne C, Yochmowitz M, Knight W, et al (1980) The value of estrogen and progesterone receptors in the treatment of breast cancer. Cancer 46:2884
155. Rozenczweig M, Staquet MJ, VonHoff DD, et al (1979) Prognostic factors for the response to chemotherapy in advanced breast cancer. Cancer Clin Trials 2:165
156. Fey MF, Brunner KW, Sonntag RW (1981) Prognostic factors in metastatic breast cancer. Cancer Clin Trials 4:237
157. Spiegel D, Kraemer HC, Bloom JR, et al (1989) Effect of psychological treatment on survival of patients with metastatic breast cancer. Lancet i:888

Nachsorge beim operierten Mammakarzinom

H. Hausmaninger

Einleitung

Unter onkologischer Nachsorge im engeren Sinne versteht man die Durchführung regelmäßiger Kontrolluntersuchungen nach abgeschlossener Primärbehandlung bzw. nach potentiell kurativer Operation [1]. Aufgrund der Tatsache, daß trotz optimierter operativer Ersttherapie mit oder ohne Bestrahlung und trotz Verbesserung der Prognose durch adjuvante Hormon- oder Chemotherapie noch immer fast 50% aller Patientinnen innerhalb von 10 Jahren an den Folgen der Metastasierung versterben [2, 3], wurde schon seit langem versucht, durch konsequente Nachsorgeprogramme eine Früherkennung von Metastasen bzw. Rezidiven zu ermöglichen und durch frühzeitigen Einsatz einer medikamentösen Palliativtherapie zu einer Verbesserung der Langzeitergebnisse beizutragen. Für diese Zielsetzung wurden vor allem im deutschsprachigen Raum standardisierte Schemata und „Nachsorgepässe" entwickelt [4–7], die zum Teil aufwendige apparative und serochemische Kontrollen beinhalten und hinsichtlich Effektivität und Kostennutzenanalyse nicht unwidersprochen blieben [8–10].

In den letzten Jahren zeigte sich jedoch immer mehr, daß die Aufgaben der Tumornachsorge über die einer Rezidivfrüherkennung weit hinausgehen (Tabelle 1).

Tabelle 1. Aufgaben der Nachsorge beim operierten Mammakarzinom

Adäquate Patienteninformation
Optimierte Primärbehandlung (Adjuvansmaßnahmen)
Erkennung und Behandlung postoperativer Funktionsstörungen
Rezidivfrüherkennung
Erkennung von Zweitneoplasien
Palliative Tumortherapie
Psychosoziale Rehabilitation
Dokumentation

Aufgrund der Vielfältigkeit der Aufgabenbereiche einerseits und des quantitativen Problems andererseits – in Österreich werden pro Jahr über 3.000 Patientinnen mit Mammakarzinom ersterfaßt [11] – sind auch entsprechende Organisationsstrukturen im Rahmen flächendeckender onkologischer Konzepte erforderlich.

Patienteninformation

Während noch in den fünfziger Jahren 90% der Malignompatienten über die Natur ihrer Erkrankung im unklaren gelassen wurden [12], bekennen sich die meisten Ärzte heute zur Informationspflicht. Unterschiedliche Auffassungen gibt es allerdings über Art und Umfang von Informationsgesprächen und durch wen diese erfolgen sollten.

Voraussetzungen für eine situationsgerechte Patienteninformation sind:
- fachliche Kompetenz des Arztes (Kenntnis von Operationsbericht, Histologie, Tumorstadium, Behandlungsaussichten und Prognose)
- Eingehen auf die persönliche Situation der Patientin (Alter, Allgemeinzustand, soziale Stellung, etc.)
- ausreichender Zeitrahmen, „private" Atmosphäre des Gesprächs (nicht innerhalb von Mehrbettzimmern, nicht während der Abteilungsvisite!)
- Möglichkeit für weiterführende Gespräche (auch zusammen mit den Angehörigen!)

Tabelle 2. Umfang der Patienteninformation

Charakteristik der Erkrankung (Hinweis auf fehlende Infektionsgefahr und Erblichkeit!)

Prognose der Erkrankung mit Betonung günstiger Faktoren

Information über Adjuvansmaßnahmen (medikamentöse Tumortherapie, Strahlenbehandlung)

Ausschaltung von Risikofaktoren (positive Auswirkungen einer Nikotinabstinenz und Reduktion des Alkoholkonsums)

Ernährungsfragen bzw. Diätempfehlungen (Vermeidung einseitiger Ernährung und sogenannter „Fastenkuren")

Umwelteinflüsse und Lebensstil (Möglichkeit von Auslandsreisen, Impfungen, Sportausübung und normalem Sexualleben)

Beratung bei beruflicher Rehabilitation bzw. hinsichtlich Krankenstand oder Berentung in Zusammenarbeit mit den Sozialdiensten

Beratung über Kontrazeption oder erwünschte Gravidität (vor allem während oder nach adjuvanter Chemotherapie)

Evaluation der psychischen Ausgangslage und Angebot psychologischer Hilfestellung, Information über bestehende Selbsthilfegruppen

Wertung alternativer (paramedizinischer) Zusatzbehandlungen und Schutz vor Scharlatanerie

---

Die für die Patientin existentiell bedeutsamen Fragen sollen in partnerschaftlicher und verständlicher Form beantwortet werden und auch in einer Atmosphäre, die auf die Intimsphäre der Patientin Rücksicht nimmt und Rückfragen erlaubt [13, 14].

Dabei ergeben sich meist zwangsläufig Fragen der durch die Massenmedien, aber auch oft durch ihre Umgebung verunsicherten Patientin (Tabelle 2).

Die Patientin hinsichtlich der für sie essentiellen Informationen an den Hausarzt zu verweisen, hieße, sich der Verantwortung zu entziehen.

Neben dem die Krebserkrankung immer noch umgebenden Mythos der Unheilbarkeit [15] ist die mangelnde Gesprächsbereitschaft vieler Ärzte einer der Gründe, warum auch heute noch so viele Patientinnen bei Außenseitern der Medizin Zuflucht suchen und vermehrt psychologische Beratung benötigen [16].

Optimierte Primärbehandlung

Eine sinnvolle Patienteninformation ist Basis des Arzt-Patienten-Verhältnisses und vor allem jeder weiteren allfälligen Therapieempfehlung [17]. Unabhängig von prognostischen Parametern stellt sich nach operiertem Mammakarzinom häufig die Frage einer postoperativen Strahlen-, Hormon- oder Chemotherapie bzw. die Kombination oder Sequenz mehrerer der erwähnten Therapieformen.

Als anerkanntes Recht der Patientin, auch eine Therapieempfehlung abzulehnen, muß ärztlicherseits die persönliche Entscheidung der informierten Patientin akzeptiert werden [18].

Erkennung und Behandlung postoperativer Funktionsstörungen

Im Rahmen der Nachsorge werden oft unvermeidbare, unerwünschte Auswirkungen der Karzinomtherapie erfaßt und behandelt.

Vor allem narbenbedingte Beschwerden und Parästhesien im jeweiligen Operationsgebiet beunruhigen häufig die Patientinnen. Rechtzeitige Aufklärung über die „Harmlosigkeit" der Symptomatik und physikotherapeutischen Maßnahmen, eventuell auch Akupunktur, sind in diesen Fällen hilfreich. Daneben sollten die Frauen zu regelmässiger Gymnastik (Arm und Schulter) angehalten werden [19].

Zur Prophylaxe eines Lymphödems wird empfohlen, Blutabnahmen und iv-Injektionen nicht am Arm der operierten Seite vornehmen zu lassen und vor allem kurz nach der Operation den Arm nicht durch schwere körperliche Belastungen (Heben und Tragen) überzubeanspruchen.

Wird trotz aller Vorsichtsmaßnahmen ein mehr oder minder ausgeprägtes Lymphödem beobachtet, kann die Hochlagerung des Arms, die Einleitung einer Flowtron-Behandlung – im Rahmen einer Langzeitbehandlung kommen die Kostenträger für das Gerät auf – und eine gezielte Lymphdrainage verordnet werden. Diuretika sind meist nur vorübergehend von Nutzen [19].

Bei Frauen nach radikal-chirurgischem Vorgehen (Ablatio) sollte im Rahmen der postoperativen Nachsorge die Möglichkeit einer Rekonstruktion der Mamma (Wiederaufbauplastik) angeboten werden (ein adäquater prothetischer Ersatz perioperativ noch während des stationären Aufenthalts wird heute als selbstverständlich vorausgesetzt).

Rezidivfrüherkennung

Während die Bedeutung regelmäßiger Kontrolluntersuchungen nach operiertem Mammakarzinom heute kaum mehr in Frage gestellt wird, werden Intensität und Frequenz von Nachsorgeprogrammen nach wie vor kontrovers diskutiert.

In der Meinung, durch möglichst frühzeitige Rezidiverkennung eine „Weichenstellung zur Einleitung einer frühzeitigen und optimalen Rezidiv- und Metastasentherapie" mit nochmals kurativer Zielsetzung [4] herbeiführen zu können, wurden vorerst laborintensive und apparativ aufwendige standardisierte Untersuchungsprogramme entwickelt [4, 6, 7], wobei weder auf prognostische Faktoren und auf das unterschiedliche Rezidivrisiko noch auf Kosten-Nutzen-Analysen der empfohlenen Untersuchungsprogramme Bedacht genommen wurde. In der Folge wurden diese Maximalforderungen weitgehend relativiert und die Programme nach regionalen Gegebenheiten vereinfacht, und es wurde sogar postuliert, daß sich die Kontrollen von Patientinnen mit operiertem Mammakarzinom auf klinische Untersuchung und Mammographie der Gegenseite beschränken sollten [9].

In den Überlegungen hinsichtlich Wertigkeit diagnostischer Methoden sollten vor allem Sensitivität und Spezifität einzelner Tests sowie Häufigkeit und Verteilung von Metastasen zum Zeitpunkt der Erstmanifestation Berücksichtigung finden. In etwa 40% der Fälle kommt es initial zu einer Aussaat im Skelett, gleich häufig werden viszerale Manifestationen und in etwa 20% lokoregionäre bzw. Weichteil-Metastasen diagnostiziert [20, 21].

Weichteilmetastasierung

Lokoregionäre Lymphom- oder Hautmanifestationen stellen meist kein diagnostisches Problem dar. Sie werden anläßlich des Nachsorgetermins durch Inspektion und Palpation entdeckt oder im Intervall von der Patientin berichtet. Laborparameter sind bei dieser Metastasenlokalisation wenig sensitiv.

Viszerale Metastasierung

Bei der **Pleuritis carcinomatosa** zeigt sich zwar eine Sensitivität des karzinoembryonalen Antigen (CEA)-Wertes von etwa 70% bzw. durch Kombination mit der Blutsenkung eine solche von 81% [20], doch ist die Relevanz der Laboruntersuchungen in diesen Fällen gering, da 90% aller Frauen zu diesem Zeitpunkt symptomatisch sind und Beschwerden äußern. Der zu diesem Zeitpunkt meist vorliegende Pleuraerguß ist auch physikalisch leicht nachweisbar.

Zur Frühdiagnose einer **pulmonalen Dissemination** ist die klinische Untersuchung meist wenig aussagekräftig; weniger als ein Viertel der Patientinnen berichten über Beschwerden. Auch bei Laboruntersuchungen (CEA plus LDH) findet sich eine Sensitivität nur in etwa 40% aller Fälle, sodaß auf Thoraxröntgenkontrollen nicht verzichtet werden kann.

Die **Lebermetastasierung** tritt als isoliertes Ereignis nur in 3% bis 4% der Fälle in Erscheinung [8, 22]; in 1% der Fälle ohne klinische oder serochemische Hinweise. Im Labor zeigt die Gamma-GT die höchste Sensitivität (77%) bei jedoch bekannt geringer Spezifität. Auch der Tumormarker CEA wird in etwa 50% erhöht gefunden; durch Kombination von GOT, Gamma-GT, LDH und CEA läßt sich jedoch eine ausgezeichnete Erfassungsrate von 91% erzielen [20].

Skelettmetastasierung

Eine Verdachtsdiagnose kann bereits aufgrund der Anamnese bzw. klinischer Symptomatik gestellt werden. Zwischen 60% und 80% der Patientinnen sind zu diesem Zeitpunkt symptomatisch und berichten über Beschwerden [10, 20, 23]. In etwa 50% bis 65% findet sich eine erhöhte alkalische Phosphatase (AP) oder ein pathologischer CEA-Wert. Durch die Kombination von CEA und AP steigt der Prozentsatz pathologischer Befundkonstellationen auf 84%. Wird auch noch die klinische Untersuchung miteinbezogen, ergibt sich eine Erfassungsrate von 91% bis 96% [10, 20].

Das Skelettröntgen führt nur in 50% der Fälle zu einer Frühdiagnose. Das gute morphologische Auflösungsvermögen (hohe Spezifität) wird allerdings durch hohen personellen, finanziellen und zeitlichen Aufwand sowie durch die Strahlenbelastung nachteilig beeinflußt. Ein radiologisches Skelettscreening bei asymptomatischen Patientinnen gilt daher heute als obsolet [24].

Die empfindlichste, jedoch eine in hohem Maße unspezifische Methode ist das Skelettszintigramm zur Früherfassung von Skelettmetastasen. Die Sensitivität beträgt zwischen 85% und 95% [23, 25, 26], und der Befund ist im Durchschnitt vier Monate vor einem Röntgenbefund positiv [27]. Wegen der geringen Spezifität (50%) und der Kosten der apparativen Untersuchung einerseits, und der hohen Sensitivität von Anamnese und Laboruntersuchung andererseits, sind routinemässig durchgeführte Skelettszintigramme bei beschwerdefreien Patientinnen heute entbehrlich [28].

                                   H. Hausmaninger

Die ursprünglich geäußerte Hoffnung, durch Vorverlegung der Rezidivdiagnose und frühzeitige Einleitung einer Palliativtherapie eine Prognoseverbesserung erreichen zu können [4], hat sich leider nicht bestätigt [29, 30].

Es wurde gezeigt, daß Patientinnen, deren Rezidiv durch ein „maximales" Screeningprogramm entdeckt wurde, ein identes Überleben gegenüber Patientinnen, die erst zum Zeitpunkt von Beschwerden abgeklärt werden konnten, aufwiesen. Auch die Überlebenszeit vom Zeitpunkt der Metastasierung an war ident [31].

Bezüglich der Zeitabstände zwischen den einzelnen Kontrollen werden meist dreimonatliche Intervalle in den ersten zwei Jahren, anschließend halb-

Tabelle 3. Nachsorge von Patientinnen mit Mammakarzinom (low risk) [20]

Monate (postoperativ)

Untersuchungen	3	6	9	12	15	18	21	24	28	32	36	42	48	54	60	72	84	96	108	120
Klinische Untersuchung	■	■	■	■	■	■	■	■	■	■	■	■	■	■	■	■	■	■	■	■
GOT, LDH, AP, Gamma-GT, CEA (CA 15-3)		■		■		■		■		■		■		■		■	■	■	■	■
Thorax-Röntgen				■				■			■			■		■		■		■
Mammographie					■			■				■			■		■		■	
Gynäkologischer Befund				■				■			■			■	■	■	■	■	■	■

Tabelle 4. Nachsorge von Patientinnen mit Mammakarzinom (high risk) [20]

Monate (postoperativ)

Untersuchungen	2	4	6	8	10	12	15	18	21	24	28	32	36	42	48	54	60	72	84	96	108	120
Klinische Untersuchung	■	■	■	■	■	■	■	■	■	■	■	■	■	■	■	■	■	■	■	■	■	■
GOT, LDH, AP, Gamma-GT, CEA (CA 15-3)	■		■		■					■	■	■	■	■	■	■	■	■	■	■	■	■
Thorax-Röntgen				■			■			■			■		■		■		■		■	
Mammographie							■						■				■		■		■	
Gynäkologischer Befund						■				■			■	■		■	■	■	■	■	■	■

jährliche Abstände empfohlen. Dies basiert auf der Beobachtung, daß zwischen 60% und 80% der Rezidive und Metastasen innerhalb der ersten drei Jahre auftraten [4, 8]. Allerdings werden vierteljährliche Kontrollen auch noch im dritten Jahr für zweckmässig erachtet, nachdem sich gezeigt hat, daß ein großer Teil der Patientinnen trotz Beschwerden nicht sofort den Arzt aufsuchte [8]. Die Empfehlungen der Nachsorgedauer schwanken zwischen 10 Jahren und lebenslänglich.

Ausgehend von der Tatsache, daß es sich bei Patientinnen mit Mammakarzinom um prognostisch völlig unterschiedliche Gruppen handelt, wurden die Nachsorgeprogramme an der eigenen Abteilung vor etwa 10 Jahren entsprechend dem zu erwartenden Rezidivrisiko adaptiert, wie dies nun auch von anderen Untersuchern gefordert wird [8, 32, 33] (Tabelle 3 und 4).

Zusammenfassend kann festgestellt werden, daß fast 95% aller Rezidive aufgrund von Anamnese und genauer klinischer Untersuchung, die nicht nur die operierte Körperregion einschließt [13], und aufgrund von serochemischen Untersuchungsmethoden erfaßbar sind [34]. Durch risikoadaptierte Nachsorgeprogramme kann der Aufwand an Labor- und apparativen Untersuchungen beträchtlich reduziert werden [35].

Erkennung von Zweitneoplasien

Wegen der bekannten Tatsache, daß Tumorpatienten gegenüber der Normalbevölkerung ein mehrfach höheres Risiko tragen, an einer Zweitneoplasie zu erkranken, kommt der Nachsorge zugleich auch eine Aufgabe der Vorsorgemedizin zu. Gesichert erscheinen vor allem die Koinzidenz zwischen kolorektalen Karzinomen und Mammakarzinom bzw. zwischen Mammakarzinom und gynäkologischen Malignomen (vor allem Ovarialkarzinom).

Unterschiedliche Zahlen werden hinsichtlich der Wahrscheinlichkeit eines kontralateralen Mammakarzinoms genannt. Das Risiko erscheint umso höher, je jünger die Patientinnen bei der Erstoperation waren bzw. je länger das rezidivfreie Intervall ist. Im Rahmen der Nachsorge von 605 Patientinnen konnte nach einem rezidivfreien Intervall von median 8 Jahren in 4,4% der Fälle ein kontralaterales Mammakarzinom beobachtet werden [20]; ein Prozentsatz, der auch von anderen Untersuchern berichtet wird [8, 36]. Allerdings sollen bis zu 25% der länger als 10 Jahre überlebenden Frauen später ein Karzinom in der kontralateralen Mamma entwickeln [37]. Trotz rechtzeitiger Erfassung scheint die Prognose des metachron aufgetretenen Zweitkarzinoms signifikant schlechter zu sein [36]. In etwa gleicher Häufigkeit [8, 20] können Zweitkarzinome außerhalb der Mamma auftreten.

Die Frage der Häufigkeit von Sekundärmalignomen ist besonders aktuell, da doch ein höheres Risiko durch vorausgegangene adjuvante Chemo- und/oder Strahlentherapie möglich erscheint [38]. Die bisher vorliegenden Daten können dies allerdings nicht bestätigen [39].

Palliative Tumortherapie

Sollten sich im Nachsorge-Follow up Hinweise für ein Rezidiv (oder Metastasen) eines primär kurativ behandelten Malignoms ergeben, wird im allgemeinen in interdisziplinärer Kooperation zwischen Chirurgen, Strahlentherapeuten und internistischen Onkologen ein gemeinsamer Behandlungsplan zu erstellen sein. Indikationsstellung, Durchführung und Überwachung vor allem einer medikamentösen Tumortherapie gehören zu den schwierigsten und verantwortungsvollsten Aufgaben der Nachsorge im weitesten Sinne, da doch in jedem Einzelfall der mögliche therapeutische Benefit (Palliation) gegen die zu erwartende und die Patientin belastende Toxizität abzuwägen sein wird.

Neben einer kausalen Tumortherapie müssen selbstverständlich auch symptomatische Palliativmaßnahmen (adäquate Schmerztherapie, Einsatz von Psychopharmaka, roborierende Maßnahmen, Substitution von Blutbestandteilen, etc.) in Betracht gezogen werden.

Psychosoziale Rehabilitation

Nach Mitteilung einer Krebsdiagnose reagieren viele Patienten verständlicherweise vorerst mit Angst bis Panik, Depression oder Schock [40, 41]. Zur Verarbeitung der Information benötigen die Patientinnen die Möglichkeit zu weiteren ärztlichen Gesprächen, unter anderem auch in Anwesenheit mit Verwandten oder dem Lebenspartner [16].

Entsprechend einer von Kübler-Ross [42] beschriebenen Reaktionskette kommt es nach Phasen der Verleugnung, Auflehnung und des Haderns schließlich doch zur Annahme der Erkrankung.

Es erscheint verständlich, daß nach einer Spitalsentlassung die Reintegration der Patientin in Familie, Beruf oder Gesellschaft vor diesem emotionalen Hintergrund oft erschwert ist. Manche Frauen sind daher nicht nur auf ärztliche, sondern vorübergehend oder auch für längere Zeit auf psychologische Hilfestellung angewiesen. Trotz schwieriger Objektivierung sind heute viele Autoren [43, 44] der Meinung, daß die Prognose von Geschwulstkrankheiten durch einfühlsame Patienteninformation und effektive psychische Verarbeitungsstrategien verbessert werden kann. Daneben wird jedoch auch die therapeutische und pflegerische Führung der Patientin wesentlich erleichtert oder auch die Toleranz einer manchmal aggressiven medikamentösen Behandlung verbessert [16, 45].

An jedem Nachsorgezentrum sollten daher als selbstverständliche Voraussetzung Psychologen mitwirken, die mit der Problematik von Krebsleiden vertraut und im Behandlungsteam integriert sind („Psychologe am Krankenbett"). Daneben wäre auch eine personelle Aufstockung vorhandener sozialmedizinischer Dienste (Sozialarbeiter) wünschenswert (Beratung bei Umschulung, Berentung, Gebührenbefreiungen, Bereitstellung von Haushalts- und Familienbeihilfen, etc.).

Nicht vergessen werden sollte auch die Möglichkeit der Kooperation mit Krankenhausseelsorgern, die gerade schwerkranken oder sterbenden Patientinnen wertvollen Zuspruch und Hoffnung vermitteln können [13, 46].

Dokumentation

Die Nachsorge dient aber auch der Qualitätskontrolle der Primärbehandlung. Die statistische Evaluation von Rezidivraten, rezidivfreiem Intervall und Überlebenszeiten in Korrelation mit prognostischen Faktoren und Untergruppen wird erst durch eine gewissenhafte Verlaufskontrolle und Dokumentation ermöglicht [47].

Zur organisatorischen Erleichterung dieser Aufgabenbereiche wurden in den letzten Jahren mehrere regionale Krebsregister mit zum Teil unterschiedlicher Zielsetzung geschaffen. Diese Datenbanken dienen als Nachsorgeregister nicht nur zur Erarbeitung von statistischem Material, sondern vor allem zur Verbesserung des Informationsflusses zwischen allen mit Tumorpatienten befaßten Ärzten und zur organisatorischen Erleichterung der Nachsorge durch integrierte Einberufungs- und Mahnsysteme.

Organisation der Tumornachsorge

In Österreich werden pro Jahr über 28.000 Tumorpatienten neu erfaßt [11]. Wenn nun in Betracht gezogen wird, daß früher oder später fast zwei Drittel aller Patienten in aktiver Behandlung wegen eines Rezidivs oder einer metastatischen Aussaat stehen, so zeigen diese Zahlen die quantitative Problematik von Nachsorgekonzepten auf. Zur Bewältigung dieser Aufgabe existieren in Mitteleuropa unterschiedliche Modelle, die sich nach vorhandenen organisatorischen Strukturen und regionalen Gegebenheiten orientieren [48].

Aufgrund der gegebenen strukturellen und finanziellen Voraussetzungen der ärztlichen Versorgung erscheint die Delegierung der Nachsorge an praktizierende Ärzte allein [49] in Österreich weiterhin nicht denkbar.

Einerseits würde die Komplexizität der Aufgabenbereiche der Nachsorge brustoperierter Frauen die fachliche und zeitliche Kapazität der Hausärzte überschreiten; auch die Übertragung der notwendigen Dokumentation und Handhabung des Einberufungs- und Mahnsystems ist den Kollegen in der Praxis derzeit nicht zumutbar.

Andererseits scheint es aber auch nicht zweckmässig, den Hausarzt aus der Nachsorge der ihm seit langer Zeit bekannten Patientin völlig auszuklammern [47]. Den Anliegen aller Beteiligten und vor allem der Patientinnen am besten Rechnung getragen wird daher mit einem System alternierender Einberufungen zwischen Hausarzt und Nachsorgestelle als koordinierendem Zentrum.

Zur Entlastung der Spitalsdefizite einerseits und Förderung der Eigenverantwortlichkeit mündiger Patientinnen andererseits [41] hat es sich bewährt, zwischenzeitliche hausärztliche Kontrollen mit dem Ersuchen zu kombinieren, unter anderem routinemässig anfallende Röntgenuntersuchungen beim praktizierenden Radiologen durchführen zu lassen. Diese Vorgangsweise ist allerdings nur dann funktionsfähig, wenn nicht alle mit der Patientin befaßten Disziplinen diese automatisch wieder bestellen und von sich aus Mehrfachuntersuchungen veranlassen [50].

Abhängig von regionalen Gegebenheiten und dem Vorhandensein einer flächendeckenden onkologischen Versorgung erscheint es zweckmässig, eine zentrale (regionale) Nachsorgestelle mit der Koordination der multiplen Aufgabenbereiche der Nachsorge zu betrauen, die sich als Bindeglied eines interdisziplinären onkologischen Arbeitskreises versteht. Derartige Arbeitskreise haben sich in den letzten Jahren an fast allen Großkrankenhäusern zur Optimierung von Behandlungsplänen und Umsetzung wissenschaftlichen Fortschritts etabliert [51].

Eine heute kaum mehr in Frage gestellte Voraussetzung für Nachsorgeuntersuchungen ist deren ambulante Durchführbarkeit, weshalb sich Nachsorgekliniken als wenig geeignet erwiesen haben [52].

Auch in Abwägung von Vor- und Nachteilen (Erinnerung an die Krebserkrankung, zeitlicher und finanzieller Aufwand der Patientin, z. T. belastende Untersuchungen, Angst vor dem Untersuchungsergebnis) ist eine organisierte Krebsnachsorge heute als nicht mehr wegzudenkender Bestandteil jeder Tumortherapie anzusehen. Allerdings sollten Fragen von Frequenz, Intensität und organisatorischen Modellen der Nachsorge dynamisch dem aktuellen Wissensstand angepaßt werden [5].

Literatur

1. Leonhardt A, Ostry P (1976) Behandlungsfolgen aus der Sicht einer Krebs-Nachsorgeklinik. In: Schmähl D (Hrsg) Prophylaxe und Therapie von Behandlungsfolgen bei Karzinomen der Frau. Thieme, Stuttgart New York, S 41
2. Adair F, Berg J, Joubert L, et al (1974) Long-term follow-up of breast cancer patients: the 30-year report. Cancer 33:1145
3. Brunner KW, Marth G (1985) Mammakarzinom. In: Brunner KW, Nagel GA (Hrsg) Internistische Krebstherapie, 3. Aufl. Springer, Berlin Heidelberg New York Tokyo, S 36
4. Leonhardt A (1976) Konzeption der programmierten und standardisierten Mammakarzinom-Nachsorge. Münch Med Wochenschr 118:297
5. Lindner F, Sack H (1984) Empfehlungen zu Diagnostik, Therapie und Nachsorge maligner Tumoren und Systemerkrankungen. Dtsch Ärzteblatt 81:101
6. Empfehlungen zur Nachsorge von Patienten mit Krebserkrankungen (1982) Kassenärztliche Vereinigung Niedersachsen
7. Nachsorgepaß und onkologischer Dokumentationsbogen (1986) Kassenärztliche Vereinigung Baden-Württemberg
8. Streit A, Schmid L, Jungi WF, et al (1987) Welche Untersuchungen sind zur Diagnose von Rezidiven beim operablen Mammakarzinom geeignet? Schweiz Med Wochenschr 111:1615

9. Sauter C (1988) Kontrollen bei zytostatischer Therapie. Schweiz Med Wochenschr 118:398
10. Schuster R, Lenzhofer R, Pirich K, et al (1984) Ist die routinemässige Skelettszintigraphie in der Nachsorge des Mammakarzinoms gerechtfertigt? Dtsch Med Wochenschr 109:1639
11. Bericht über das Gesundheitswesen in Österreich im Jahre 1987. Bundeskanzleramt und Österreichiches Statistisches Zentralamt
12. Fitts WT, Ravdin JS (1953) What Philadelphia physicians tell patients with cancer. J Am Med Assoc 153:901
13. Senn HJ, Drings P, Glaus A, et al (1988) Checkliste Onkologie, 2. Aufl. Thieme, Stuttgart New York
14. Holland JC (1989) Now we tell – but how well? J Clin Oncol 7:557
15. Sontag S (1981) Krankheit als Metapher. Fischer, Frankfurt
16. Senn HJ (1981) Wahrhaftigkeit am Krankenbett. In: Meerwein F (Hrsg) Einführung in die Psycho-Onkologie. Huber, Bern Stuttgart Wien, S 64
17. Boeger A (1987) Der stationäre Krebspatient im Spannungsfeld zu sich und seiner Umwelt aus psychologischer Sicht. In: Niederle N, Aulbert E (Hrsg) Der Krebskranke und sein Umfeld. Thieme, Stuttgart New York, S 2
18. Herxheimer A (1988) The rights of the patient in clinical research. Lancet ii:1128
19. Glaus A, Jungi WF, Senn HJ (1988) Onkologie für Krankenpflegeberufe, 3. Aufl. Thieme, Stuttgart New York, S 210
20. Hausmaninger H, Simader H, Mlineritsch B (1989) Tumornachsorge. Der praktische Arzt :442
21. Hoelzel D, Thieme Ch (1986) Die Skelettszintigraphie in der Nachsorge des Mammakarzinoms. Dtsch Med Wochenschr 111:1191
22. Kamley C, et al (1987) Incidence and methodologic aspects of the occurrence of liver metastases in recurrent breast cancer. Cancer 59:1524
23. Galasko GSB (1981) Monitoring of bone metastases. Schweiz Med Wochenschr 111:1873
24. Delbrück H (1988) Organbezogene Tumornachsorgeempfehlungen. In: Delbrück H (Hrsg) Tumornachsorge, 2. Aufl. Thieme, Stuttgart New York, S 124
25. Nagel G (1980) Diagnostische Maßnahmen bei Skelettmetastasen. Dtsch Med Wochenschr 105:710
26. Zechmann W, Falkensammer M, Wacker H, et al (1981) Schrittweise Kombination von Skelettszintigramm und Röntgen zur Verbesserung und Rationalisierung des Metastasennachweises im Skelettsystem. Wien Klin Wochenschr 93:261
27. Joo KG, Parthasarathy KL, Bakshi SP, et al (1979) Bone szintigrams. Their clinical usefulness in patients with breast carcinoma. Oncology 36:94
28. Sauter C (1988) Kontrolluntersuchungen bei Tumorpatienten: Was ist heute sinnvoll? Therapeutische Umschau 45:393
29. McNeil BJ (1978) Rationale for the use of bone scans in selected metastatic and primary bone tumors. Semin Nucl Med 8:336
30. Khandekar JD, Burkett F, Scanlon EF (1978) Sensitivity, specifity and predictive value of bone scans in breast cancer. Proc AACR-ASCO 19:379
31. Umbach GE, Holzki C, Bender HG (1987) Postoperative follow-up and clinical outcome in patients treated for breast cancer. Proc ASCO 6:56 (abstract # 217)
32. Hölzel D, Sauer H, de Waal JC (1988) Tumornachsorgeschemata: Wissensinhalt–Anwendung–Optimierung. Onkologie 11:202
33. Gallmaier WM (1986) Tumormedizin nach Maß. Med Welt 27:1245
34. Perez DJ, et al (1981) Detection of breast carcinoma metastases in bone. Relative merits of X-rays and skeletal scintigraphy. Lancet ii:613

35. Gallmeier WM, Bruntsch U (1985) Unnötige Diagnostik (Überdiagnostik) in der Onkologie. Münch Med Wochenschr 127:390
36. Robinson E, Rennert G, Rennert H, et al (1990) Worse stage-specific survival in patients with contralateral metachronous breast tumors vs single breast cancer. Proc ASCO 9:58 (abstract # 221)
37. Storn HH, Jensen OM (1986) Risk of contralateral breast cancer in Denmark. Br J Cancer 54:483
38. Kaldor JM, Day NE, Band P, et al (1987) Second malignancies following testicular cancer, ovarian and Hodgkin's disease. Int J Cancer 39:571
39. Senn HJ, Jungi WF, Amgwerd R, et al (1986) Swiss adjuvant trial (OSAKO 06/74) with chlorambucil, methotrexate and 5-fluorouracil plus BCG in node negative breast cancer patients: nine-year results. NCI Monogr 1:129
40. Hahn M (1981) Lebenskrise Krebs. Schlütersche Verlagsanstalt, Hannover
41. Meerwein F (1981) Die Arzt-Patientenbeziehung des Krebskranken. In: Meerwein F (Hrsg) Einführung in die Psycho-Onkologie. Huber, Bern Stuttgart Wien, S 84
42. Kübler-Ross E (1971) Interviews mit Sterbenden. Kreuz-Verlag, Stuttgart
43. Hürny Ch, Adler R (1981) Psychoonkologische Forschung. In: Meerwein F (Hrsg) Einführung in die Psycho-Onkologie. Huber, Bern Stuttgart Wien, S 13
44. Frischenschlager O (1986) Die psychosoziale Versorgung Krebskranker – Überblick über Forschungsergebnisse und praktische Konsequenzen. In: Ringel E, Frischenschlager O (Hrsg) Vom Überleben zum Leben. Maudrich, Wien München Bern, S 136
45. Simonton OC, Simonton S (1975) Belief systems and the management of the emotional aspects of malignancy. J Transper Psychol 8:29
46. Käunicke A (1987) Als Seelsorger in einer Tumorklinik. In: Niederle N, Aulbert E (Hrsg) Der Krebskranke und sein Umfeld. Thieme, Stuttgart New York, S 88
47. Grundmann E, Krieg V, Witting CH (1980) Das Krebsregister in der Tumornachsorge unter Einbezug des niedergelassenen Arztes. In: Grundmann E, Flaskamp W (Hrsg) Krebsbekämpfung, Band 2. Fischer, Stuttgart New York, S 59
48. Gruenagel HH, Klann J, Mainz M (1979) Nachsorge beim Kolon- und Rektumkarzinom – ein offenes Verbundsystem zwischen Praxis und Krankenhaus. In: Stock W (Hrsg) Nachsorge bei kolorektalen Karzinomen. Springer, Berlin Heidelberg New York, S 54
49. Brunner KW, Batz K (1985) Organisatorische Probleme von Diagnose, Therapie und Forschung bei Krebskranken. In: Brunner KW, Nagel GA (Hrsg) Internistische Krebstherapie, 3. Aufl. Springer, Berlin Heidelberg New York Tokyo, S 235
50. Hünig R, Metzger U, Obrecht JP (1985) Grundsätze der interdisziplinären Krebstherapie. In: Brunner KW, Nagel GA (Hrsg) Internistische Krebstherapie, 3. Aufl. Springer, Berlin Heidelberg New York Tokyo, S 118
51. Ott GH (1979) Nachsorge – eine interdisziplinäre Aufgabe. In: Stock W (Hrsg) Nachsorge bei kolorektalen Karzinomen. Springer, Berlin Heidelberg New York, S 29
52. Dold UW, Sack H (1976) Patientenführung und Nachsorge. In: Dold UW, Sack H (Hrsg) Praktische Tumortherapie. Thieme, Stuttgart New York, S 65